职业教育食品类专业系列教材

食品毒理基础

第二版

刘爱红 主编

化学工业出版社

·北京·

内 容 简 介

《食品毒理基础》首先介绍了食品毒理学的来源和发展、研究对象和研究方法，阐述了毒理学基本概念、外源化学物在体内的生物转运与转化、影响毒性作用的因素，然后重点讲述了食品毒理学实验基础知识，食品中化学毒物的一般毒性作用、致突变作用、致畸作用、化学致癌作用、免疫毒性及其相应的毒理学评价方法。同时，教材还介绍了我国食品安全性毒理学评价程序、食品风险分析、食品中常见化学毒物毒性及其检测方法，并配五项技能训练。整体内容理论与实践相结合，全面贯彻党的教育方针，落实立德树人根本任务，有机融入党的二十大精神；电子课件可从 www.cipedu.com.cn 下载参考。

本书可作为职业教育食品智能加工技术、食品营养与健康、食品检验检测技术、食品质量与安全等相关专业的教学用书，也可供企事业单位参考使用。

图书在版编目（CIP）数据

食品毒理基础/刘爱红主编. —2版. —北京：化学工业出版社，2023.12
职业教育食品类专业系列教材
ISBN 978-7-122-44131-7

Ⅰ.①食… Ⅱ.①刘… Ⅲ.①食品毒理学-高等职业教育-教材 Ⅳ.①R994.4

中国国家版本馆 CIP 数据核字（2023）第 168625 号

责任编辑：迟　蕾　李植峰　　　　　　文字编辑：药欣荣
责任校对：宋　玮　　　　　　　　　　装帧设计：王晓宇

出版发行：化学工业出版社（北京市东城区青年湖南街 13 号　邮政编码 100011）
印　　装：大厂聚鑫印刷有限责任公司
787mm×1092mm　1/16　印张 12½　字数 271 千字　2024 年 3 月北京第 2 版第 1 次印刷

购书咨询：010-64518888　　　　　　　售后服务：010-64518899
网　　址：http://www.cip.com.cn
凡购买本书，如有缺损质量问题，本社销售中心负责调换。

定　　价：39.80 元　　　　　　　　　　　　　　　　版权所有　违者必究

《食品毒理基础》（第二版）编审人员名单

主　　编　刘爱红

副 主 编　张　霁　李　臣

编写人员　（按姓名汉语拼音排列）

达林其木格　呼和浩特职业学院

李　臣　浙江农业商贸职业学院

刘爱红　湖北大学知行学院

吴存兵　江苏财经职业技术学院

杨俊峰　内蒙古农业大学职业技术学院

姚　芳　江苏农牧科技职业学院

张　霁　商丘职业技术学院

张秀凤　河南牧业经济学院

张泽英　武昌工学院

主　　审　姜发堂　湖北工业大学

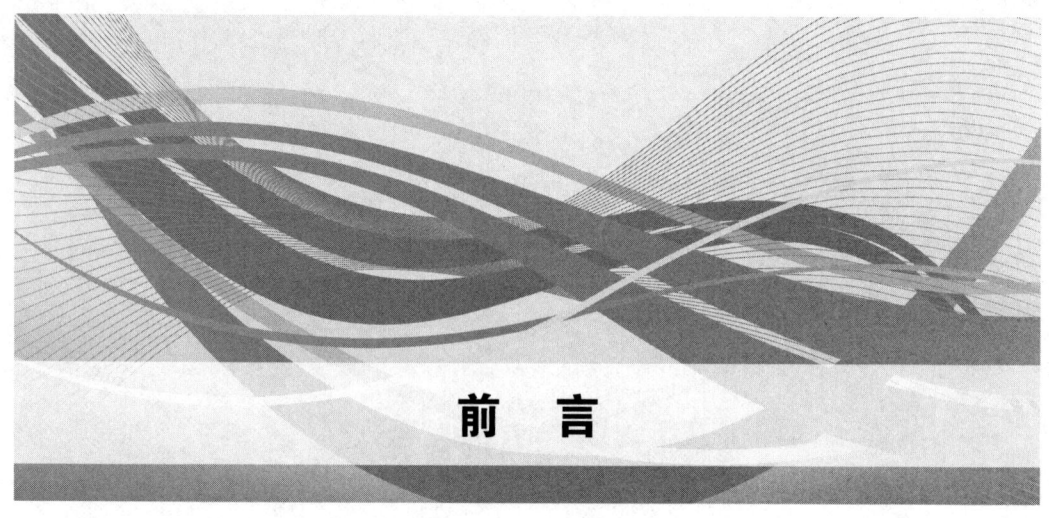

前　言

　　本书为深入贯彻落实国务院《国家职业教育改革实施方案》等文件要求，全面推进"三教"改革，按照理论知识必需和够用、着重培养应用能力的原则，适当讲述了基础病理学的有关理论知识，突出食品毒理的特点，强化了实验方法与技能的介绍，力求做到既科学实用又通俗易懂。

　　《食品毒理基础》教材自 2008 年出版以来，多次重印，作为多所高职高专院校食品及相关专业教材，受到广大师生的认可。教学实践证明，该教材对培养食品毒理基础专业方面人才发挥了重要的作用。

　　随着整个社会对食品安全的要求越来越高及毒理学专业和技术的发展，食品安全相关的法律法规标准也在发生变化，食品毒理学的基本概念、食品安全毒理学评价方法、有毒有害物质的检测方法不断发展。为使该教材内容跟上时代发展，反映学科最新发展成果，提升教材质量，以及增强新形势下的适用性，对教材进行了再版修订。教材修订注重学科融合，一是增加了思政目标的培养，融入党的二十大精神，更符合新工科理念；二是对涉及的食品法律法规标准内容更新为最新版本；三是对教材内容进行了一些改动，食品安全性毒理学评价按照最新国家标准编写，增加风险分析，内容主要是风险评估、风险管理和风险交流；四是各章教学目的与要求深化为知识目标、能力目标和思政目标三个部分。

　　由于编者水平有限，修订版难免仍有不足之处，请广大读者和同行批评指正！

编　者

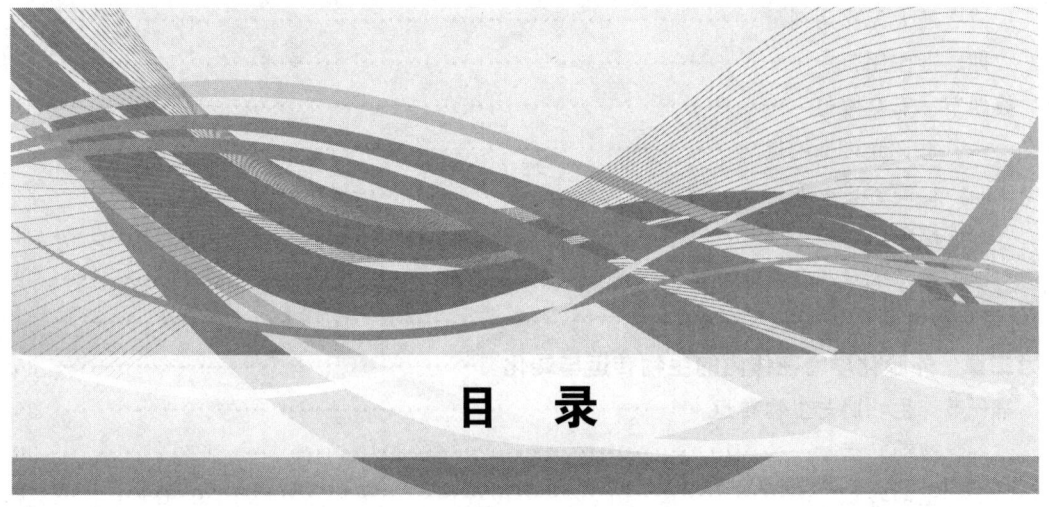

目 录

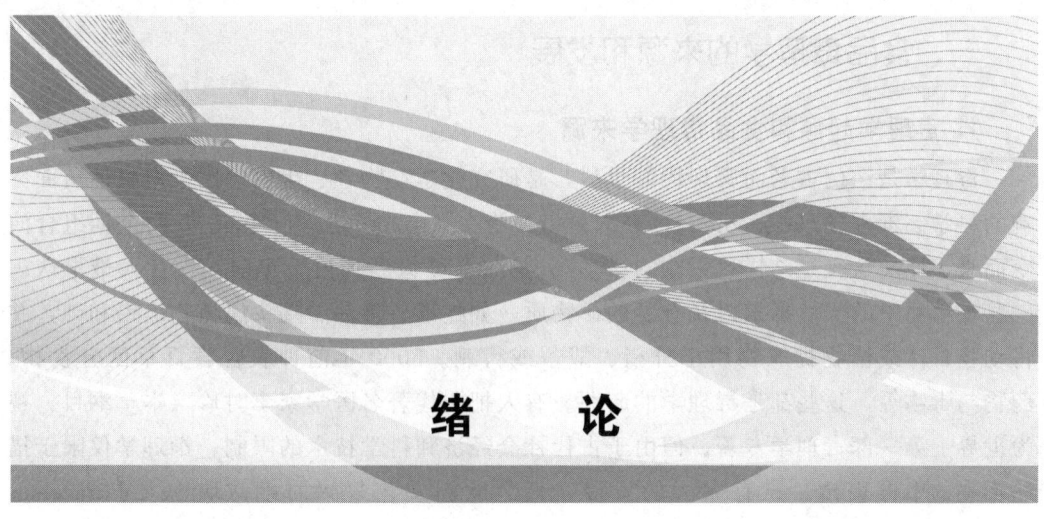

绪　论

知识目标

1. 掌握食品毒理学的性质、内容和任务。
2. 掌握食品毒理学各类研究方法的优点和局限性。
3. 了解食品毒理学的产生和发展概况。

思政与职业素养目标

1. 弘扬传统药食文化，增强文化自信，培养爱国情怀。
2. 灌输古人钻研精神，培养吃苦耐劳、求真务实的精神。

"国以民为本，民以食为天"。食品是能提供给人们营养物质和生理活性物质并能满足感官需要的物品。人必须每天摄入食物保证生存，维持健康和繁殖后代。食品应具备的基本条件：卫生安全、无毒无害；含有人体所需要的营养素和有益成分；感官性状良好、可被人体接受。其中食品安全应该居于首位。但随着社会经济的迅速发展和全球生态环境的剧烈变化，人类食物中毒的种类、数量及其对人类健康的长远影响都远较以往严重，从而使人类面临更为严峻的生活和生存挑战。进入 20 世纪以后，食品工业应用各类添加剂日新月异，农药兽药在农牧业生产中的重要性日益上升，工矿、交通、城镇中的"三废"对环境及食品的污染不断加重，农产品和加工食品中含有害有毒化学物质的问题越来越突出。尤其是近些年来，由于国内外食品安全恶性事件连续不断地发生，如日本"大肠杆菌 O157"、英国"疯牛病"、比利时"二噁英"、美国"李斯特菌"、中国"三聚氰胺奶粉"、全球"苏丹红"事件等，人们开始更为关注食品的安全问题，甚至发出了"我们还敢吃什么？"的感叹。食品市场越来越国际化，因此，食品的安全性成为世界各国政府共同关心的首要问题。

一、食品毒理学的来源和发展

1．毒理学起源和食品毒理学来源

毒理学是一门古老而又现代的学科，是研究化学、物理、生物等因素对机体负面影响的科学。毒理学（toxicology）一词是由希腊文"toxikon"和"logos"两个词组合演变而来，原文含义是"描述毒物的科学"。其起源可追溯到数千年前，古代人最早认识一些动植物中的天然毒素以及有毒的矿物质，如蛇毒、毒芹、乌头属植物、铅和砷，并将动物毒汁或植物提取物用于狩猎、战争或行刺。5000 年前神农曾尝百草区分食物、药物与毒物等，这些都是毒理学的起源。有人把明代著名医学家李时珍《本草纲目》视为世界上第一部毒理学专著。但由于古代社会经济和科学技术的限制，毒理学仅限于描述毒物的中毒表现，没有太大的发展。直至欧洲文艺复兴时期，瑞士人 Paracelsus（1493—1541）才奠定了毒理学的基础。他明确提出"剂量"概念，指出所有物质都是有毒的，是否为毒物只是由于剂量不同。此后，随着欧洲工业生产的发展、劳动环境的恶化，出现了各种职业中毒事件，研究职业中毒的方法和成果也促进了毒理学的发展。此时期出版了毒理学书籍，西班牙学者 Orfila（1798—1853）就是最早的论著者。但在很长时期内，毒理学书籍仅描述中毒的表现。毒理学真正摆脱以描述中毒表现为主的时期是在 20 世纪 50 年代，此阶段由于社会生产的快速发展，大量化学物质进入人类环境，这些外源化学物对生物界，尤其是对人类的巨大负面效应引起了关注，如震惊中外的"反应停"事件、水俣病事件、TCDD 污染以及多种化学物质的致癌作用等，毒理学者对此做了很大努力，加之科学技术的发展，使毒理学研究有了长足的进步。此后，化学物质中毒机制的研究也伴随着生物学、化学与物理学的发展而广泛展开，以至于目前毒理学从不同领域、不同角度、不同深度形成了众多交叉的毒理学分支学科，如食品毒理学、药物毒理学、环境毒理学、工业毒理学、临床毒理学等。食品毒理学是现代毒理学的一门分支学科。

2．我国食品毒理学科的发展历程

（1）**我国古代食品毒理学的萌芽** 5000 年前神农用尝百草方法区分并记录食物、药物与毒物，明朝李时珍在《本草纲目》中关于中草药和食物的毒性记载，以及《天工开物》一书对有毒物质的毒性及中毒防护措施的描述等，均为我国食品毒理科学的萌芽，凝聚着我国食品毒理先驱的勤劳和智慧。

（2）**我国现代食品毒理学研究的建立** 虽然我国在几千年前就出现了食品毒理学的萌芽，但由于社会经济和科学技术的限制，我国食品毒理科学一直停滞不前，直到新中国成立，我国才开始现代食品毒理的科学研究。20 世纪 50 年代，中央卫生研究院营养学系（现中国疾病预防控制中心营养与健康所）与卫生部药品生物制品检定所（现中国食品药品检定研究所）最先开始了食品毒理学研究，并于 20 世纪 60 年代对木薯毒性、农药残留毒性、粮食熏蒸剂及白酒中甲醇毒性等进行食品安全性毒理学评价，为制定食品安全标准提供依据。

（3）**我国食品毒理学的发展** 随着我国食品工业的不断发展，食品毒理科学研究需求急剧扩大，食品毒理学专业与机构设置水到渠成。

1975 年春，为期半年的首届全国食品毒理培训班在上海举办，讲授了毒理学基础理论，并进行了毒理实验示教及操作；随后又分别于 1980 年、1984 年、1992 年举办了三期食品毒理学习班，培养了一大批食品毒理学工作者，为我国食品毒理学的发展与研究奠定了良好的基础。

1978 年，我国首次出版了《食品毒理学》专著。

1980 年，我国食品添加剂标准化技术委员会首次提出制定毒性评价。

1981 年，食品毒理学的基础理论开始写入营养与食品卫生学教材，医药院校中开始设立毒理专业课程，部分省级卫生防疫站建立了食品毒理科（组），开始对食品的毒性进行安全性评价。同年，卫生部将制定《食品安全性毒理学评价程序和方法》列入《1981~1985 年全国食品卫生标准科研规划》。

1982 年，我国第一次进行实验样品（辐照食品）的大规模人群试食试验。

1983 年，卫生部颁布《食品安全性毒理学评价程序（试行）》，并在全国试行。

1984 年，我国在预防医学专业开设了食品毒理学基础课程，并陆续设立了食品毒理学硕士学位、博士学位点和博士后流动站。

1985 年，卫生部颁布了修改后的《食品安全性毒理学评价程序》，并在全国执行。

20 世纪 80 年代是我国食品毒理学科高速发展的时期，食品毒理学工作者按《食品安全性毒理学评价程序和方法》对 1000 多种农药、食品添加剂、金属、霉菌毒素、食品包装材料、新资源食品及辐照食品等进行了毒性研究，取得了可喜的成果，并完成了有机氯农药四个阶段的毒性试验和较大规模的辐照食品人群试食试验。

1994 年，《食品安全性毒理学评价程序和方法》由原卫生部批准，作为国家标准正式发布实施，国标号 GB 15193.1—1994~GB 15193.19—1994，包括 1 个程序和 18 个试验方法。

2003 年，第一次修订并发布了 GB 15193—2003 版标准，代替 GB 15193—1994 版，共 21 项，增加了《TK 基因突变试验》《受试物处理方法》。

2014—2015 年，陆续发布了第二次修订版 GB 15193 系列标准，共 26 项，删除了《小鼠精子畸形试验》，新增了《食品安全国家标准 28 天经口毒性试验》《食品安全国家标准 体外哺乳类细胞染色体畸变试验》《食品安全国家标准 食品安全性毒理学评价中病理学检查技术要求》《食品安全国家标准 生殖发育毒性试验》《食品安全国家标准 慢性毒性试验》和《食品安全国家标准 致癌试验》6 项标准。在 GB 15193.1—2014《食品安全国家标准 食品安全性毒理学评价程序》中删除了四个阶段的划分。

2020 年，新增了 2 项，《食品安全国家标准 体外哺乳类细胞微核试验》和《食品安全国家标准 扩展一代生殖毒性试验》。

食品毒理学经历了由宏观到微观、由细胞到分子，从分析到综合、又至整体和群体，试验到理论、理论到实践的发展过程。当今的食品毒理学是诸多学科的交叉领域，且相互渗透。所以，当今食品毒理学的发展已与生命科学（如生物化学、生物物理学、遗传学和分子生物学）的发展紧密相连。生命科学领域中新的理论和研究手段日益渗透到食品毒理学科，故而外源化学物中毒与危害的机制研究已进入分子水平。外源化学物与酶、受体等的结合还可能导致生命细胞信息传递的改变，这对解释化学物质的作用机制以及化学物质危害是极为重要的。一些新发展的生物技术如基因重组、克隆技术、核酸杂交技术、PCR技术、DNA测序技术和一系列突变检测技术，近年来发展的荧光原位杂交技术、流式细胞术、单细胞凝胶电泳以及转基因动物等，已广泛用于环境致癌物引起的DNA损伤、基因突变、加合物的形成、抑癌基因的检测，这些技术均已应用于我国的各项食品毒理学研究。

二、食品毒理学的性质和研究对象

食品毒理学是研究食品中外源化学物的性质、来源与形成，它们的不良作用与可能的有益作用及其机制，并确定这些物质的安全限量和评定食品安全性的科学。食品毒理学的作用就是从毒理学的角度，研究食品中可能含有的外源化学物质对食用者的毒作用机制，检验和评价食品（包括食品添加剂）的安全性或安全范围，从而达到保障人类健康的目的。

本学科的研究对象为外源化学物，包括有一定毒性的化学物质（如农药）、毒性很小通常不称之为"毒物"的化学物质（如食用色素）和潜在有益作用的化学物质（如蒜氨酸）。

对食品中外源化学物来说，毒性大小在很大程度上取决于摄入的剂量。然而毒性是很复杂的生物学现象，取决于多种因素。某种物质在正常食用方式与用量情况下，长期食用不产生毒性，可认为是安全的。但是安全是有条件的、相对的。食品中的外源化学物也可能在一定条件下呈有益作用或不良作用。

毒理学的一个基本原则和首要目的就是要对毒性进行定量。欧洲中世纪的科学家Paracelsus（1493—1541）曾说过："所有的物质都是毒物，没有一种不是毒物的。正确的剂量才使得毒物与药物得以区分"。一般来说，毒物和非毒物之间没有严格的界限。同一种化学物质，由于使用剂量、对象和方法的不同，则可能是毒物，也可能是非毒物。例如，亚硝酸盐对正常人是毒性物质，但对氰化物中毒者则是有效的解毒剂。另外，人体对硒（Se）的每日安全摄入量为 $50\sim200\mu g$，如低于 $50\mu g$ 则会导致心肌炎、克山病等，并诱发免疫功能低下和老年性白内障的发生；如摄入量在 $200\sim1000\mu g$ 之间则会导致中毒，如每日摄入量超过 $1mg$ 则可导致死亡。

毒性物质按其来源可分为天然、合成和半合成三类，按其毒性强弱又可分为剧毒、高毒、中毒、低毒、微毒等。毒性物质主要通过化学损伤使生物体受其损害。所谓化学损害是指化学物质接触生物体，通过改变生物体内的生物化学过程甚至导致器质性病变的损伤。如有机磷酸酯类化合物农药主要通过抑制胆碱酯酶的活性，使生物体乙酰胆碱超常累积，因而导致生物体的极度兴奋而死亡。

三、食品毒理学的内容和任务

食品毒理学的内容包括食品毒理学的基本概念和食品外源化学物与机体相互作用的一般规律；食品外源化学物毒理学安全性评价程序和风险分析的概念和内容；食品中主要外源化学物（天然物、衍生物、污染物、添加剂）在机体的代谢过程和对机体毒性危害及其机制。

　　食品毒理学科的任务在于研究食品中毒物的分布、形态及其进入人体的途径与代谢规律，阐明影响中毒发生和发展的各种条件；研究化学物质在食物中的安全限量，评定食品的安全性，制定相关安全标准；研究食品中化学物质的急性和慢性毒性，特别应阐明致突变、致畸、致癌和致敏等特殊毒性，提出早期诊断的方法及健康监护措施。

四、食品毒理学的研究方法

　　一切学科的发展都与新概念的形成与新方法的发展有密切关系。20 世纪 60 年代以来，毒理学获得了较大发展，主要原因之一是引入了相关学科大量新的概念与方法。如微观方法中的生物化学、细胞病理学、细胞生物学、分子生物学等学科迅速发展，这些学科的研究方法应用到毒理学领域中，使人们能够从细胞水平甚至分子水平观察到多方面毒作用现象，其中包括一些极微小的毒作用表现。再如宏观方法，即研究人的整体以及人的群体与毒物相互作用的关系。要判定某种毒物对人的危害程度，断定它是否属于某种损害现象的原因，单凭人体以外实验所得的结果是不能做出认定的，只能认为有此可能。只有通过人类本身直接获得证实，才能获得肯定的评价。而直接观察毒物对人体的作用，目前主要使用流行病学方法。

　　毒理学研究的最终目的是研究外源化学物对人体的损害作用（毒作用）及其机制，但在人体中的研究实际上难以实现，毒理学主要是借助于动物模型模拟引起人体中毒的各种条件，通过观察实验动物的毒性反应，再外推到人。因为动物，特别是哺乳动物和人体在解剖、生理和生化代谢过程方面有很多相似之处，这就是动物实验的结果可以外推到人的基础。

　　毒理学实验可采用整体动物和游离的动物脏器、组织、细胞进行。根据采用方法的不同，可分为体内试验和体外试验。毒理学还利用限定人体试验（受控的临床研究，人体观察）和流行病学调查直接研究外源化学物对人体和人群健康的影响（表 0-1）。

表 0-1　食品毒理学研究方法的比较

研究方法	流行病学调查	限定人体试验	毒理学体内试验	毒理学体外试验
优点	真实的暴露条件，在各化学物质之间发生相互作用，测定设定的条件在人群中的作用，表示全部的人的敏感性	规定的限定暴露条件，在人群中测定反应。对某组人群（如哮喘）的研究是有力的，能测定效应的强度	易于控制暴露条件，能测定多种效应，能评价宿主特征的作用（如性别、年龄、遗传特征等和其他调控因素饮食等），能评价作用机制	影响因素少，易于控制，可进行某些深入的研究（如机制，代谢），人力、物力花费较少
缺点	耗资、耗时多（多为回顾性），无健康保护，难以确定暴露，有混杂暴露问题，可检测的危险性增加必须达到 2 倍以上，测定指标较粗（发病率，死亡率）	耗资多，较低浓度和较短时间暴露，限于较少量的人群（一般<50），限于暂时、微小、可逆的效应，一般不适于研究最敏感的人群	动物暴露与人暴露相关的不确定性，受控的饲养条件与人的实际情况不一致，暴露的浓度和时间的模式显著不同于人群的暴露	不能全面反映毒作用，不能作为毒性评价和风险分析的最后依据，难以观察慢性毒作用

1．体内试验

也称为整体动物实验。可严格控制接触条件，测定多种类型的毒作用。实验对象采用哺乳动物，例如大鼠、小鼠、豚鼠、家兔、仓鼠、犬和猴等。在特殊需要情况下，也采用鱼类或其他水生生物、鸟类、昆虫等。检测外源化学物的一般毒性，多在整体动物进行，例如急性毒性试验、亚急性毒性试验、亚慢性毒性试验和慢性毒性试验等。哺乳动物体内试验是毒理学的基本研究方法，其结果原则上可外推到人；但体内试验影响因素较多，难以进行代谢和机制研究。

2．体外试验

利用游离器官、培养的细胞或细胞器进行研究，多用于外源化学物对机体急性毒作用的初步筛检、作用机制和代谢转化过程的深入观察研究。体外试验系统缺乏整体毒物动力学过程，并且难以研究外源化学物的慢性毒作用。

（1）游离器官　利用器官灌流技术将特定的液体通过血管流经某一离体的脏器（肝脏、肾脏、肺、脑等），借此可使离体脏器在一定时间内保持生活状态，与受试化学物质接触，观察在该脏器出现的有害作用，以及受试化学物质在该脏器中的代谢情况。

（2）细胞　利用从动物或人的脏器新分离的细胞（原代细胞）或经传代培养的细胞如细胞株及细胞系进行试验。

（3）细胞器　将细胞制作匀浆，进一步离心分离成为不同的细胞器或组分，例如线粒体、微粒体、细胞核等，用于试验。

体内试验和体外试验各有其优点和局限性，应主要根据实验研究的目的要求，采用最适当的方法，并且互相验证。

3．限定人体试验

通过中毒事故的处理或治疗，可以直接获得关于人体的毒理学资料，这是临床毒理学的主要研究内容。有时可设计一些不损害人体健康的受控试验，但仅限于低浓度、短时间的接触，并且毒作用应有可逆性。

4．流行病学研究

对于在环境中已存在的外源化学物，可以用流行病学方法，将动物实验的结果进一步在人群调查中验证，可从对人群的直接观察中，取得动物实验所不能获得的资料，优点是接触条件真实，观察对象包括全部个体，可获得制定和修订安全标准的资料，以及制定预防措施的依据。利用流行病学方法不仅可以研究已知环境因素（外源化学物）对人群健康的影响（从因到果），还可对已知疾病的环境病因进行探索（从果到因）。但流行病学研究干扰因素多，测定的毒效应还不够深入，有关的生物学标志还有待于发展。

综上所述，在进行食品毒理学实验时，必须将体内和体外试验的结果外推到人，并与限定人体试验和流行病学研究的结果综合起来，以对所研究的外源化学物进行风险分析。

在研究食品有关毒理学问题时，不可避免地会与环境毒理学和管理毒理学有所交叉，而在手段和方法方面又必须借鉴遗传毒理学、病理毒理学、免疫毒理学、分子毒理学、行为毒理学、分析毒理学等学科的手段和方法。

五、食品安全性的现代问题

1. 食品安全概念的产生和发展

纵观食品安全概念的产生与变化，可以看出食品安全是一个不断发展的概念，即使在同一国家的不同发展阶段，由于食品安全系统的风险程度不同，食品安全的内容和目标也不同。食品安全的概念是 1974 年 11 月联合国粮食与农业组织在罗马召开的世界粮食大会上正式提出的，认为食品安全指的是人类的一种基本权利，即"保证任何人在任何地方都能得到为了生存与健康所需要的足够食品"。1984 年，世界卫生组织（WHO）在题为《食品安全在卫生和发展中的作用》的文件中，曾把"食品安全"认为是"食品卫生"的同义语，将其定义为："生产、加工、贮存、分配和制作食品过程中确保食品安全可靠，有益于健康并且适合人消费的种种必要条件和措施"。1996 年，WHO 在其发表的《加强国家级食品安全性计划指南》中则把"食品安全"与"食品卫生"作为两个概念加以区别。其中，食品安全被解释为"对食品按其原定用途进行制作和食用时不会使消费者受害的一种担保"，食品卫生则指"为确保食品安全性和适用性在食物链的所有阶段必须采取的一切条件和措施"。目前，食品安全是指：食品无毒、无害，符合应当有的营养要求，对人体健康不造成任何急性、亚急性或者慢性危害。

2. 影响食品安全的因素

影响食品安全性的因素很多，包括微生物、寄生虫、生物毒素、农药残留、重金属离子、食品添加剂、包装材料释出物和放射性核素等。另外，食品中营养素不足或数量不够，也容易使食用者发生诸如营养不良、生长迟缓等代谢性疾病，这也属于食品中的不安全因素。

下文是英国 C. E. Fisher（1993）对当代发达和较发达社会或国家提出的一张饮食风险清单，有一定的代表价值。①营养过剩或营养失衡；②酗酒；③微生物污染；④自然产生的食品毒素；⑤环境污染物（包括核污染）；⑥农药及其他用化学品残留物；⑦兽用药物残留；⑧包装材料污染；⑨食品添加剂和饲料添加剂；⑩新开发食品及新工艺产品（如生物技术食品、辐照处理食品等）；⑪其他化学物质引起的饮食风险（如工业事故污染食品）。

此外，假冒伪劣食品（劣质、掺杂掺假等）在食品安全性问题中也占有重要地位。

以上可归纳为现代食品安全性的六大类问题，即：营养失衡、微生物致病、自然毒素、环境污染物、人为加入食物链的有害化学物质、其他不确定的饮食风险。

六、食品毒理学与食品安全性的关系

食品毒理学是食品安全评价的理论基础和方法学。现代食品毒理学着重从毒理学的角度，研究食品中可能含有的外源化学物质对食用者的毒作用机制，检验和评价食品的安全性，进行食品风险分析，为政府进行监控管理和制定相应食品安全性标准及相关法规提供科学依据，从而确保人类健康。

1. 食物的毒性

外源化学物质与机体接触或进入体内的易感部位后，能引起损害作用的相对能力，称为食物的毒性。毒性较高的食物，只要相对较小的剂量，即可对机体造成一定的损害；而毒性较低的食物，需要较大的剂量，才呈现毒性。但是食物的"有毒"与"无毒"、毒性大小也是相对的，关键是此种食物与机体接触的量（接触、暴露和染毒有相同的含义）。在一定意义上，只要达到一定的剂量，任何食物对机体都具有毒性。

2. 风险分析

在毒理学中，安全性评价是利用规定的毒理学程序和方法评价化学物质对机体产生有害效应（损伤、疾病或死亡），并外推在通常条件下接触化学物质对人体和人群的健康是否安全。由于安全性难以确切定义和定量，因此近年来风险分析得到了迅速的发展。其具体内容见第十章第二节。

食品安全性与毒性及其相应的风险概念也是分不开的。安全性常被解释为无风险性和无损伤性。众所周知，没有一种物质是绝对安全的，因为任何物质的安全性数据都是相对的。即使进行了大量的实验，证明某一种物质是安全的，但从统计学上讲，总有机会碰到下一个实验证明该物质不安全。此外，评价一种食品成分是否安全，并不仅仅取决于其内在的固有毒性，还要看其是否造成实际的伤害。事实上，随着分析技术的进步，已发现越来越多的食品，特别是天然食品中含有多种微量的有毒成分，但这些有毒成分并不一定造成危害。

运用食品毒理学的方法对食品进行安全性评价，为正确认识和安全使用食品添加剂（包括营养强化剂）、开发新食品原料及保健食品提供了可靠的技术保证；为正确评价和控制食品容器及包装材料、辐照食品、食品及食品工具与设备用洗涤消毒剂、农药残留及兽药残留的安全性提供了有效的操作方法。

七、食品安全性毒理学评价

食品安全性毒理学评价是从毒理学角度对食品进行安全性评价。其法律依据主要是《中华人民共和国食品安全法》，第二章第十七条明确国家建立食品安全风险评估制度，运用科学方法，根据食品安全风险监测信息、科学数据以及有关信息，对食品、食品添加剂、食品相关产品中生物性、化学性和物理性危害因素进行风险评估；第四章第三十四条明确致病性微生物、农药残留、兽药残留、生物毒素、重金属等污染物质以及其他危害人体健康的物质含量超过食品安全标准限量的食品、食品添加剂、食品相关产品禁止生产经营。可见并非含任何有害因素的食品就不能生产或销售，而是当有害因素有可能对人体健康产生损害时不得生产或销售。

关于食品安全性毒理学评价，我国有具体规定。从 1980 年开始，我国提出了食品安全性评价的程序问题，1983 年我国卫生部颁布《食品安全性毒理学评价程序（试行）》，1994 年和 2003 年分别进行了第一次和第二次《食品安全性毒理学评价程序和方法》的修订和发布，2014 年、2015 年、2020 年又陆续修订和发布，共 28 个标准，具体如下：

GB 15193.1—2014《食品安全国家标准 食品安全性毒理学评价程序》

GB 15193.2—2014《食品安全国家标准 食品毒理学实验室操作规范》

GB 15193.3—2014《食品安全国家标准 急性经口毒性试验》

GB 15193.4—2014《食品安全国家标准 细菌回复突变试验》

GB 15193.5—2014《食品安全国家标准 哺乳动物红细胞微核试验》

GB 15193.6—2014《食品安全国家标准 哺乳动物骨髓细胞染色体畸变试验》

GB 15193.8—2014《食品安全国家标准 小鼠精原细胞或精母细胞染色体畸变试验》

GB 15193.9—2014《食品安全国家标准 啮齿类动物显性致死试验》

GB 15193.10—2014《食品安全国家标准 体外哺乳类细胞 DNA 损伤修复（非程序性 DNA 合成）试验》

GB 15193.11—2015《食品安全国家标准 果蝇伴性隐性致死试验》

GB 15193.12—2014《食品安全国家标准 体外哺乳类细胞 HGPRT 基因突变试验》

GB 15193.13—2015《食品安全国家标准 90 天经口毒性试验》

GB 15193.14—2015《食品安全国家标准 致畸试验》

GB 15193.15—2015《食品安全国家标准 生殖毒性试验》

GB 15193.16—2014《食品安全国家标准 毒物动力学试验》

GB 15193.17—2015《食品安全国家标准 慢性毒性和致癌合并试验》

GB 15193.18—2015《食品安全国家标准 健康指导值》

GB 15193.19—2015《食品安全国家标准 致突变物、致畸物和致癌物的处理方法》

GB 15193.20—2014《食品安全国家标准 体外哺乳类细胞 TK 基因突变试验》

GB 15193.21—2014《食品安全国家标准 受试物试验前处理方法》

GB 15193.22—2014《食品安全国家标准 28 天经口毒性试验》

GB 15193.23—2014《食品安全国家标准 体外哺乳类细胞染色体畸变试验》

GB 15193.24—2014《食品安全国家标准 食品安全性毒理学评价中病理学检查技术要求》

GB 15193.25—2014《食品安全国家标准 生殖发育毒性试验》

GB 15193.26—2015《食品安全国家标准 慢性毒性试验》

GB 15193.27—2015《食品安全国家标准 致癌试验》

GB 15193.28—2020《食品安全国家标准 体外哺乳类细胞微核试验》

GB 15193.29—2020《食品安全国家标准 扩展一代生殖毒性试验》

思考练习题

1. 食品毒理学科是一门什么样的学科？ 研究内容包括哪些？

2. 食品毒理学研究方法有哪些？

3. 食品毒理学与食品安全性有何关系？

毒理学基本概念

1. 掌握毒物、毒性、毒作用、质反应与量反应、半数致死剂量、最大无作用剂量、最小有作用剂量、生物学标志等基本概念。

2. 掌握毒物的分类、毒性的分级、毒作用的分类及剂量-反应关系的类型。

1. 能区分常见化学物质的毒物类别、毒性级别。

2. 能辨识剂量-反应关系曲线类别，根据 LD_{50} 的大小判断物质毒性的大小。

1. 剂量决定毒性，以此加强哲学思辨教育，培养科学的判断力。

2. 制定安全限值，确保舌尖安全，以此培养责任感和使命感。

第一节　毒物、毒性和毒作用

一、毒物及其分类

1. 毒物

毒物是指在一定条件下，较小剂量就能引起机体功能性或器质性损伤的外源化学物质；或剂量虽微，但积累到一定的量，就能干扰或破坏机体正常的生理功能，引起暂时或持久性的病理变化，甚至危及生命的物质。

有毒物质主要通过化学损伤使生物体遭受损害。例如，有机磷酸酯类农药可抑制胆碱酯酶的活性，使生物体内的乙酰胆碱大量积累，从而导致生物体极度兴奋甚至死亡。

毒物的概念只是相对的，毒物与非毒物之间并不存在绝对的界限，实际上，在特定的条件下，几乎所有的外源化学物都有引起机体损害的能力。即使是比较安全的药物，甚至食物中某些重要的营养成分，如果过量，也会引起毒效应。比如，一次服用 1.5～6.0g 食盐有益于健康，一次服用至 200～250g 可因其吸水作用所致的电解质严重紊乱而引起死亡；又如在短时间内输液过多过快，可因血循环动力学障碍所致肺水肿和脑水肿引起死亡，即所谓的"水中毒"。在动物机体内的氟是必需的微量元素，但当过量的氟化物被吸收进入机体后，可作用于骨骼，使机体的钙磷代谢紊乱，导致低血钙、氟斑牙和氟骨症等一系列的病理性作用。由此可见，要区分一种外源化学物是有毒或者无毒，必须充分考虑其接触的剂量和途径。

2．毒物的分类

毒物的种类按其作用、化学性质和分布范围等可以分为如下几类。

（1）按毒物的毒理作用分类

① 腐蚀毒：对所接触的机体局部有强烈腐蚀作用的毒物，如强酸、强碱、酚类。

② 实质毒：吸收后引起实质脏器病理损害的毒物，如砷、汞、铅等重金属，无机磷和某些毒蕈。

③ 酶系毒：抑制特异酶系的毒物，如有机磷、氰化物等。

④ 血液毒：引起血液变化的毒物，如一氧化碳、亚硝酸盐以及某些蛇毒。

⑤ 神经毒：引起中枢神经系统功能障碍的毒物，如醇类、麻醉药及催眠药。

（2）按毒物的化学性质分类

① 挥发性毒物：采用蒸馏法或微量扩散法分离的毒物，如氰化物、醇类、有机磷。

② 非挥发性毒物：采用有机溶剂提取法分离的毒物，分为酸性、碱性和两性毒物三类，如生物碱、吗啡等。

③ 金属毒物：采用破坏有机物的方法分离的毒物，如砷、汞、钡、铬、锌等。

④ 阴离子毒物：采用透析法或离子交换法分离的毒物，如强酸、强碱等。

⑤ 其他毒物：必须根据其化学性质采用特殊方法分离的毒物，如箭毒碱、一氧化碳、硫化氢等。

（3）按毒物的用途和分布范围分类

① 工业化学品：生产时使用的原料、辅助剂以及生产中产生的中间体、副产品、杂质、废弃物和成品等。

② 食品中的有毒物质：天然的或食品变质后产生的毒素，以及各种食品添加剂，如糖精、食用色素和防腐剂等。

③ 环境污染物：如生产过程中产生的废水、废气和废渣中的各种外源化学物。

④ 日用化学品：如化妆品、洗涤用品、家庭卫生防虫杀虫用品等。

⑤ 农用化学品：化肥、农药、动物饲料添加剂等。

⑥ 医用化学品：用于诊断、预防和治疗的外源化学物，如血管造影剂、医用消毒剂、医用药物等。

⑦ 生物毒素：也统称为毒素，它是由活的生物体产生的一种特殊毒物。根据其来源可分为：植物毒素、动物毒素、霉菌毒素和细菌毒素等。细菌毒素又可分为内毒素和外毒素。凡是通过叮咬（如蛇、蚊子）或蜇刺（如蜂类）传播的动物毒素为毒液。一种毒素在确定其化学结构和阐明其特性后，往往按它的化学结构重新命名。

⑧ 军事毒物：主要指用于军事上的一些外源化学物，如沙林毒气、芥子气、梭曼、塔崩、路易氏毒气等。

二、毒性及其分级

1. 毒性

毒性是指外源化学物与机体接触或进入体内的易感部位后，能引起损害作用的相对能力，包括损害正在发育的胎儿（致畸）、改变遗传密码（致突变）或引起癌症（致癌）的能力等。一种外源化学物对机体的损害作用越大，则其毒性就越高。毒性反映毒物的剂量与机体反应之间的关系，因此，引起机体某种有害反应的剂量是衡量毒物毒性的指标。毒性高的化学物质以极小剂量即可造成机体的一定损害，甚至死亡；毒性低的化学物质则需较大剂量才能呈现毒性。在一定意义上，只要达到一定数量，任何物质对机体都具有毒性。在一般情况下，如果低于一定数量，任何物质都不具备毒性。因此，物质毒性的高低仅具有相对意义。

各种化学物质的毒性大小主要由其结构决定，同一类化合物，由于结构（包括取代基）不同，其毒性也有很大的差异。此外，剂量、接触条件（如接触途径、接触期限、速率和频率）等因素对外源化学物的毒性及性质都有影响。

（1）外源化学物结构与毒性作用的关系

① 官能团与毒性的关系：卤素有强烈的吸电子效应，在化合物结构中增加卤素就会使分子的极化程度增加，更容易与酶系统结合，使毒性增强。例如甲烷（CH_4）不具有致癌作用，而碘甲烷（CH_3I）、溴甲烷（CH_3Br）及氯甲烷（CH_3Cl）等均有致癌作用。芳香族化合物引入羟基后，由于极性增强而加大了毒性，又如在苯环上引入羟基后则生成酚，酚具弱酸性，易与蛋白质中的碱性基团作用，因此酚与酶蛋白有较强的亲和力，从而使毒性增强。在化合物中引入—COOH 和—SO_3H 等，可使理化性质发生很大变化：水溶性及电离度增高，脂溶性降低，因而不易通过细胞膜扩散，所以难以深入组织，毒性也随之减弱。例如苯甲酸的毒性就较苯的毒性低。

② 基团的电荷性与毒性的关系：电负性基团如硝基（—NO_2）、苯基（—C_6H_5）、氰基（—CN）、醛基（—CHO）、酮基（—COR）、酯基（—COOR）、乙烯基（—CH=CH_2）、乙基（—C≡CH）、三氯甲基（—CCl_3）及三氟甲基（—CF_3）等，均可与机体中带正电荷的基团相互吸收，从而使毒性增强。

③ 光学异构与毒性的关系：动物体内的酶对光学异构体有高度的特异性。当外源化学物为不对称分子时，酶只能作用于一种光学异构体。如果两个不同的光学异构体在动物体内与其他光学活性化合物结合，则生成两个非对映异构体，它们具有不同的物理性质，其通透细胞膜的程度、在组织内的分布及代谢速率均不相同。一般来说，左旋异构体对机体作用较强，如左旋吗啡对机体产生作用，右旋体往往无作用。但是也有例外，如右旋尼古丁和左旋尼古丁对大鼠的毒性相等；而对豚鼠，则右旋体的毒性较左旋体大 2.5 倍。

（2）外源化学物的理化性质与毒性作用的关系 外源化学物的理化性质如溶解度、解离度、pH 值、旋光度、表面张力等与毒性密切相关。例如，化合物在体内转运的先决条件是能否溶解于体液，因而能溶于水的化合物有利于在体内的吸收和转运。有些化合物虽不溶于水，但在体内可转变为水溶性物质，其毒性也相应得到增强。组织中的水溶性化合物不能通过细胞膜的类脂层，必须同时具有脂溶性才能通过细胞膜扩散，如乙醇进入机体后可迅速转运至各部位，就是这个缘故。化合物脂溶性提高，有利于通过细胞膜的类脂层，毒性也相应增强。强酸、强碱和一些盐类都是强电解质，在体液中多以离子形式存在。由于水是极性物质，与离子间有引力，因而高度电离的物质不但易溶于水，而且带电离子在体液中常是水合的。水合的离子体积增大，同时带有电荷，很难通过细胞膜。如季铵盐是强电解质，内服后，在胃肠道中的吸收不完全，更难通过血脑屏障并对中枢神经系统产生毒性作用。

(3) 外源化学物接触途径与毒性作用的关系 多数情况下，外源化学物需要进入血液并随血流到达作用部位才能发挥其毒性，而同一种外源化学物经由不同途径（经口、经皮、经呼吸道等）与机体接触时，其吸收系数（即入血量与接触量之比）是不同的。例如，经静脉染毒时，外源化学物直接入血，吸收系数为1，即完全被吸收，通常表现出的毒性也最高，其他静脉外途径染毒，一般吸收系数都小于1，表现出的毒性也相对较低。大多数情况下，相同剂量的同一种化学物质以不同途径染毒，其毒性大小的顺序为：静脉注射＞腹腔注射≥肌内注射＞经口＞经皮。经呼吸道感染通常与静脉注射或腹腔注射的毒性相近。经口染毒时，外源化学物在胃肠道吸收后经门静脉系统到达肝脏被代谢（称为肝脏首过效应）。在这种情况下，代谢产物的毒性直接影响外源化学物对机体的损害能力。

(4) 外源化学物接触期限、速率、频率与毒性作用的关系 在毒理学研究中，通常按给动物染毒的时间长短分为急性、亚慢性和慢性毒性试验。急性毒性试验为1次或24h内多次对实验动物高剂量染毒，而亚慢性和慢性毒性试验则为较长时间（至少1个月）内对实验动物反复多次低剂量染毒。外源化学物的急性染毒与较长时间染毒的毒性表现不同，一般前者迅速而剧烈，后者则相对平缓。除了强度差别外，有时还有性质差别。例如，有机溶剂苯的急性中毒表现是中枢神经系统抑制，而慢性反复接触则导致再生障碍性贫血和白血病。

不同外源化学物即使染毒剂量相同，但吸收速率不同，中毒表现也不同。吸收速率快者（如静脉注射）可在短时间内到达作用部位并形成较高浓度，从而表现出较强的毒性。

与时间相关的另一个影响因素是接触频率。对于具体的外源化学物而言，接触的间隔时间如短于其生物半衰期时，进入机体的量大于排出量，易于积累至一个高水平，从而引起中毒。反之，如接触的间隔时间长于生物半衰期时就不易引起中毒，但高剂量接触时除外。

(5) 外源化学物对机体的选择性与毒性作用的关系 一种外源化学物只对某一种生物有损害作用，而对其他种类的生物不具有损害作用，或者只对生物体内某一组织器官产生毒性，而对其他组织器官无毒性作用，这种外源化学物对生物体的毒性作用称为选择毒性。

外源化学物对机体存在选择毒性的原因可能有以下几个方面。

① 物种和细胞学的差异：例如，植物在许多方面不同于动物，它缺少神经系统，缺少有效的循环系统和肌肉组织，但却具有光合作用和细胞壁。又如，细菌具有细胞壁

而人类细胞却没有，正是利用这种差异而研制的化学药物，如青霉素和头孢菌素等，可杀灭细菌而对人体细胞相对无害。

② 不同生物或组织器官对外源化学物或其毒性代谢产物的积蓄能力不同：如在医学上用放射碘治疗甲状腺功能亢进，就是利用甲状腺选择性蓄积碘的功能。

③ 不同生物或组织器官对外源化学物在体内生物转化过程的差异：例如，细菌不能直接吸收叶酸，要利用对氨基苯甲酸、谷氨酸和蝶啶来合成，但人类却只能从食物中吸收叶酸而不能自身合成。因此磺胺类药物对细菌有选择毒性，对人体却没有，这是因为磺胺与对氨基苯甲酸的分子结构和大小相似，可拮抗对氨基苯甲酸参与合成叶酸的过程。黄曲霉毒素 B_1 对大鼠和小鼠的致癌作用也存在不同的选择性。小鼠能抵抗黄曲霉毒素 B_1 的致肝癌作用，原因是小鼠体内含有一种谷胱甘肽转硫酶的同工异构酶，该酶与黄曲霉毒素 B_1 的致癌性环氧化物具有高度亲和力，可对黄曲霉毒素进行解毒。而大鼠对黄曲霉毒素的这种解毒作用较低，即使摄入很少量黄曲霉毒素 B_1 也会诱发肝脏肿瘤。又如，在正常情况下，甲醇在体内先代谢生成甲醛和甲酸盐，然后再生成二氧化碳和水。由于在人的眼睛中缺少将甲醛转变为甲酸的酶类，所以人类眼睛对甲醇的毒性就特别敏感。

④ 不同生物或组织器官对外源化学物所造成损害的修复能力存在差异：例如，化合物 N-甲基-N-亚硝基脲（MNU）对大鼠诱发的肿瘤主要在胸部，而在肝脏中从未发现。这是因为肝脏能有效地将 RNA 和 DNA 分子中形成的 6-烷基-鸟嘌呤进行酶解，而胸组织中却不能进行这种酶解作用。

选择毒性的存在，虽然在一定程度上对实验动物毒性试验结果外推到人类的过程产生影响，但在农业和人类医药卫生事业等领域中都有着重要的理论意义和广泛的应用价值。当研究某个物质的毒性时，应着重了解其相对毒性。

2. 毒性分级

毒物毒性的大小，通过生物体所产生的损害性质和程度而表现出来，可用动物实验或其他方法检测。衡量毒物的毒性需要一定的客观指标，如各种生理指标、生化正常值的变化、死亡等。随着科学技术的发展，毒性的观察指标也越深入，但死亡指标是最简单和最基本的毒性指标，它可作为化学物质毒性的比较，也可用来探讨化学物质的剂量-反应关系，即剂量-效应关系（化学物质的剂量与生物体产生中毒反应之间存在的关系）。能引起生物体发生中毒反应的剂量越小（或浓度越低），则此化学物质的毒性越大；反之，引起中毒反应的剂量越大（或浓度越高），则此化学物质的毒性越小。

目前，全世界尚缺乏统一的毒性分级标准。我国卫生部 1994 年在《食品安全性毒理学评价标准》中将各种物质按其对大鼠经口 LD_{50} 的大小分为极毒、剧毒、中毒、低毒、实际无毒和无毒 6 大类（见表 1-1），世界卫生组织也对农药的危害性进行了分级（见表 1-2）。一般而言，对动物毒性很低的物质，对人的毒性也很低。不同物质的 LD_{50} 差异很大。例如，肉毒素的 LD_{50}（以体重计）约为 $100mg/kg$，而氯化钠的 LD_{50} 约为 $40g/kg$，需要消费大量的氯化钠才可以产生毒性。LD_{50} 为 $2g/kg$ 的一种物质对一个成年人而言，需摄入一杯的量才可以产生毒性，而 LD_{50} 为 $1mg/kg$ 的极毒物质对一个成年人而言，仅需数滴即可产生毒性。但是，LD_{50} 等急性毒性指标并不能反映出化学物质对人类潜在的危害。许多物质的长期或慢性毒性很严重，但其 LD_{50} 却反映不出。特别对一些急性毒性很小的致癌物质来说，即使长期少量摄入也能诱发癌症的发生。

表 1-1　化学物质的急性毒性分级

级　　别	大鼠口服 LD_{50}(以体重计)/(mg/kg)	相当于人的致死剂量	
		mg/kg	g/人
极毒	<1	0.05	0.05
剧毒	1～50	500～4000	0.5
中毒	51～500	4000～30 000	5
低毒	501～5000	30 000～250 000	50
实际无毒	5001～15 000	250 000～500 000	500
无毒	>15 000	>500 000	2500

表 1-2　世界卫生组织的农药危害分级标准

毒性分级	危害程度	大鼠经口 LD_{50}(以体重计)/(mg/kg)		大鼠经皮 LD_{50}(以体重计)/(mg/kg)	
		固　　体	液　　体	固　　体	液　　体
Ⅰa级	极度危害	≤5	≤20	≤10	≤40
Ⅰb级	高度危害	5～50	20～200	10～100	40～400
Ⅱ级	中度危害	50～500	200～2000	100～1000	400～4000
Ⅲ级	轻度危害	>500	>2000	>1000	>4000

注：表中的"固体"和"液体"指分级产品和制剂的物理状态。分级中的"危害"是指对健康的急性危害，即在较短的时期内，一次或多次接触的危害。

三、毒作用及其分类

1. 毒作用

毒作用是指毒物本身或其代谢产物在作用部位达到一定浓度并停留一定时间后，与生物大分子相互作用而产生的有害作用，是毒物对动物机体所致的不良或有害的生物学改变。毒作用又称毒性作用或毒效应。毒作用的特点是动物机体接触毒物后，表现出各种生理生化功能的障碍，应激能力下降，维持机体的稳态能力下降以及对环境中的各种有害因素易感性增高等。

毒物的毒作用性质是毒物本身所固有的，但必须在一定的条件下，通过生物体表现为损害的性质和程度。毒物的有害效应或毒效应是许多因素综合影响的结果，主要包括：①毒物本身的毒性；②生物体的功能状态（体重、年龄、性别、健康状态、习惯性和成瘾性、过敏性、体内蓄积）；③毒物的接触条件（剂量、方式和途径、防护措施的优劣等）；④环境因素，也包括环境中化学因素或物理因素的相互影响（协同作用与拮抗作用）。当生物体由于化学物质的毒作用出现有害的生物效应而表现出疾病时，称为中毒，中毒是各种毒作用的综合表现。

2. 毒作用分类

外源化学物对机体的毒性作用，可根据毒性作用的特点、发生时间和部位以及机体对化学毒物的敏感性分为以下几类。

（1）按毒作用发生的时间分类

① 急性毒作用：较短时间内（<24h）一次或多次接触化学物质后，在短期内（<2周）出现的毒效应。如各种腐蚀性化学物质、许多神经性毒物、氧化磷酸化抑制剂、致死合成剂等，均可引起急性毒作用。

② 慢性毒作用：长期甚至终身接触小剂量化学物质缓慢产生的毒作用。如职业接触的化学物质，多数表现出这种作用。

③ 迟发性毒作用：接触当时不引起明显病变，或者在急性中毒后临床上可暂时恢复，但经过一段时间后，又出现一些明显的病变和临床症状。典型的例子是重度一氧化碳中毒，经救治恢复神志后，过若干天又可能出现精神或神经症状。

④ 远期毒作用：化学物质作用于机体或停止接触后，经过若干年后发生中毒病理改变的毒作用。一般指致突变、致癌和致畸作用。如致癌性外源化学物，人类一般要在初次接触后 10～20 年才能出现肿瘤。

一般说来，接触毒物后迅速中毒，说明其吸收、分布快，作用直接；反之则说明吸收缓慢或在作用前需经代谢转化。中毒后迅速恢复，说明毒物能很快被排出或被解毒；反之则说明解毒或排泄效率低，或已产生病理或生化方面的损害以致难以恢复。

（2）按毒作用发生的部位分类

① 局部毒作用：某些外源化学物在机体接触部位直接造成的损害作用。如接触具有腐蚀性的酸碱所造成的皮肤损伤，吸入刺激性气体引起的呼吸道损伤等，这类作用表现为受作用部位的细胞广泛被破坏。

② 全身毒作用：化学物质经吸收后，随血液循环分布到全身而产生的毒作用。例如，一氧化碳与血红蛋白有极大的亲和力，能引起全身缺氧，并损伤对缺氧敏感的中枢神经系统和增加呼吸系统的负担。全身毒性的表现往往是一定的组织和器官损伤所引起的。

（3）按毒作用损伤的恢复情况分类

① 可逆性毒作用：停止接触毒物后其作用可逐渐消退。接触的毒物浓度越低，时间越短，造成的损伤越轻，则脱离接触后其毒作用消失得就越快，所产生的毒作用多是可逆的。

② 不可逆毒作用：停止接触毒物后，引起的损伤继续存在，甚至可进一步发展的毒作用。例如，外源化学物引起的肝硬化、肿瘤、致突变、致癌、神经元损伤等就是不可逆的。化学物质的毒性作用是否可逆，在很大程度上还取决于所受损伤组织的修复和再生能力。例如肝脏具有较强的再生能力，因此大多数肝损伤是可逆的，反之，中枢神经系统的损伤，多数是不可逆的。机体接触的化学物质的剂量大、时间长，常产生不可逆的作用。

（4）按毒作用性质分类

① 一般毒作用：化学物质在一定剂量范围内经一定的接触时间，按照一定的接触方式，均可能产生的某些毒作用，如急性作用、慢性作用。

② 特殊毒作用：接触化学物质后引起不同于一般毒作用规律的或出现特殊病理改

变的毒作用。特殊毒作用主要包括：过敏性反应；特异体质反应、致癌作用、致畸作用、致突变作用。

一种外源化学物的毒效应可能涉及上述几种分类。例如，强酸可引起皮肤的局部毒作用，并且是立即作用，但早期是可逆的。氯乙烯在较低剂量的长期接触条件下可引起肝血管肉瘤，但在一次高剂量接触条件下可引起麻醉和肝毒性。青霉素对某些个体引起的反应有时是局部作用，有时是立即的全身毒作用，此作用可能是可逆的。

四、损害作用与非损害作用

外源化学物在机体内可引起一定的生物学效应，其中包括损害作用和非损害作用。损害作用是外源化学物毒性的具体表现。毒理学的主要研究对象是外来化合物的损害作用。因此必须明确损害作用的概念、特点，并与非损害作用加以区分。

1. 非损害作用

一般认为非损害作用不引起机体功能形态、生长发育和寿命的改变，不引起机体某种功能容量的降低，也不引起机体对额外应激状态代偿能力的损伤。机体发生的一切生物学变化应在机体代偿能力范围之内，当机体停止接触该外源化合物后，机体维持体内稳态的能力不应有所降低，机体对其他外界不利因素影响的易感性也不应增高。稳态是机体保持内在环境稳定不变的一种倾向或能力。

2. 损害作用

损害作用指引起功能紊乱、损伤、疾病或死亡的生物学效应。损害作用与非损害作用相反，应具有下列特点：①机体的正常形态、生长发育过程受到严重影响，寿命亦将缩短；②机体功能容量或额外应激状态代偿能力降低；③机体维持体内稳态的能力下降；④机体对其他某些因素不利影响的易感性增高。

应该指出，损害作用与非损害作用都属于外源化学物在机体内引起的生物学作用，在生物学作用中，量的变化往往引起质的变化，所以非损害作用与损害作用具有一定的相对意义。正如在健康和疾病状态之间没有一个绝对的分界，存在亚健康状态和亚疾病状态一样，有时也难以判断外源化学物在机体内引起的生物学作用是非损害作用还是损害作用。此外，确定损害作用与非损害作用的观察指标也不断地发展，随着生命科学的进展，有可能过去认为是非损害作用的生物学作用，会重新判断为损害作用，因此，应充分认识到对损害作用与非损害作用判断的相对性和发展性。

损害作用和非损害作用的确定，往往涉及机体许多指标的正常值范围，有时需要对正常值进行测定，但首先必须明确"正常值"仅具有相对意义。在实际工作中，按目前认识水平，认为"健康"或"正常"的个体，对其进行某项观察指标测定，以其平均值±2个标准差作为正常值范围，可采用统计学方法，确定此项指标变化是否偏离正常值范围，凡某种观察指标符合下列情况之一者，即可认为已偏离正常值范围，属于损害作用。

① 与对照组相比，具有统计学显著性差异（$P < 0.05$），并且其数值不在正常值范围内。

② 与对照组相比，具有统计学显著性差异（P＜0.05），而其数值却在一般公认的"正常值"范围内，但如在停止接触后，此种差异仍然持续一段时间，则属于损害作用。

③ 与对照组相比，具有统计学显著性差异（P＜0.05），而其数值却在一般公认的"正常值"范围内；但如机体处于功能或生物化学应激状态下，此种差异更为明显，则属于损害作用。

五、毒效应谱

机体接触外源化学物后，根据外源化学物的性质和剂量，可引起多种变化，产生的毒效应包括肝、肾、肺等实质器官损伤、内分泌系统紊乱、免疫抑制、神经行为改变、出现畸胎、形成肿瘤等多种形式。效应的范围则从微小的生理生化正常值的异常改变到明显的临床中毒表现，直至死亡。毒效应的这些性质与强度的变化构成了外源化学物的毒效应谱。具体表现为：①机体对外源化学物的负荷增加；②意义不明的生理和生化改变；③亚临床改变；④临床中毒；⑤死亡。机体负荷是指在体内化学物质和/或其代谢物的量及分布。亚临床改变、临床中毒、死亡属于损害作用（毒效应），毒效应谱还包括致癌、致突变和致畸作用。外源化学物对机体的毒效应谱见图 1-1。

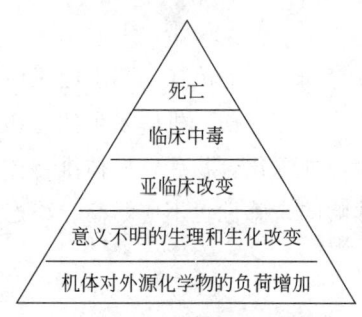

图 1-1 外源化学物对机体的毒效应谱

适应是机体对一种通常能引起有害作用的化学物质显示不易感性或易感性降低。抗性和耐受相关，但含义不同。抗性用于一个群体对于应激原化学物质反应的遗传结构改变，以至于与未暴露的群体相比有更多的个体对该化学物质不易感性。因此，抗性产生必须有化学物的选择及随后的繁殖遗传。耐受对个体是指获得对某种化学物质毒作用的抗性，通常是早先暴露的结果。耐受也可用于在暴露前即有高频率的抗性基因的群体。

耐受是由于实验前对某化学物质或结构类似化学物质的暴露导致对该化学物质毒作用反应性降低的状态。引起耐受的主要机制可能是由于到达毒作用靶部位的毒物量降低（处置性耐受），或某组织对该化学物质的反应性降低。处置性耐受的例子，如四氯化碳预处理可使肝损伤的活性代谢物（CCl$_3$·）生成减少，而引起对其本身的耐受。

化学物质对机体的毒效应受多种因素影响，这些因素可分为外来因素和内在因素。外来因素如化学物质结构、剂量、接触的频率、接触途径、其他化合物的存在，以及各种环境因素。内在因素如胃肠道状态、肠道微生物群、肝的代谢能力以及潜伏期（对致癌而言）。

六、靶器官

化学物质进入机体后，对体内各器官的毒作用并不一样，往往有选择毒性，外源化学物可以直接发挥毒作用的器官就称为该物质的靶器官。如脑是甲基汞的靶器官，肾脏是镉的靶器官。毒作用的强弱主要取决于该物质在靶器官中的浓度。但靶器官不一定是该物质浓度最高的场所，例如，甲基汞由于具有亲脂性而易于透过血脑屏障进入脑组织，从而对神经系统产生毒性作用，它的靶器官是中枢神经系统，但甲基汞在脑组织中的浓度却远低于肝脏和肾脏。又如铅浓集在骨中但其毒性则由于铅对造血系统、神经系统等其他组织的作用所致。同样 DDT 在脂肪中的浓度最高，但并不对脂肪组织产生毒作用。在全身毒作用中常见的靶器官有神经系统、造血系统、肝、肾、肺等。

值得注意的是，靶器官是毒物直接发挥毒作用的器官，而出现毒性效应的器官称为效应器官。效应器官可以是靶器官，也可以不是靶器官。例如，马钱子碱中毒可引起抽搐和惊厥，靶器官是中枢神经系统，效应器官是肌肉。

某个特定的器官成为毒物的靶器官可能有多种原因：①该器官的血液供应；②存在特殊的酶或生化途径；③器官的功能和在体内的解剖位置；④对特异性损伤的易感性；⑤对损伤的修复能力；⑥具有特殊的摄入系统；⑦代谢毒物的能力和活化/解毒系统平衡；⑧毒物与特殊的生物大分子结合等。

机体对外源化学物的处置是影响毒性效应的重要因素。这是因为，在靶器官内的外源化学物或其活性代谢物的浓度及持续时间，决定了机体毒性效应的性质及其强度。影响吸收、分布、代谢和排泄的各种因素和外源化学物的物理化学性质均可影响在靶器官中外源化学物的量。对特定靶器官的毒性，直接取决于外源化学物与生物大分子如受体、酶、蛋白质、核酸、膜脂质的作用，激活并启动了生物放大系统，靶器官和/或效应器官在生物放大系统的支配下发生功能或形态变化，产生具体的局部毒性效应；受到机体整合、适应和代偿等因素的影响而产生整体毒效应。

七、生物学标志

预防医学要求对外源化学物的有害作用进行早期预防、早期诊断和早期治疗，为了达到这样的目的，近年来在毒理学中发展了生物学标志的概念。

生物学标志是指外源化学物通过生物学屏障进入组织或体液后，对该外源化学物或其生物学后果的测定指标，可分为接触生物学标志、效应生物学标志和易感性生物学标志。从暴露到健康效应的模式图和与生物学标志的关系见图1-2。

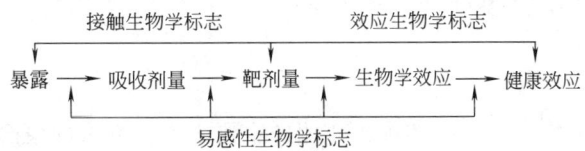

图 1-2　从暴露到健康效应的模式图和与生物学标志的关系

1. 接触生物学标志

接触生物学标志指测定组织、体液或排泄物中吸收的外源化学物，其代谢物或与内源性物质的反应产物，作为吸收剂量或靶剂量的指标，提供关于暴露于外源化学物的信息。接触生物学标志包括反映内剂量和生物效应剂量两类标志物（如化学物原型、代谢物、血红蛋白加合物、DNA 加合物等），用以反映机体生物材料中外源化学物或其代谢物或外源化学物与某些靶细胞或靶分子相互作用产物的含量。这些接触生物学标志如与外剂量相关，或与毒作用效应相关，可评价接触水平或建立生物阈限值。

2．效应生物学标志

效应生物学标志指机体中可测出的生化、生理、行为或其他改变的指标，包括反映早期生物效应、结构和/或功能改变及疾病三类标志物，提示与不同靶剂量的外源化学物或其代谢物有关联的对健康有害效应的信息。

3．易感性生物学标志

易感性生物学标志，是关于个体对外源化学物的生物易感性的指标，即反映机体先天具有或后天获得的对接触外源性物质产生反应能力的指标。如外源化学物在接触者体内代谢酶及靶分子的基因多态性，属遗传易感性标志物。环境因素作为应激原时，机体的神经、内分泌和免疫系统的反应及适应性，亦可反映机体的易感性。易感性生物学标志可用以筛检易感人群，保护高危人群。

通过动物体内试验和体外试验可研究生物学标志并推广到人体和人群研究，生物学标志可能成为评价外源化学物对人体健康状况影响的有力工具。接触标志用于人群可定量确定个体的暴露水平；效应标志可为人体暴露与环境引起的疾病提供联系，可用于确定剂量-反应关系和有助于在高剂量暴露下获得的动物实验资料外推人群低剂量暴露的危险度；易感性标志可鉴定易感个体和易感人群，应在危险度评价和危险度管理中予以充分考虑。

第二节　剂量、剂量-反应关系和剂量-反应关系曲线

毒理学的一个基本原则是对物质毒性进行定量分析。由于对任何一种生物体而言都存在一个中毒和不中毒的剂量，所以需要了解某一物质中间剂量的效应。但事实上并不存在这样一个"中间剂量"点，即在该点上这一组所有供试生物体都突然出现中毒症状。取而代之的是，存在一个剂量范围，在该范围内实验组的供试生物体以相似的方式发生应答（中毒效应）；在同一剂量时，有一定比例的生物体出现中毒症状。在一定的剂量范围内，同一种物质的毒效应随着剂量的增加，显示出相应的规律性变化，这称为毒性物质的剂量-效应关系或剂量-反应关系。

一、剂量

剂量是决定外来化合物对机体损害作用的重要因素。剂量的概念较为广泛，可包括以下几种。

（1）接触剂量　又称外剂量，是指外源化学物与机体（如人、指示生物、生态系统）的接触剂量，可以是单次接触或某浓度下一定时间的持续接触。

（2）吸收剂量　又称内剂量，是指外源化学物穿过一种或多种生物屏障，吸收进入体内的剂量。

（3）到达剂量　又称靶剂量或生物有效剂量，是指吸收后到达靶器官（如组织、细胞）的外源化学物和/或其代谢产物的剂量。

一般剂量的概念指给予机体化学物质的数量或被吸入体内的数量或在体液或组织中的浓度。由于内剂量不易测定，一般多指进入机体的数量。剂量通常采用每千克体重摄

取的毫克数（mg/kg）来表示。

　　化学物质对机体的损害作用的性质和强度直接取决于其在靶器官中的剂量，但测定此剂量比较复杂。一般而言，接触或摄入的剂量越大，靶器官内的剂量也越大。因此，常以接触剂量来衡量，接触剂量以单位体重接触外源化学物的量（如 mg/kg 体重）或环境中浓度（mg/m³ 空气或 mg/L 水）来表示。任何有害物质的效应首先取决于剂量。大多数化学物质在体内的生物学效应随剂量增加而转化。根据效应的转化可以把化学物质分为两类型：

　　Ⅰ型　　　　无效应（无害）→毒效应→致死效应
　　　　　　　　　　　　　　剂量增加

　　Ⅱ型　　　　无效应→有益效应→毒效应→致死效应

　　　　　　　　（营养、保健、治疗）
　　　　　　　　　　　　剂量增加

　　Ⅱ型化学物质比较复杂，有益效应包括：①营养功能；②保健功能；③治疗疾病功能。这里面对有些物质是有效的，包括营养素、药品（抗生素）、食品中的外源化学物（如茶中咖啡因和茶多酚）。在同一食品中可能同时含有Ⅰ型（如农药残留）和Ⅱ型的外源化学物（如咖啡因）。

　　化学物质经不同途径与机体接触的时候，往往并不能全部被吸收进入血液中，而只能一部分被吸收，即存在吸收系数，染毒途径不同，其吸收系数和吸收率往往相差很大，所以在说明剂量的时候，必须同时注明染毒途径。如某种毒物经不同的途径（经口、皮肤、呼吸道、肌内注射或皮下注射等）给予时，机体对其吸收系数（给予量/进入血液量）和吸收速率各不相同，因而出现中毒反应的时间和程度也不一样。剂量包含致死剂量、阈剂量、最大无作用剂量等概念（见第一章第三节）。

二、量反应与质反应

　　反应是指在毒理学研究中，外源化学物与动物机体接触后引起的有害生物学改变，又称效应。动物机体对化学毒物的效应包括两大类：一类效应的观察结果属于计量资料，有强度和性质的差别，可以被定量测定，而且所得资料是连续的。如有机磷农药抑制血中胆碱酯酶的活性，其程度可以用酶活性单位的测定值表示。这类效应称为量反应。另一类效应是"全或无"现象的计数资料，没有强度的差别，不能以具体的数值来表示，只有两种可能性，即发生与不发生。常以"阴性或阳性""有或无"来表示，如死亡或存活、中毒或未中毒，这种效应称为质反应。

　　量反应指接触一定剂量外来化学物质后所引起的一个生物、器官或组织的生物学改变。通常用于表示外源化学物在个体中引起的毒效应强度的变化，此种变化的程度用计量单位来表示，例如毫克每单位等。例如，某种有机磷化合物可使血液中胆碱酯酶的活力降低，四氯化碳能引起血清中谷丙转氨酶的活力增高，苯可使血液中白细胞计数减少等，均为各种外来化学物质在机体引起的效应。

　　质反应指接触某一化学物质的群体中出现某种效应的个体在群体中所占比率。用于表示外源化学物在群体中引起的某种毒效应发生的比例，一般以百分率或比值表示，如死亡率、肿瘤发生率等。其观察结果只能以"有"或"无"、"异常"或"正常"等计数资料来表示。

在一定的条件下，量反应可以转化为质反应。如把血液中转氨酶的活性单位大于或等于 80 时诊断为肝损伤的指标，低于此值则为肝功能正常，这样以该值为界，即可将量反应转换为质反应。在毒理学研究中，评价外源化学物的毒性往往需要一定数量的实验动物样本，个体的生物学效应或一个病例的观察难以评价群体动物接触的危险性。

三、剂量-反应关系

剂量-量反应关系表示外源化学物的剂量与个体中发生的量反应强度之间的关系。如在空气中 CO 浓度增加导致红细胞中碳氧血红蛋白含量随之升高，血液中铅浓度增加引起氨基乙酰丙酸脱氢酶（ALAD）的活性相应下降，都是表示剂量-量反应关系的实例。

剂量-质反应关系表示外源化学物的剂量与某一群体中质反应发生率之间的关系。如在急性吸入毒性实验中，随着苯浓度的增高，各试验小组的小鼠死亡率也相应增高，表明存在剂量-质反应关系。

剂量-量反应关系和剂量-质反应关系统称为剂量-反应关系，是毒理学的重要概念。剂量-反应关系是指外源化学物质的剂量与在个体或群体中引起某种效应之间的关系。外源化学物的剂量越大，所致的量反应强度应该越大，或出现的质反应发生率应该越高。

在毒理学研究中，剂量-反应关系的存在被视为受试物与机体损伤之间存在的因果关系的证据。如果某种外源化学物与机体出现的某种损害作用存在因果关系，则一定存在明确的剂量-反应关系。当然，前提是排除实验干扰因素造成的假象。确立外源化学物对生物体有害作用的剂量-反应关系，必须具有以下三个前提。

① 肯定观察到毒性反应是接触此外源化学物所引起，即两者之间存在着比较肯定的因果关系。

② 毒性反应的程度与接触或给予剂量有关。

③ 具有定量测定外源化学物剂量和准确表示毒性大小的方法和手段。外源化学物的剂量-反应关系，可以用不同的毒性终点来确定。

四、剂量-反应关系曲线

剂量-反应关系可以用曲线表示，即以表示反应强度的计量单位或表示反应的百分率或比值为纵坐标（因变量），以外源物接触或给予的剂量为横坐标（自变量），绘制散点图，可得出一条曲线。不同外来化合物在不同条件下所引起的反应类型不同，主要是反应与剂量的相关关系不一致，呈现上升或下降的不同类型的曲线，可呈抛物线型、直线型或 S 形曲线等多种形状。如苯可使血液中白细胞计数减少，即为下降的曲线。而有机磷化合物可使血液中胆碱酯酶和羧酸酯酶的活力降低，如将纵坐标换算成抑制率，则剂量-反应关系曲线分别为直线型（胆碱酯酶）和抛物线型（羧酸酯酶），见图 1-3。

一般情况下，剂量-反应关系曲线有下列基本类型（见图1-4）。

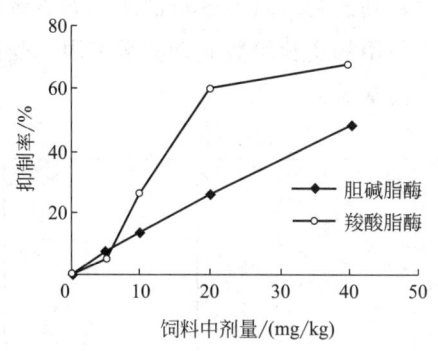

图 1-3 在饲料中敌杀磷染毒 7 天的剂量-反应关系

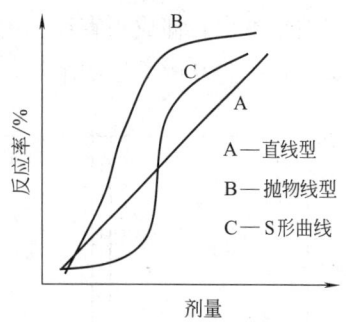

图 1-4 剂量-反应关系曲线的三种类型

1. 直线型

反应强度与剂量呈直线关系，随着剂量的增加，反应强度也随着增加，并成正比关系。但在生物体内，此种直线关系较少出现，仅在某些体外实验中，在一定的剂量范围内存在。如采用修复缺陷的细菌或在细胞试验系统进行致突变试验时，常常在较低剂量条件下即曲线的起始部分观察到线性的剂量-反应关系，在这种情况下，剂量与反应率完全成正比。

2. 抛物线型

剂量与反应呈非线性关系，即随着剂量的增加，反应的强度也增加，但最初急速增高，然后变为缓慢，以致曲线先陡峭，然后平缓，呈抛物线型。如将剂量换成对数值，则成一直线。剂量与反应关系曲线换成直线，可便于在低剂量与高剂量或低反应强度与高反应强度之间进行互相推算。多见于剂量-量反应关系中。

3. S形曲线

S形曲线是典型的剂量-反应曲线，多见于剂量-质反应关系中，分为对称S形曲线和非对称S形曲线两种形式。此种曲线的特点是，在低剂量范围内随着剂量增加，反应或效应强度增高较为缓慢，然后剂量较高时，反应或效应强度也随之急速增加，但当剂量继续增加时，反应或效应强度增高又趋向缓慢。曲线开始平缓，继之陡峭，然后又趋平缓，呈不甚规则的S形。

剂量-反应曲线反映了人体或实验动物对外源化学物毒作用易感性的分布。如果人体或实验动物对外源化学物易感性完全相同，则在某一个剂量（TD，即中毒剂量）全部个体都发生相同的毒作用（图1-5中1A），剂量-反应曲线应该成为图1-5中2A的形状。S形曲线反映个体对外源化学物毒作用易感性的不一致性（图1-5中1B），少数个体对此外源化学物特别易感或特别不易感，整个群体对此外源化学物的易感性成正态分布。剂量与反应率之间的关系表现为对称S形曲线（图1-5中2B）。对称S形曲线往往见于试验组数和每组动物组数均足够多时，在毒理学中仍属少见。实际上更为常见的剂量-反应曲线是非对称S形曲线。非对称形曲线两端不对称，在靠近横坐标左侧的一端曲线由平缓转为陡峭的距离较短，而靠近右侧的一端曲线则伸展较长（图1-5中1C）。

非对称 S 形曲线反映个体对此外源化学物的毒作用易感性成偏态分布（图 1-5 中 2C）。如将非对称 S 形曲线横坐标（剂量）以对数表示，则成为一对称 S 形曲线；如再将反应率换成概率单位，即成一直线。由于毒理学试验使用的实验组数和动物数有限，受试群体中又存在一些高耐受性的个体，故此种曲线最为常见。

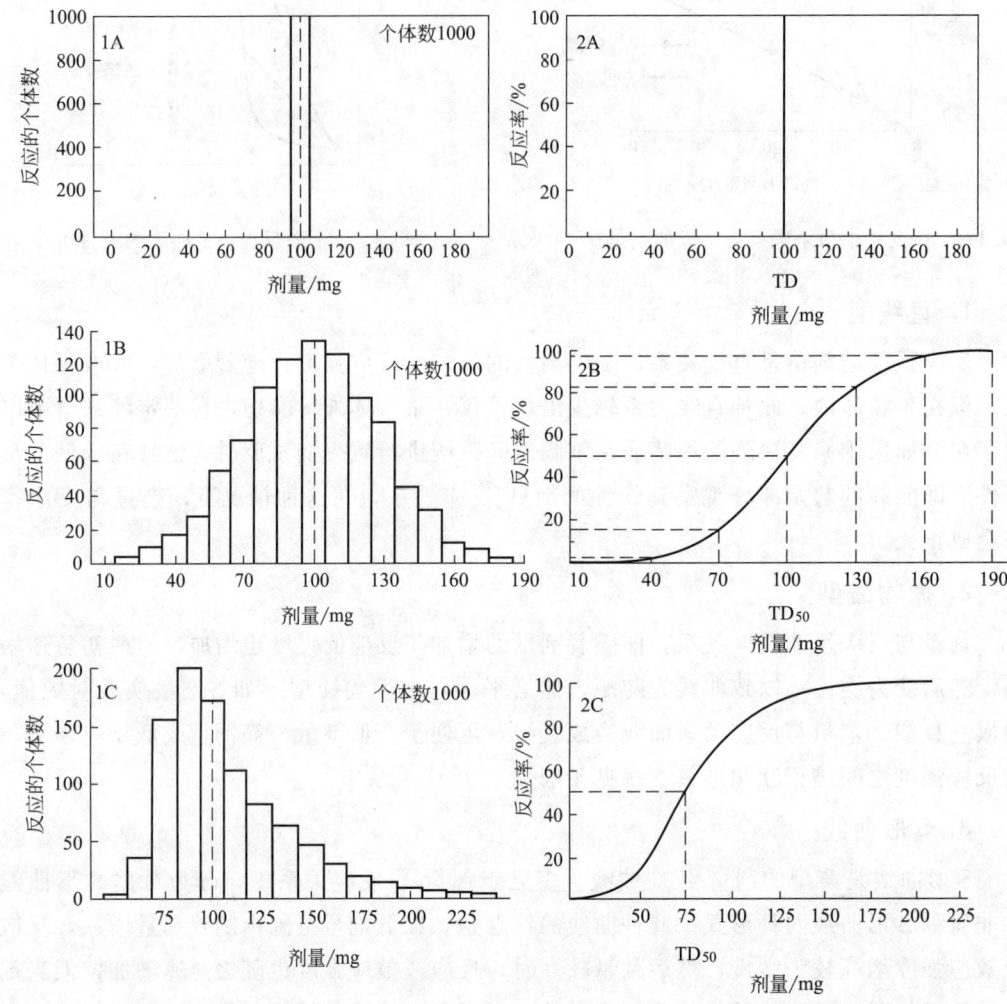

图 1-5　实验动物个体对外源化学物的易感性分布和剂量-反应关系的模式图
个体易感性：A—完全相同；B—呈正态分布；C—呈偏态分布

　　无论是对称还是非对称 S 形曲线，在曲线的中间部分，即反应率 50% 左右，斜率最大，剂量略有变动，反应即有较大增减，剂量和反应率的关系相对恒定。因此，常用引起 50% 反应率的剂量来表示外源化学物的毒性大小。根据所用指标不同可分别称为半数有效剂量 ED_{50}、半数中毒剂量 TD_{50} 和半数致死量 LD_{50}。

4．"全或无"反应

　　在毒性实验中有时可见到"全或无"的剂量-反应关系现象。这种现象仅在一个狭窄的剂量范围内才能观察到，为坡度极陡的线性剂量-反应关系。例如，致畸试验中的剂量-反应关系，在低剂量时，由于只有极个别的动物易感，因此致畸率的增长并不明显，当剂量增加到一定程度时，致畸率迅速增高，稍后剂量稍有增加，即可引起胎仔或母鼠的死亡，因此在高剂量范围内致畸率增高的曲线就无法被观察和描述。产生"全或无"反应的原因应根据具体情况进行分析和解释。

除上述几种反应类型的曲线外，剂量-反应关系还可能表现为其他的曲线形式。如某些机体生理功能需要的外源物，例如多种维生素、微量元素（钴、硒、铬）等，接触或给予剂量与个体效应间的关系呈"U"形曲线，如图 1-6。当人体缺乏某些必需的营养成分如硒时会死亡，当硒每日摄入量低于 $50\mu g$ 时可能会导致心肌炎、克山病、免疫力下降等疾病；每日摄入量在 $50\sim200\mu g$ 之间为安全摄入量；当硒每日摄入量超过 $200\mu g$ 时可能会导致中毒，若每日摄入量超过 $1mg$，则可能导致死亡。对于一些非营养性物质如铅，随着每日摄入量的增加，在体内逐渐积累，积累到一定剂量，则表现出毒性，产生损害作用，剂量继续增加时，则可能导致死亡。

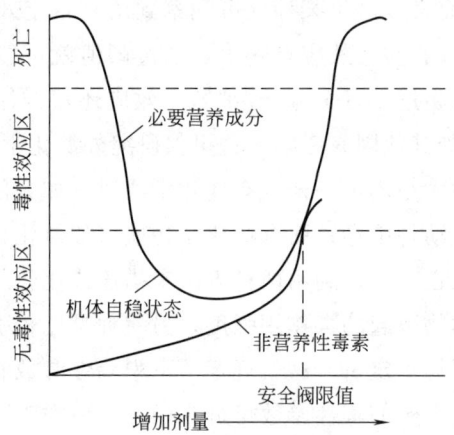

图 1-6 个体接触必需营养物或非必需营养物的剂量-反应关系曲线

从理论上的剂量-反应曲线来说明几个变量的特征（图 1-7）：①强度（沿着剂量轴的曲线位置）；②最大效应或最高效应（所获得的最大效应）；③斜率（单位剂量的效应变化）；④生物差异（同样的人群，给予同样的药物剂量，受试者之间效应大小的差异）。

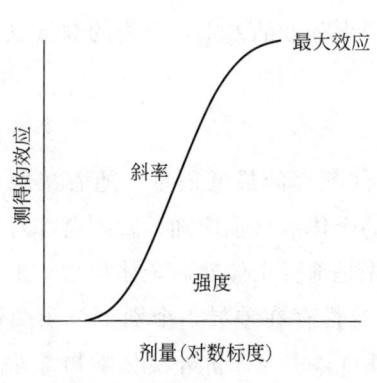

图 1-7 理论上的剂量-反应曲线

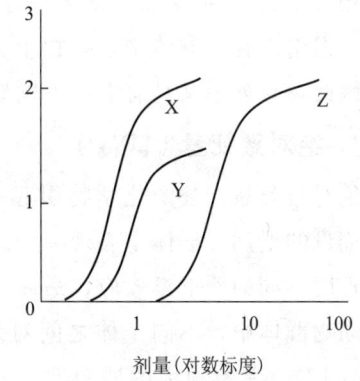

图 1-8 外源化学物和剂量-反应曲线

取相同的反应条件，可对所研究的外源化学物做出剂量-反应曲线，有助于定量比较外源化学物的药理学特征，如图1-8。从图可知，X药，每单位剂量有较大的生物活性，比Y、Z药强度大，X与Z最大效应相等，表示二者所获效应一样。Y药强度大于Z药，但效应低。在较低剂量时，X药的效应最大，其次是Y药；在高剂量时，X药和Z药的效应高。

总之，剂量-反应关系的研究是毒理学试验的重要目的。在一个实验群体中剂量-反应关系所研究的有害反应的发生率和严重度是与剂量有关的。固定剂量的染毒随染毒期限的增加，表现出引起反应的发生率增加时，也可见到时间-反应关系。

第三节　表示毒性的常用指标

食品毒理学的重要任务之一，是要确定某种物质与效应之间的关系（因果的和数量的）。就某个外源化学物而言，产生某种（可观察到的）特定效应的剂量又取决于受作用的特定对象（人或实验动物）。效应有阈值，超过阈值就可能观察到有益或有害的效应。许多化学物质的阈值超过1万个分子/细胞。效应还随群体、个体的不同而异（如年龄、性别、种族），还受其他因素影响，这里仅研究外源化学物的毒效应。

任何化学物质的毒性大小均不一样，有些化学物质（如大部分饲料添加剂）只有在摄食极大剂量时才能引起动物中毒；而有些化学物质（如氰化物、肉毒杆菌毒素等）极少剂量就能使动物中毒死亡。可以利用两种方法来描述或比较外源化学物的毒性，一种是比较相同剂量外源化学物引起的毒作用强度，另一种是比较引起相同毒作用的外源化学物剂量，后一种方法更易于定量，这就规定了下列毒性参数和安全限值的各种概念。

在实验动物体内试验得到的毒性参数可分为两类。一类为毒性上限参数，是在急性毒性试验中以死亡为终点的各项毒性参数。另一类为毒性下限参数，即有害作用阈剂量及最大未观察到有害作用剂量，可以从急性、亚急性、亚慢性和慢性毒性试验中得到。毒性参数的测定是毒理学试验剂量-效应关系或剂量-反应关系研究的重要内容。

一、致死剂量

致死量（LD）是指在急性毒性试验中外源化学物引起受试实验动物死亡的剂量，一般用mg/kg表示；如果化学物存在于空气或水中，就叫致死浓度（LC），用mg/L表示。但由于在一群体中，死亡个体数目的多少有很大程度的差别，所需的剂量也不一致，因此，致死量又具有下列不同概念。

1. 绝对致死量（LD_{100}）

绝对致死量指外源化学物引起一组实验动物全部死亡的最低剂量。随着接触（摄入）剂量的增加，群体中表现一种或多种不良反应的个体数目也增加，直到全部对象都出现程度不同的严重毒效应，最后达到一定剂量时先是部分个体然后全体死亡。由于在一个动物群体中，不同个体之间对外源化学物的耐受性存在差异，个别个体耐受性过高，故LD_{100}常有很大的波动性。因此，一般不把LD_{100}作为评价外源化学物毒性高低或对不同外源化学物毒性进行比较的参数。

2．半数致死量（LD_{50}）

半数致死量指给予受试动物一次或者 24h 内多次染毒后引起实验动物死亡一半时所需要的剂量。根据实验数据，经数理统计处理获得。LD_{50} 较少受个体耐受程度差异的影响，是所有毒性参数中最敏感和最稳定的，所以 LD_{50} 是评价外源化学物急性毒性大小最主要的参数，也是对不同化学物进行急性毒性分级的基础标准。外源化学物毒性大小与 LD_{50} 成反比，即毒性越大，LD_{50} 越小，反之，LD_{50} 越大。

3．最小致死量（MLD 或 LD_{01}）

最小致死量指外源化学物引起受试动物群体中个别动物出现死亡的剂量。从理论上讲，低于此剂量不能引起动物死亡。

4．最大耐受量（MTD 或 LD_0）

最大耐受量指在一个群体中不引起死亡的最高剂量。接触此剂量的个体可以出现严重的毒性作用，但不发生死亡。

在上述的致死剂量概念中，最重要的剂量参数是 LD_{50}。一种化学物质的毒性大小不能用一个动物的致死量来表示，必须通过较多数的动物实验，求出 LD_{50}，以此来表示毒性的大小。测定 LD_{50} 的方法：将一群动物（一般是 50 只）等分为五组，每组给予不同剂量的化学物质，所以测得的死亡率不同，以剂量为横坐标，死亡率作纵坐标，制成曲线，就得到如图 1-9 所示的曲线。

在曲线中段，即在 50% 死亡率附近，斜率最大，剂量稍有增加就能引起死亡率明显的变化。这说明用 LD_{50} 作为化学毒物急性毒性的指标最敏感、最精确、最具有代表性。所以用 LD_{50} 作为评价化学物质急性毒性的最常用指标。由于动物实验资料具有抽样误差，还必须计算其 95% 的可信限。

通过致死剂量的测定和比较，可以评价出外源化学物的相对毒性强弱，如图 1-10 所示，在相同的效应下，A 物质的 LD_{50} 值小于 B 物质的 LD_{50} 值，说明 A 物质的毒性相对较大；在 B 物质的 LD_{50} 剂量下，A 物质能产生 80% 的累积效应，同样也说明 A 物质的毒性相对较大。

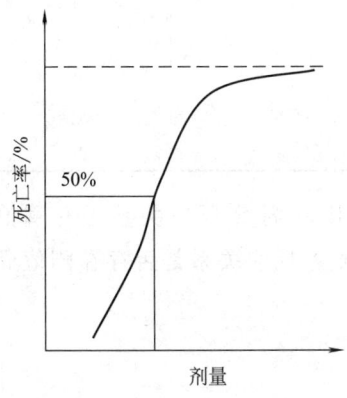

图 1-9　LD_{50} 的测定

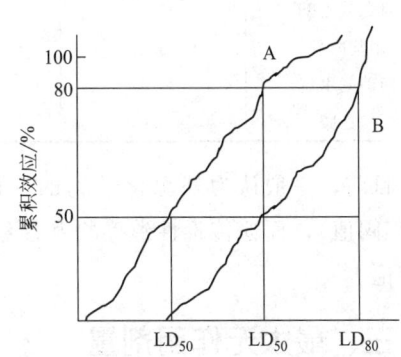

图 1-10　两种外源化学物相对毒性强弱比较

二、阈剂量

阈剂量也称最小有作用剂量。在一定时间内，一种外源化学物按一定方式或途径与机体接触，使机体开始出现不良反应的最低剂量，即稍低于阈值时效应不发生，而达到或稍高于阈值时效应将发生，也可说是使机体某项观察指标产生超出正常变化范围的最小剂量。一种化学物质对每种效应都可有一个阈值，因此一种化学物质可有多个阈值。对某种效应，对不同的个体可有不同的阈值。同一个体对某种效应的阈值也可随时间而改变。

阈剂量包括急性阈剂量（Lim_{ac}）和慢性阈剂量（Lim_{ch}）。确定阈剂量是毒理学研究工作的重要内容，也是制定安全标准的主要依据，特别是慢性阈剂量是制定车间空气中最高容许浓度时不可缺少的参数。就目前科学发展程度，对于某些化学物质和某些毒效应还不能证实存在阈剂量（如遗传毒性致癌物和性细胞致突变物）。阈剂量应该在实验测定的最大无作用剂量（NOEL）和最小有作用剂量（LOEL）之间，最小有作用剂量稍高于最大无作用剂量。当所关心的效应被认为是有害效应时，就称为 NOAEL 或 LOAEL。

用不同的指标、方法观察不良反应（或毒效应），可以得出不同的阈剂量（表 1-3）。为了安全，需采用敏感的指标、敏感的动物和足够数量的动物进行试验。随着科学的发展和观察指标的变化，阈剂量也会变动，但应注意区别效应是生理的、无毒的还是毒性效应。例如，体重减轻可能是食物摄入量减少引起的，也可能是机体对化学品不适应产生的毒效应。实验设计者有时将生化酶指标与电镜亚细胞结构观察结合进行，将条件反射变化与大脑皮层细胞形态学观察结合进行，以便分析一些生理功能变化的毒理学意义。早在 20 世纪 50 年代，前苏联学者用 0.1~0.2mg/L 的氯甲烷蒸气染毒动物，出现条件反射变化，同时还观察了脑皮层形态学的变化，出现带有刺状突和树状突，出现纺锤形和球形增厚与肿胀，一方面是对当时有争议的条件反射指标，提出结构形态基础的论证；另一方面方法学的研究也说明形态学变化可作为毒效应观察的早期指标。

表 1-3　几种外源化学物不同指标的阈剂量　　　　　单位：mg/L

外源化学物	形体学变化	临床症状	肌肉工作能力下降	条件反射变化
乙酸乙酯	7.0	3.0	1.5	0.5
对二氧乙酯	7.5	5.0	—	0.5
硝基丙烷	5.8	—	0.2	0.1
四硝基甲烷	0.1	0.1	0.003	0.003
二乙胺	3.0	2.0	2.0	0.25

目前，一般认为外源化学物的一般毒性和致畸作用的剂量-反应关系是有阈值的（非零阈值），而遗传毒性致癌物和性细胞致突变物的剂量-反应关系是否存在阈值尚没有定论。

三、最大无作用剂量

最大无作用剂量是指在一定时间内，一种外源化学物按一定方式或途径与机体接触，根据现今的认识水平，用最灵敏的试验方法和观察指标，亦未能观察到任何对机体的损害作用或使机体出现异常反应的最高剂量，又称未观察到的作用剂量（NOEL）。如果涉及外源化学物在环境中的浓度，则称为最大无作用浓度。

一般来说，略高于最大无作用剂量或浓度，即为最小有作用剂量（LOEL）或中毒阈剂量。LOEL 是指在一定时间内，一种外来化合物按一定方式或途径与机体接触，能使某项观察指标开始出现异常变化或使机体开始出现损害作用所需的最低剂量。在理论上，最大无作用剂量和最小有作用剂量是两个相邻的毒性参数，相差应该极微。任何微小甚至无限小的剂量增加，在理论上对机体的损害作用也应该有相应的增加。但由于对损害作用的观察指标受检测水平的限制，常常不能发现机体细微异常变化，只有当剂量增加达到一定的水平时，才能明显地观察到损害作用程度的不同。故在实际工作中得到的这两个剂量之间存在一定的差距。当外来化合物与机体接触的时间、方式或途径和观察指标发生改变时，最大无作用剂量和最小有作用剂量也将随之改变，所以表示一种外来化合物的最大无作用剂量和最小有作用剂量时，必须说明实验动物的物种品系、接触方式或途径、接触持续时间和观察指标。例如某种有机磷化合物在大鼠（Wistar 品系）经口给予 3 个月，全血胆碱酯酶活力降低 50% 的最大无作用剂量为 10mg/kg 体重。

最大无作用剂量是制定食品安全性风险评估中最基本的参数，是评定外来化合物对机体损害作用的主要依据，它得之于食品安全性评价程序所限定的动物毒性实验（亚慢性毒性或慢性毒性试验），具有统计学意义和生物学意义。通过将对实验动物进行毒理学试验获得的 NOEL 数据外推到人，可制订一种外来化合物的人体每日允许摄入量（ADI）和最高容许浓度（MAC）。ADI 实际上是人的最大无作用剂量。

急性、亚急性、亚慢性和慢性毒性试验都可分别得到各自的 NOEL 或 LOEL。因此，在讨论 NOEL 或 LOEL 时应说明具体条件，并注意该 LOEL 有害作用的严重程度。NOEL 或 LOEL 是评价外源化学物毒性作用与制订安全限值的重要依据，具有重要的理论和实践意义。在毒性试验中以受试物不同剂量为横坐标，相应的某种毒效应（死亡或检测指标）为纵坐标，可绘出剂量-反应曲线（图 1-11～图 1-13）。

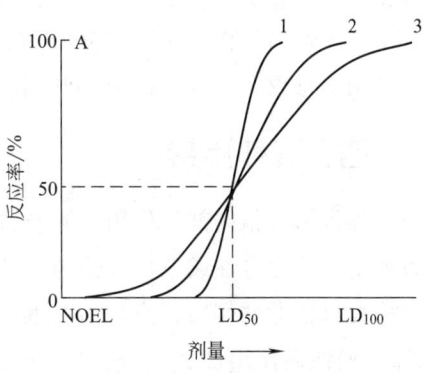

图 1-11　3 个化学物有相同的
LD$_{50}$ 的剂量-反应曲线

在亚慢性和慢性毒性试验中，获得最大无效应剂量 NOEL 是最主要目的，NOEL 与 LD$_{50}$ 是食品安全性毒理学评价中最重要的两个指标。前者代表食品或化学物质的长期迟发毒性，后者代表急性毒性。需要指出，化学物质的 LD$_{50}$ 与 NOEL 之间没有必然的联系，例如有的致癌化学物质的急性毒性可以很小。很大的困难在于把动物毒理学试验结果，例如 NOEL 外推到人。实验动物与人虽有共性，但又有差别，不同性质化学物质的差别可能又不一样，动物实验结果具有不确定性。但是对一个新的受试物往往又只能靠动物实验结果来外推。对 NOEL 的认识不要绝对化，当然从管理角度又要认为它是"正确的"。例如，致癌试验中首先每剂量组的动物数大大影响获得的 NOEL，如果其他条件相同，每组动物数量越多，得出的黄曲霉毒素致癌的 NOEL 就越小，可以达到几倍之差。这样以少数动物（如每组 100 只）结果外推到广大人群，存在相当的误差。

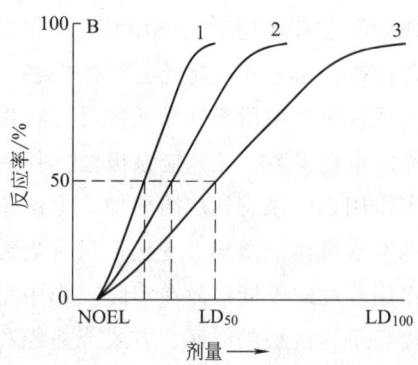

图 1-12　3 个化学物有不同的 LD_{50} 但
NOEL 相同的剂量-反应曲线

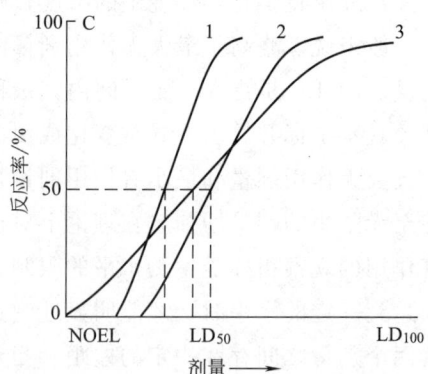

图 1-13　3 个化学物有不同的 LD_{50}、
NOEL 的剂量-反应曲线

以化学致癌物为例，不可能做到食品中绝对没有，但有可能限制到一定量。美国 FDA 提出了社会可接受剂量（socially acceptable dose，SAD）概念，因为人的肿瘤发病率以 10 万人为基数来表示，后来采用从动物致癌试验结果估算对人的致癌剂量，然后利用数学模型算出 10 万人中发生肿瘤的概率（危险度），称为可接受危险度（acceptable risk）。在计算 3-甲基胆蒽的 SAD 时，提出了接触水平是 1 分子 3-甲基胆蒽对 16 个人体细胞，而对肝细胞来说是 175∶10。Dinman 与 Hutchinson 认为在 1 个细胞内某种化学物质分子数不超过 1 万不会引起生物学效应，或者说许多化学物质的阈值超过 1 万个分子，当然作用于特定靶器官细胞时不需要那么大的比值（与全身细胞数之比）。人体细胞总数约 140 万亿个，肝细胞数约 5000 亿个。

四、毒作用带

毒作用带指阈剂量作用下限与致死毒作用上限之间的距离，常用外源化学物的半数致死量与急性毒性或急性毒性与长期毒性最小有作用剂量（阈剂量）的比值来表示。它是一种根据毒性作用特点综合评价外来化学物危险性的常用指标，包括急性毒作用带 Z_{ac}、慢性毒作用带 Z_{ch}。

1. 急性毒作用带

通常以 LD_{50}/Lim_{ac} 的比值表示，此比值越大，毒物的急性毒作用带越宽，则急性最小有作用剂量与可能引起半数死亡的剂量（以 LD_{50} 表示）的差距就越大，说明该毒物引起急性致死性中毒的危险性越小；反之，比值越小，则引起致死性中毒的危险性就越大。也有人提出用毒物引起致死效应的剂量-反应关系曲线的斜率代表急性毒作用带的宽窄来评价该化合物的危害性大小。

2. 慢性毒作用带（Z_{ch}）

通常以 Lim_{ac}/Lim_{ch} 的比值表示，此比值越大，毒物的慢性毒作用带越宽，说明该毒物引起慢性中毒的危险性越大,这是因为假定两种化合物的 Lim_{ac} 相同或相近,那么 Z_{ch} 宽的化合物,其 Lim_{ch} 则小,说明引起慢性中毒的可能性大。反之,比值越小,引起慢性中毒的危险性越小,而引起急性中毒的危险性则相对较大。此种表示方法亦可用于亚急性毒性作用(亚急性毒作用带)。

第四节 安 全 限 值

由动物实验外推到人通常有三种基本的方法:利用不确定系数(安全系数);利用药物动力学(广泛用于药品安全性评价并考虑到受体敏感性的差别);利用数学模型。毒理学家对于"最好"的模型及模型的生物学意义尚无统一的意见。

安全限值即安全标准,是指为保护人群健康,对生活、生产环境以及各种介质(空气、水、食物、土壤等)中与人群身体健康有关的各种因素(物理、化学和生物)所规定的浓度和接触时间的限制性量值,在低于此种浓度和接触时间内,根据现有的知识,不会观察到任何直接和/或间接的有害作用。也就是说,在低于此种浓度和接触时间内,对个体或群体健康的危险度是可忽略的。它是国家颁布的安全法规的重要组成部分,是政府管理部门对人类生活和生产环境实施安全监督和管理的依据,是提出防治要求、评价改进措施和效果的准则,对于保护人民健康和保障环境质量具有重要意义。安全限值可以是每日允许摄入量、最高容许浓度、阈限值、参考剂量和参考浓度等。

一、每日允许摄入量

每日允许摄入量(ADI)是指人类终生每日随同食物、饮水和空气摄入某种外源化学物而对健康不引起任何可观察到的损害作用的剂量。ADI 根据化学物质的最大无作用剂量来制定,以体重来表达,用 mg/(kg·d)来表示,人的体重一般按 60kg 计算。安全系数根据实践经验定为 100。

二、最高容许浓度

最高容许浓度(MAC)在慢性毒性试验中,对试验生物无影响的最高浓度和有影响的最低浓度之间的毒物阈浓度。我国在制定 MAC 时遵循"在保证健康的前提下,做到经济合理、技术可行"的原则,因此与其他几种以保护健康为基础的安全限值有区别。MAC 的概念对生活环境和生产环境都适用。在生产环境中,MAC 是指车间内工人工作地点的空气中某种外源化学物不可超越的浓度。工人在此浓度下长期从事生产劳动,不致引起任何急性或慢性的职业危害。在生活环境中,MAC 是指对大气、水体、土壤等介质中有毒物质浓度的限量标准。接触人群中最敏感的个体即刻暴露或终生接触该水平的外源化学物,不会对其本人或后代产生有害影响。由于接触的具体条件及人群的不同,即使是同一外源化学物,它在生活或生产环境中的 MAC 也不相同。

三、阈限值

阈限值(TLV)为美国政府工业卫生学家委员会(AGGIH)推荐的生产车间空气

中有害物质的职业接触限值，为绝大多数工人每天反复接触不致引起损害作用的浓度。由于个体敏感性的差异，在此浓度下不排除少数工人出现不适、既往疾病恶化，甚至患职业病。与此相关的是耐受摄入量（TI），它是由国际化学品安全规划署（IPCS）提出的，是指没有可估计的有害健康的危险性对一种物质终生摄入的容许量。取决于摄入途径，TI 可以用不同的单位来表达，如吸入可表示为空气中浓度（如 $\mu g/m^3$ 或 mg/m^3）。

四、参考剂量和参考浓度

参考剂量（RfD）和参考浓度（RfC）是美国环境保护局（EPA）对非致癌物质进行危险性评价提出的概念。参考剂量和参考浓度为环境介质（空气、水、土壤、食品等）中外源化学物的日平均接触剂量的估计值。人群（含敏感亚群）终生接触该剂量水平外源化学物的条件下，预期在一生中发生非致癌（或非致突变）性有害效应的危险度可低至不能检出的程度。

在制定安全限值时，毒理学资料是重要的参考依据，其中最重要的毒性参数是 LOAEL 和 NOAEL。外源化学物的安全限值一般是将 LOAEL 或 NOAEL 缩小一定倍数来确定的。这个缩小倍数称为安全系数（SF）或不确定系数。在选择安全系数或不确定系数时要参考多种因素，如外源化学物的急性毒性等级、在机体内的蓄积能力、挥发性、测定 LOAEL 或 NOAEL 采用的观察指标、慢性中毒的后果、种属与个体差异大小、中毒机制与代谢过程是否了解等。安全系数一般采用 100，据认为安全系数 100 是物种间差异（10）和个体间差异（10）两个安全系数的乘积（图 1-14）。

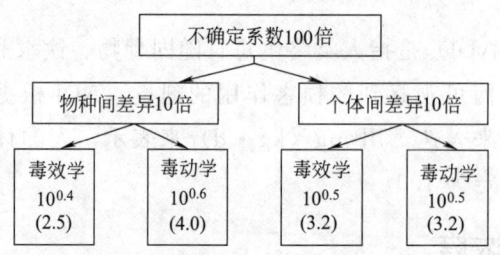

图 1-14   100 倍不确定系数（安全系数）的构成

不确定系数（UF）：为求得耐受摄入量（TI），说明关键研究的适宜性（可信性）、物种间外推、人个体间变异、全部资料的适宜性（充分性）和毒性的性质的各个因子的乘积。将临界效应的 NOAEL 或 LOAEL 除以不确定系数即求得安全限值。安全限值比安全系数更为适当，因为此术语避免被误解为绝对安全，并且 UF 的大小与不确定性大小成比例，而不是与安全性成比例。UF 的选择应根据可利用的科学证据。

将动物资料外推到人 100 倍的不确定系数（安全系数）是作为起点，并可因毒效应的性质和所用毒理学资料的质量而改变。

① 如果具有关于人体的资料，则 10 倍物种间变异可能不是必需的。但是在安全性评价时人体研究的参数较少，并且罕有关于致癌性、生殖和慢性毒性的资料。因此，即使在人体测定的参数与在实验动物测定的最敏感的有害作用相同（如红细胞胆碱酯酶抑制），对其他参数的潜在毒作用的不确定性仍然存在。因此 SF 极少低到 10 倍。

② 在动物实验（和在人体实验）确定 NOAEL 的资料的质量可影响 SF 的选择。

③ 如缺失重要的资料，则增加 SF。

④ 最初的毒性反应的类型和重要性可改变 SF，因此对可逆的毒效应 SF 降低。

⑤ 实验动物数量不足可能增加 SF。

⑥ 剂量-反应关系的形状可影响 SF 的确定。

⑦ 代谢饱和导致毒性，双相代谢谱和比较代谢的资料都可影响 SF。

⑧ 对实验动物和人毒作用机制的比较研究可影响 SF 的选择。

在制定 MAC 时，由于所需保护的人群多少不同（环境卫生和食品安全标准要保护全部人口，而劳动安全卫生标准只需要保护职业人群），人群接触时限不同（环境卫生和食品安全的标准人群要终生接触，而劳动安全卫生的标准人群只在成年后至退休前接触），所以采用宽严不同的安全系数是必要的。

制定安全限值的前提是必须从动物实验或人群调查得到 LOAEL 或 NOAEL。目前，一般认为，外源化学物的一般毒性（器官毒性）和致畸作用的剂量-反应关系是有阈值的（非零阈值），而遗传毒性致癌物和性细胞致突变物的剂量-反应关系是否存在阈值尚没有定论，通常认为是无阈值（零阈值）。根据定义，一个有阈值的外源化学物在剂量低于实验确定的阈值时，没有危险度。对无阈值的外源化学物在零以上的任何剂量，都有某种程度的危险度。这样，对于致癌物和致突变物就不能利用安全限值的概念，只能引入实际安全剂量（virtual safety dose，VSD）的概念。化学致癌物的 VSD 是指低于此剂量能以 99% 可信限的水平使超额癌症发生率低于 10^{-6}，即 100 万人中癌症超额发生低于 1 人。致癌物的 VSD 可以用多种数学模型或用不确定系数来估算。

在致癌试验中，一般发现为 S 形剂量-反应曲线，并可检测到表观的 LOAEL 和 NOAEL（图 1-15）。关于致癌作用有无阈值的问题，Staffa 等曾对遗传毒性致癌物 2-乙酰氨基芴（2AAF）进行大规模剂量-反应研究，即"百万小鼠"试验，此试验利用雌 BALB/c St Cifl C3H/N ctr 小鼠，此品系小鼠本底肿瘤发生率较低，寿命较长，共用 24192 只小鼠分到各组（在饲料中 2AAF 为 0、30×10^{-6}、35×10^{-6}、60×10^{-6}、75×10^{-6}、100×10^{-6} 和 150×10^{-6} mg/L，喂饲 15 个月）。动物于试验的第 9、12、14、15、16、17、18、24 和 33 个月处死。结果发现 2AAF 诱发肝细胞癌的剂量-反应曲线接近线性，潜伏期约 18 个月，不能确定阈浓度（图 1-16）。此试验提示利用动物致癌试验，精确研究低水平肿瘤发生率的剂量-反应关系是不可能的。此试验的计划用了 18 个月，生产小鼠和分组 9 个月，实验和分析用了 4 年，共花费约 700 万美元。此后，一般都认为遗传毒性致癌物没有可检测的阈值，没有必要进行更大规模的致癌试验。而该研究发现膀胱癌呈现 S 形剂量-反应曲线，说明同一种致癌物，对不同靶器官致癌作用可有不同的剂量-反应关系。美国 FDA（1995）提出"法规阈值"，即规定食品中的成分产生可忽视危险性的阈值为 0.5×10^{-9}（$0.05\mu g/L$）。此规定是基于对 477 种物质致癌强度的分析，并假定致癌性是最敏感的毒性终点。

确定安全限值或 VSD 是毒理学的一项重大任务。对某一种外源化学物来说，上述各种毒性参数和安全限值的剂量大小顺序见图 1-17。

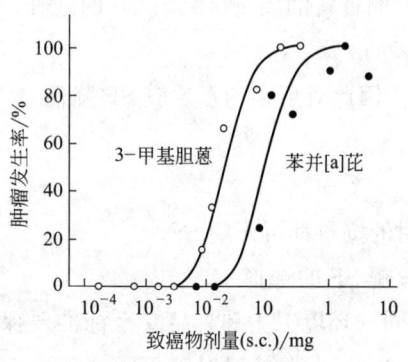

图 1-15　致癌试验的剂量-反应关系　　　图 1-16　2AAF "百万小鼠" 试验结果

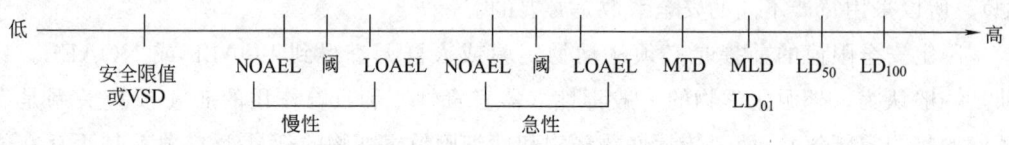

图 1-17　各种毒性参数和安全限值的剂量轴

？思考练习题

1. 什么是毒物、毒性、毒作用、半数致死量和每日允许摄入量？

2. 什么是靶器官？

3. 致死剂量包括哪些？

4. 在毒理学中最重要的剂量参数是什么？ 急性毒性指标包括哪些？

5. 剂量-反应曲线是如何得到的？ 为什么用 LD$_{50}$ 作为评价化学物质毒性最常用的指标？

第二章

外源化学物在体内的生物转运与转化

👁 **知识目标**

1. 掌握生物膜的结构特征和功能，化学物质穿过生物膜的方式及影响因素。
2. 掌握外源化学物在机体内转运及转化的过程。

💡 **能力目标**

1. 能分辨常见化学物质进入人体的方式，提出相应的防护措施。
2. 能解释常见化学物质接触机体引起的反应，提出对应的解决方案。

◎ **思政与职业素养目标**

1. 培养去伪存真、独立思辨的能力。
2. 分析醉酒生理原因，培养关爱自己、关爱他人，科学弘扬酒文化。

外源化学物与机体接触，然后进入血液，再通过血液循环分散到全身器官、组织和细胞。在这个过程中，体内的各种酶类作用于外源化学物，使外源化学物化学结构与理化性质发生变化，代谢产物和部分未代谢的母体化学物质被机体排出体外。整个过程可以概括为相互联系的吸收、分布、代谢及排泄四个过程，其中外源化学物在体内的吸收、分布和排泄过程合称为生物转运，代谢变化过程称为生物转化。外源化学物在体内的生物转运与转化和外源化学物或其活性代谢物在靶器官内的浓度及持续时间有关，这又影响外源化学物对机体的毒性作用。因此，对外源化学物在体内的转运与转化过程的研究有重要的意义。

第一节　生物膜与生物转运

生物膜是细胞膜和细胞内膜系统的总称。细胞膜又称质膜，包裹于细胞表面，厚度通常为 $7\sim8nm$，主要由脂类和蛋白质组成。它是将细胞与外界微环境隔离的界膜，形成一种屏障，并参与细胞的生命活动，最重要的特性是半透性，或称选择性透性，对进出细胞的物质有很强的选择透过性。内膜系统是通过细胞膜的内陷而演变成的复杂系统。它构成各种细胞器，如内质网、线粒体、高尔基体、溶酶体等。这些细胞器均是互相分隔的封闭性区室，各具备一套独特的酶系，执行着专一的生理功能。它们具有相同的基本结构特征。

外源化学物的吸收、分布和排泄过程是通过由生物膜构成的屏障的过程。生物膜是一种可塑的、具有流动性的、脂质与蛋白质镶嵌的双层结构。膜蛋白可以是结构蛋白、受体、酶、载体和离子通道等，生物膜表面也含有少量的糖。生物膜在结构上有三个特点与外源化学物转运密切相关：①生物膜双层结构的主要成分为各种脂质（磷脂、糖脂、胆固醇），其熔点低于正常体温，在正常情况下维持生物膜为可流动的液体状态。这种脂质成分对于水溶性化学物质具有屏障作用。②镶嵌在脂质中的蛋白成分可以起到载体和特殊通道的作用，使某些水溶性化学物质得以通过生物膜。③生物膜上分布有很多直径为 $0.2\sim0.4nm$ 的微孔，它们是某些水溶性小分子化学物质的通道。

生物膜主要有四个功能：①分隔形成细胞和细胞器，为细胞的生命活动提供相对稳定的内环境，膜的面积大大增加，提高了发生在膜上的生物功能；②屏障作用，膜两侧的水溶性物质不能自由通过；③物质转运功能，如细胞与周围环境之间的物质交换；④生物功能，如激素作用、酶促反应、细胞识别、电子传递等。生物膜也是一些毒物的毒作用靶，膜毒理学研究外源化学物对生物膜的毒作用及其机制。

一、被动转运

被动转运指外源化学物自生物膜浓度高的一侧向浓度低的一侧进行的跨膜转运。被动转运的作用力来源于膜两侧的外源化学物的浓度差势能，势能越大转运动力越大，也称为顺浓度梯度转运或下山转运。大多数脂溶性物质属于此种转运方式。被动转运包括简单扩散、易化扩散、滤过。

1. 简单扩散

简单扩散又称脂溶扩散，是被动转运的基本方式，不需要膜蛋白的帮助，也不消耗ATP，而只靠膜两侧保持一定的浓度差，通过扩散发生的物质转运。化学毒物从浓度较高的一侧向浓度较低的一侧经脂质双分子层进行扩散性转运。简单扩散的特点：①不需要载体；②不消耗能量；③无饱和现象；④不同物质同时转运时无竞争性抑制现象；⑤当可跨膜转运的外源化学物分子在膜两侧的浓度相等时达到动态平衡。影响简单扩散的因素：膜两侧的浓度梯度；化学毒物的脂溶性；化学毒物的电离状态；分子大小等。

2. 易化扩散

易化扩散又称为载体扩散，特点是顺浓度梯度进行，需要载体，但不消耗能量的扩散性转运。不易溶于脂质的外源化合物，利用载体由高浓度向低浓度处移动，其机制可能是膜上蛋白质载体特异性地与某种化学毒物结合后，其分子内部发生构型变化形成适合该物质透过的通道而进入细胞。由于利用载体，生物膜具有一定主动性或选择性，但又不能逆浓度梯度进行，故又属于扩散性质，也可称为促进扩散。如水溶性葡萄糖在体内的转运，由肠道进入血液、由血浆进入红细胞和由血液进入中枢神经系统都是通过这一转运方式。某些氨基酸、甘油、嘌呤碱等亲水化合物，由于不溶于脂肪，不能借助简单扩散进行转运，所以可在具有特定载体和顺浓度梯度的情况下进行转运。

3. 滤过

滤过是水溶性物质随同水分子经生物膜的孔状结构而透过生物膜的过程。凡分子大小和电荷与膜上孔状结构相适应的溶质皆可滤过转运，转运的动力为生物膜两侧的流体静压和渗透压梯度。此种孔状结构为亲水性孔道，不同组织生物膜孔道的直径不同。肾小球的孔道直径较大，约为70nm，分子量小于白蛋白（分子量为60 000）的分子皆可透过。肠道上皮细胞和肥大细胞膜上孔道直径较小，约为0.4nm，分子量小于200的化合物才可以通过。一般细胞孔道直径在4nm以下，所以除水分子可以通过外，有些无机离子和有机离子等外源化学物，亦可滤过。

二、主动转运

主动转运指物质不依赖膜两侧浓度差的转运，可以由生物膜浓度低的一侧向浓度高的一侧转运，形成物质在特殊部位的高浓度聚积，因而又称为逆浓度梯度转运或上山转运。如一些药物和关键离子（如Na^+、Ca^{2+}、K^+）依赖机体特有的载体转运系统（酶或离子泵）消耗能量进行主动转运。

生物膜的主动转运具有下列特点：①该系统需消耗能量；②可逆浓度梯度转运；③需有载体参加，载体往往是生物膜上的蛋白质，载体对化学物有特异性和选择性；④受载体转运化学物的最大能力的限制，因而有饱和现象；⑤同一载体同时转运不同化学物时，有竞争性抑制现象。许多外源化学物的代谢产物经由肾脏和肝脏排出，主要是借助主动转运。机体需要的某些营养物质，例如某些糖类、氨基酸、核酸和无机盐等由肠道吸收进入血液的过程，必须通过主动转运逆浓度梯度吸收。

三、膜动转运

膜动转运是细胞与外界环境交换一些大分子物质的过程。其主要特点是在转运过程中生物膜结构发生变化，转运过程具有特异性，生物膜呈现主动选择性并消耗一定的能量。颗粒和大分子物质的转运常伴有膜的运动。两种常见方式：胞吞作用和胞吐作用。前者是将细胞表面的颗粒物转运入细胞的过程。后者是将颗粒物由细胞内运出的过程。胞吞和胞吐是两种方向相反的过程。在胞吞作用中如果被摄入的物质为固体则称为吞噬，如为液体则为胞饮。一些固态颗粒物质如大气中的烟、尘等进入细胞是由于其与细胞膜接触后，可改变膜的表面张力，引起外包或内凹，将异物包埋进入细胞，这种转运方式为吞噬作用。机体内外来异物的消除，如一些大分子颗粒物质被吞噬细胞由肺泡去除，被肝和脾的网状内皮系统由血液去除，白细胞吞噬微生物，肝脏网状内皮细胞对有毒异物的消除都与此有关。某些液态蛋白或大分子物质也以此种方式进入细胞，为吞噬或胞饮作用；胞吐某些大分子物质也可通过此种方式从细胞内转运到细胞外，又称为出胞作用。入侵机体细胞的细菌、病毒、死亡的细菌、组织碎片、铁蛋白、偶氮色素都可通过吞噬作用被细胞清除。所以胞吞和胞吐作用对体内外源化学物或异物的清除转运具有重要意义。

第二节 毒物的吸收、分布和排泄

一、吸收

吸收是指外源化学物从接触部位，通常是机体的外表面或内表面（如皮肤、消化道黏膜和肺泡）的生物膜转运至血循环的过程。外源化学物主要通过呼吸道、消化道和皮肤吸收。在毒理学实验研究中有时还采用特殊的染毒途径如腹腔注射、静脉注射、肌内注射和皮下注射等。外源化学物在从吸收部位转运到体循环的过程中已开始被消除，此即在胃肠道黏膜、肝和肺的首过效应。例如，乙醇可被胃黏膜的醇脱氢酶氧化，吗啡在小肠黏膜和肝内与葡糖醛酸结合。因此首过效应可减少经体循环到达靶器官组织的外源化学物数量，或可能减轻毒性效应。外源化学物在吸收部位引起的消化道黏膜、肝和肺的损伤也与首过效应有关。

1. 经胃肠道吸收

消化道吸收是食物中外源化学物进入机体的主要方式。毒物的吸收可发生于整个胃肠道，甚至是在口腔和直肠中，但主要是在小肠。

简单扩散是外源化学物在胃肠道吸收的主要方式。外源化学物经胃肠道扩散主要取决于外源化学物的脂溶性和解离常数 pK_a，固体物质在胃肠中溶解度较低者，吸收差；化学物的解离程度除取决于物质本身的 pK_a 外，还与其所处介质的 pH 有关。消化道从口腔至胃、肠各段的 pH 相差很大，吸收率的物种差异可能与消化道内 pH 有关。有机酸和有机碱在不同 pH 溶液中的溶解度不同，在胃肠道不同部位吸收有很大差别，由于胃液的酸度较高（pH＝0.9～1.5），弱有机酸类（苯甲酸）多以未解离的分子状态存在，所以在胃中易被吸收。相反，在小肠内（pH＝6）则苯甲酸吸收减少。小肠内酸碱度已趋向于弱碱性或中性（pH＝6.6～7.6），弱有机碱类在小肠内主要是非解离状态，如弱碱（苯胺）吸收增多，通过简单扩散而被吸收。因此，有机酸在胃内主要呈非解离状态，脂溶性大，主要在胃和十二指肠内吸收，而有机碱在胃内呈解离状态难以吸收，主要在小肠吸收。但由于小肠黏膜的吸收面积很大，故即使是弱酸性药物在小肠内也有一定数量的吸收。

少数外源化学物，由于其化学结构或性质与体内所需的营养物质非常相似，也能通过主动转运进入机体。例如，铅可利用钙的运载系统，铊、钴和锰可利用铁的运载系统；抗癌药 5-氟尿嘧啶（5-FU）和 5-溴尿嘧啶可利用小肠上皮细胞上的嘧啶运载系统。

2. 经呼吸道吸收

经呼吸道吸收的外源化学物主要有各种气体、可挥发性固体或液体的蒸气、各种气溶胶以及较为细微的颗粒物质等。呼吸道吸收以肺吸收为主，空气在肺泡内流速慢（接触时间长），血液丰富而肺泡壁薄，这些都有利于吸收。在环境中，即使空气中有害物质含量较低，每天也将有一定量的毒物通过呼吸道侵入人体。有些外源化学物可直接经肺静脉进入全身血液循环，并在全身组织器官分布，避免了肝脏的首过消除作用，故毒性可能较强。经肺吸收的速度相当快，仅次于静脉注射。气态物质水溶性影响其吸收部位，易溶于水的气体如二氧化硫、氯气等在上呼吸道吸收，水溶性较差的气体如二氧化氮、光气等则可深入肺泡，并主要通过肺泡吸收。气态物质到达肺泡后，主要经简单扩散通过呼吸膜而进入血液，其吸收速度受多种因素影响，主要是肺泡和血液中物质的浓度（分压）差。呼吸膜两侧的分压达到动态平衡时，该气体在血液内的浓度与在肺泡空气中的浓度之比称为血-气分配系数，此系数越大，气体越易被吸收入血液。例如，乙醇的气-血分配系数为 1300，乙醚为 15，二氧化碳为 5，乙烯为 0.4，说明乙醇远比乙醚、二氧化碳和乙烯易被吸收。此外，气态物质的吸收速率还取决于其在血中的溶解度、肺通气量和血流量。血-气分配系数低的气态外源化学物经肺吸收速率主要取决于经肺血流量（灌注限制性）。血-气分配系数高的气态外源化学物经肺吸收速率主要取决于呼吸的频率和深度（通气限制性）。

影响气溶胶吸收的重要因素是气溶胶中颗粒的大小和化学物质的水溶性。气溶胶的沉积部位主要取决于颗粒物的大小。直径在 $5\mu m$ 及以上的颗粒物通常在鼻咽部沉淀。在有纤毛的鼻表面黏膜层，通过纤毛运动推动不溶性的颗粒物。这些颗粒物和经口吸入的颗粒物在数分钟内被咽下。直径在 $2\sim5\mu m$ 的颗粒物主要沉积在肺的气管支气管区域，主要通过呼吸道纤毛部分的黏液层逆向运动而被清除，颗粒物质最终可能被吞咽下并在胃肠道吸收。直径 $1\mu m$ 及以内的颗粒物可到达肺泡，它们可以被吸收入血液或通过肺泡巨噬细胞吞噬移动到黏液-纤毛清除系统被清除或通过淋巴系统清除。颗粒物从肺泡中清除的效率并不高，在第一天仅有大约 20% 的颗粒物被清除，24h 后剩余部分的清除速度非常缓慢。各种外来化合物与细菌、病毒以及植物花粉和孢子等皆可形成固体气溶胶。气溶胶和颗粒物进入呼吸道后将在呼吸道中沉积或贮留，少数水溶性较高的物质可通过简单扩散进入血液，大部分颗粒可随同气流到达终末细支气管和肺泡内，沉积、附着于细胞表面，对机体造成一定的损害。

3. 经皮肤吸收

经皮肤吸收是外源化学物由外界进入皮肤并经血管和淋巴管进入血液和淋巴液的过程。毒物经皮肤吸收必须通过表皮或附属物（汗腺、皮脂腺和毛囊）。汗腺和毛囊在皮肤的分布密度不同，其总截面积仅占皮肤总面积的 0.1%～1.0%。尽管少量毒物可以较快速度通过附属物吸收，但化学物质主要还是通过占皮肤表面积较大比例的表皮吸收。化学物质经皮肤吸收必须通过多层细胞才能进入真皮小血管和毛细淋巴管。

经皮肤吸收的第一阶段是外源化学物扩散通过角质层。化学物质经皮肤吸收的限速屏障是表皮的角质层。在通过角质层时，分子量的大小和脂/水分配系数的影响较为明显。脂溶性化学物透过角蛋白丝间质的速度与其脂/水分配系数成正比，极性物质似乎是通过含水的角质层蛋白细丝的外表面扩散。非极性毒物的扩散速度与其脂溶性成正比，与其分子量成反比。但也有例外，如高度亲脂性的 TCDD 的皮肤渗透速度非常有限。角质层较厚的部位如手掌、足底，吸收较慢，阴囊、腹部皮肤较薄，外源化学物易被吸收。这一阶段速度较慢。经皮肤吸收的第二个阶段包括毒物扩散通过表皮较深层（颗粒层、棘层和生发层）及真皮，然后通过真皮内静脉和毛细淋巴管进入体循环。各层细胞都富有孔状结构，不具屏障功能，外源化学物易通过，扩散的速度取决于血流、细胞间液体运动。在吸收阶段，外来化合物必须具有一定的水溶性才易被吸收，因为血浆水是一种水溶液。目前认为脂/水分配系数接近于 1，即同时具有一定的脂溶性和水溶性的化合物易被吸收进入血液。

一般来说，脂/水分配系数高的外源化学物易经皮肤吸收，脂溶性毒物可经皮肤直接吸收，如芳香族的氨基、硝基化合物、有机磷化合物、氯仿（三氯甲烷）、苯及其同系物等。个别金属如汞亦可经皮肤吸收。某些气态毒物，如氰化氢，浓度较高时也可经皮肤进入体内。外源化学物的经皮肤吸收还受一些其他因素的影响，如表皮损伤可促进外源化学物的吸收；在皮肤潮湿时，可导致通透性增加，溶剂二甲基亚砜（DMSO）也可通过增加角质层的通透性等机制，增加毒物经皮肤吸收。

不同物种动物皮肤通透性不同，化学物质经皮肤附属物吸收和穿透角质层都有高度的物种依赖性。此外，皮肤血流量和有助于吸收的皮肤转化也有物种差异。

二、分布

外源化学物通过吸收进入血液和体液后，随血液和淋巴液分散到全身各组织的过程称为分布。不同的外源化学物在体内各器官组织的分布也不一样。研究外源化学物在体内的分布规律，有利于了解外源化学物的靶器官和贮存库。外源化学物被吸收后，器官组织的血流量和对外源化学物的亲和力是影响外源化学物分布的最关键因素。首先向血流量大的器官分布，如肺、肾上腺、肾、甲状腺、肝、心脏、小肠、脑等血液供应越丰富，外源化学物分布也越多。而如皮肤、骨骼肌、结缔组织、脂肪等血流量越低，外源化学物分布也越少。但随着时间的延长，按照外源化学物经膜扩散速率与器官组织的亲和力大小，选择性地分布在某些器官，此为再分布过程。如铅一次经口染毒后 2h，剂量的 50% 在肝内，1 个月后体内铅残留的 90% 与骨结合。外源化学物经再分布后，在毒理学上比较有意义的部位，主要是代谢转化部位、靶部位、排泄部位及贮存库。

1. 毒物在体内的贮存

进入血液的外源化学物在某些器官组织蓄积而浓度较高，如果外源化学物对这些器官组织未显示明显的毒作用，称为贮存库。贮存库一方面对急性毒性具有保护作用，可减少在靶器官中的化学毒物的量；另一方面可能成为一种游离型化学毒物的来源，具有潜在的危险。

(1) 与血浆蛋白结合作为贮存库　血浆中各种蛋白质均有结合其他化学物质的功能，尤其是白蛋白的结合量最高。在血浆蛋白中，白蛋白占血浆蛋白含量的 50% 以上，可与多种类型的物质结合。外源化学物与血浆蛋白的结合一般是非共价结合，常以氢键连接。化学毒物与血浆蛋白结合是可逆的，其游离状态与蛋白结合状态之间维持动态平衡。只有游离状态的外源化学物才能通过毛细血管壁，转运到靶部位产生毒作用，游离型化学毒物浓度与毒作用强度相关。结合状态的外源化学物由于分子量增大，不能跨膜转运，暂无生物效应，不被代谢排泄，可延缓消除过程和延长化学毒物的毒作用。血浆蛋白的结合有竞争现象，结合率高的外源化学物可将结合率低的外源化学物从血浆蛋白的结合位点上置换出来，而增加后者的血浆游离浓度，而显示毒性。例如 DDE（DDT 的代谢产物）能竞争性置换已与白蛋白结合的胆红素，使其在血中游离出现黄疸。在肝和肾等以主动转运作用使血浆游离型浓度降低，化学毒物从血浆蛋白解离。化学毒物与血浆蛋白结合可降低血游离型化学毒物浓度，此可能增加胃肠道或肾小管与血液的浓度梯度，增加从胃肠道或肾小管向血液的扩散。

(2) 肝和肾作为贮存库　肝脏具有多种代谢、分泌、排泄、生物转化等方面的功能。很多毒物在肝脏进行生物转化和贮存。据文献报道，迄今为止，世上有 600 余种化学毒物对肝脏有较强的亲和能力，因而能损害肝脏的细胞。肾脏也具有多种生物转化和排泄功能。肾和肝组织细胞内还含有特殊结合蛋白，具有与许多化学毒物结合的能力。如肝肾中含有的金属疏蛋白与镉、汞、铝、砷等毒物有较强的亲和力。它使这些毒物长期贮存在肝肾组织细胞内。肝、肾既是一些外来化学毒物的贮存场所，又是体内有毒物质转化和排泄的重要器官。

（3）脂肪组织作为贮存库　脂溶性有机物易于分布和蓄积在体脂内，如有机农药（氯丹、DDT、六六六）和二噁英（TCDD）等。体脂占肥胖者体重的50%，占消瘦者体重的20%。这类化学毒物对肥胖者的毒性要比消瘦者低。但当脂肪迅速动用时，可使血中浓度突然增高而引起中毒。

（4）骨骼组织作为贮存库　由于骨骼组织中某些成分与某些化学毒物有特殊亲和力，因此这些物质在骨骼中的浓度很高，如氟离子可替代羟基磷灰石晶格基质中的OH^-，使骨氟含量增加，而铅和锶则替代了骨质中的钙而贮存在骨中。化学毒物在骨中的沉淀和贮存是否有损害作用，取决于化学毒物的性质，如铅对骨并无毒性，但氟增加可引起氟骨症，放射性锶可致骨肉瘤及其他肿瘤，故骨骼也是氟和锶的靶组织。

2．机体的屏障作用

屏障是阻止或减少化学毒物由血液进入某种组织器官的一种生理保护机制。但是这些屏障都不能有效地阻止亲脂性物质的转运。

（1）血-脑屏障　血-脑屏障是限制血和脑实质之间的物质自由交换的一个系统，其结构特点如下：①脑部毛细血管结构与周围血管结构不同，其血管内皮细胞之间相互交接，不存在小孔。②脑部毛细血管周围间隙较其他部位血管周围间隙小，约为20mm，恰好为神经细胞间隙。其中蛋白质浓度很低，因此在不溶性化学毒物从血液进入脑的过程中，蛋白质结合机制不能发挥作用。但是也有例外，一些脂溶性化学毒物如TCDD也不易进入脑，其机制尚不清楚，可能由于它和血浆蛋白或脂蛋白的紧密结合，限制了TCDD进入大脑。③约85%的脑毛细血管周围有神经胶质细胞包绕。④脑部毛细血管的管腔为两层同心内皮细胞膜和细胞膜之间的一薄层细胞浆包绕，任何进入脑内的物质都必须经受细胞浆内各种酶的作用。上述这些特点限制了通过毛细血管进入脑内物质的种类、大小和速度。因此，化学毒物必须穿过上述屏障才能进入大脑，其通透速度主要取决于化学毒物的脂溶性和解离度。例如脂溶性的甲基汞很易进入脑组织，引起中枢神经系统（CNS）中毒，而非脂溶性的无机汞盐则不易进入脑组织，故其毒作用主要不在脑而在肾脏。但由于脑内的甲基汞逐渐被代谢转化成汞离子而不能反向穿透出血脑屏障被排除，可在脑内滞留而引起中毒。血-脑屏障的生理意义是维持神经系统内环境相对稳定，以维持神经系统的正常功能；防止有害物质侵入，以保护脑和脊髓。新生儿血脑屏障发育不全，通透性较高，这也是吗啡、铅等化学毒物对新生儿的毒性较成人大的原因之一。正在迅速生长的脑组织对某些积极进行代谢的物质摄取率大增，这可能是由于转运本身加快，也可能是由于代谢物的高转换率所致。此外，脑的不同区域的血脑屏障也存在着差别。病理情况下，血管性脑水肿、脑肿瘤以及电离辐射损伤等均可发生血脑屏障通透性的增高。比如帕金森综合征，是由于脑内多巴胺神经递质不足而引起的。

（2）胎盘屏障　母体和胎儿进行的物质交换是由若干层结构相间隔的，这种间隔称为胎盘屏障，或称为胎盘膜。其组成部分依次为：①绒毛表面的滋养层细胞及其基膜；②绒毛中轴的结缔组织；③绒毛内的毛细血管内皮及其基膜。胎盘屏障对胎儿有保障作用，能阻止某些大分子物质如细菌等进入胎儿体内。但是这种防御功能是很有限的，特别是在妊娠早、中期胎盘屏障薄弱，一些有害物质病毒等就会侵入胎盘，进入胎体，引起胎儿发育异常，如畸形、大脑发育不全等。大多数脂溶性化学毒物经被动扩散通过胎盘，脂溶性越高，达到母体-胚胎平衡越迅速。

（3）其他屏障 血-眼屏障、血-睾丸屏障等可以保护这些器官减少或免受外来化学毒物的损害。

三、排泄

排泄是化学毒物及其代谢废物向机体外转运的过程。外源化学物进入体内后，将发生生物转化。生物转化过程通常可使外源化学物极性增强，水溶性增高，易于排泄，减轻机体对外源化学物的负荷，同时也减轻外源化学物对机体的损害作用。关于外源化学物的代谢过程将在以后的章节介绍。排泄的主要途径是肾脏，随尿排出；其次是经肝、胆通过消化道，随粪便排出；可随各种分泌液如汗液、乳汁和唾液排出；挥发性化学物还可经呼吸道，随呼出气体排出。

1. 经肾脏排泄

外源化学物及代谢产物经肾脏排泄时先是经肾小球滤过或/和肾小管主动分泌进入肾小管腔内，此时，非离子化物质可以再透过生物膜由肾小管被动重吸收。肾小球毛细血管的基底膜对分子量小于 20 000 的物质可自由滤过，因此，除了血细胞成分、血浆蛋白及与之结合的较大分子的化学物之外，绝大多数游离型物质和代谢产物都可经肾小球滤过。脂溶性高、极性小、非解离型的外源化学物和代谢产物容易经肾小管上皮细胞重吸收入血液。如前所述，物质的被动转运与肾脏中 pH 有关，因而人为改变尿液 pH 值（如以氯化铵处理可降低尿液 pH，碳酸氢铵处理可升高尿液 pH）可以明显改变弱酸性或弱碱性物质的解离度，尿液呈酸性时，有利于碱性毒物的解离和排出，呈碱性时则酸性化学毒物较易排出，从而调节物质重吸收程度。如弱酸性药物中毒时，碱化尿液使药物解离度增大，重吸收减少，增加排泄。如苯巴比妥中毒时可服用碳酸氢钠使尿液呈碱性，促进排泄。经肾小管主动分泌而排泄毒物是主动转运的过程，弱酸性物质和弱碱性物质分别由有机酸和有机碱主动转运系统的载体转运而排泄。如对-氨基马尿酸盐可通过有机酸转运系统排入尿中，胺类化学毒物（如对氨基烟酰胺）可通过有机碱主动转运系统排泄。如果由同一载体转运物质时，可发生竞争性抑制现象。

2. 经肝与胆排泄

肝胆系统也是外源化学物自体内排出的重要途径之一。通常，大分子物质经胆道排泄，有些外源化学物几乎完全通过胆道分泌而排出体外。肝脏也存在类似肾脏的以主动转运方式将外源化学物和代谢产物从胆汁排泄。如 P-糖蛋白载体转运脂溶性物质，而多药耐药相关蛋白 2（MRP2）载体主要转运结合型代谢产物和内源性物质。由肝细胞分泌到胆汁中的外源化学物或其代谢产物，排泄入小肠后，一部分可随粪便排出体外，一部分由于肠液或细菌的酶催化，被肠黏膜上皮细胞重吸收由肝门静脉进入全身循环，这种现象为肝肠循环。肝肠循环使物质反复循环于肝脏、胆汁与肠道之间，延缓排泄而使血毒浓度维持时间延长。人为中止肝肠循环可促使毒物排泄速度增加。肝肠循环使化学毒物从肠道排泄的速度显著减慢，生物半减期延长，毒作用持续时间延长。例如甲基汞主要通过胆汁从肠道排出，由于肝肠循环，使其生物半减期平均达 70 天。临床上给予甲基汞中毒患者口服巯基树脂，此树脂可与汞化合物结合阻止其重吸收，促进其从肠道排出。如果胆道分泌功能发生障碍，某些外源化学物由于无法排泄，毒性大大增强。己烯雌酚就是一个明显的例子，以 LD_{50} 为指标，己烯雌酚对于胆管结扎的大鼠的毒性比未结扎者高 150 倍。

3. 经肺和其他途径排泄

在体温下优先以气态存在的物质，主要经肺排泄。呼吸道由于肺的表面积大以及血管丰富，对于一些毒物如氯仿、乙醚、硫化氢、一氧化碳、酚类等的排泄有一定的作用。经肺排泄速率与毒物的挥发度、血-气分配系数、呼吸器官的功能状态有关。血-气分配系数低的物质（如乙烯）排泄快；血-气分配系数高的物质（如氯仿）排泄慢。肺脏通气量越大，排泄毒物的作用就越强。化学毒物在体内还可以经乳汁等途径排出。乳汁虽非排泄毒物的主要途径，但具有特殊的意义。因有些化学毒物可经乳汁由母体转运给婴儿，也可由牛乳转运至人，因此应提防婴儿中毒。此外，有些化学毒物可通过汗腺和毛发排泄，因而毛发中重金属等含量可作为生物监测的指标。

第三节　毒物动力学

毒物动力学从速率论的观点出发，用数学模型分析和研究化学毒物在体内吸收、分布、代谢和排泄的过程及其动力学的规律。它是将药物动力学的原理和方法应用在研究外源化学物的毒性和不良反应上，研究毒性剂量下外源化学物在体内吸收、分布、代谢和排泄的动力学。毒物动力学研究能够为毒性试验的剂量设计、确定动物在受试物中的实际暴露水平、解释出现毒性的原因以及将毒性资料从动物外推到人类等方面提供科学和定量的依据。毒物动力学是外源化学物非临床试验整体的一个重要组成部分，有助于对毒性试验的理解，并可以在毒性试验结果与临床资料进行对比以评价人用的风险和安全性方面发挥重要作用。毒物动力学研究的数学处理一般利用计算机程序，进行房室数、计算模型、权重和收敛精度选择，并输出各种参数和作图。

一、经典毒物动力学

经典毒物动力学的基本原理是速率论和房室模型。房室模型是用来描述毒物在体内的分布情况。房室模型是假设机体像房室，毒物进入体内可分布于房室中，由于分布速率的快慢，可分为一室开放模型、二室开放模型或多室模型。通常将化学毒物内转运的速率过程分为一级、零级和非线性三种类型。

血浆毒物浓度随时间变化的动态过程可用时量关系来表示。在染毒后不同时间采血样，测定血毒物浓度，以血毒物浓度为纵坐标，时间为横坐标作图即为毒物浓度-时间曲线，简称时量曲线，通过曲线可定量分析毒物在体内的动态变化。毒物在体内的吸收、分布、代谢及排泄过程是同时进行的。时量曲线实际上是吸收、分布速率和消除速率的代谢值。

非静脉染毒的时量曲线（图 2-1）可分为三个期：潜伏期、持续期及残留期。潜伏期是染毒后到开始出现毒作用的一段时间，主要反映毒物的吸收和分布过程。静脉染毒时一般无潜伏期。图 2-1 中的峰时间是指染毒后达到最高浓度的时间。峰浓度与毒物剂量成正比，峰浓度超过最低有害浓度时，就出现毒作用。持续期是指毒物维持有害浓度的时间，其长短与毒物的吸收及消除速率有关。残留期是指体内毒物已降到有害浓度以下，但尚未从体内完全消除的时间。残留期的长短与消除速率有关。残留期长反映毒物在体内贮存，多次反复染毒易引起蓄积中毒。

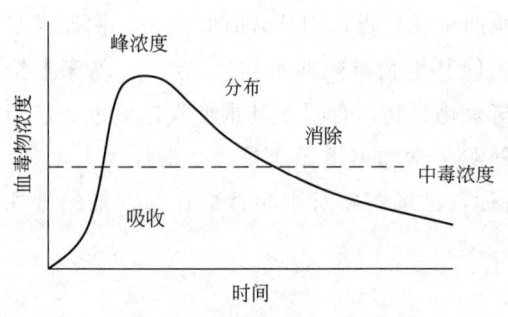

图 2-1　非静脉染毒的时量曲线
（引自：刘宁. 食品毒理学. 北京：中国轻工业出版社，2005）

二、生理毒物动力学

经典毒物动力学房室模型的研究已有多年历史，目前仍被广泛应用，但是它也存在许多缺点。例如，组成模型的基本单位"房室"，仅仅是一个数学上的抽象概念，缺乏实际的解剖学、生理意义。20 世纪 60 年代中后期，Bischoff 以及 Dedrick 等开始了比较可行的"生理药动学"的研究。近年对生理毒物动力学（PBTK）的研究有了很大的发展。

生理毒物动力学模型是指一种比较符合毒物在体内动态变化的具体状况的模型。在该模型中，以"生理学室"分别代表与毒物体内分布有主要关系的单个或多个脏器、组织或体液。毒物以血液的传送为驱动力，透过各种生物膜被送入某"生理学室"，而毒物离开该"生理学室"时可能发生的消除，则应以该"生理学室"的各种清除率进行描述（代谢清除率、排泄清除率）。根据质量平衡关系，按模型建立速度方程，对方程组进行求解，得出各个组织或器官的毒物浓度与时间关系。采用这种方法，可基本明确阐述毒物在体内动态增加或减少的真实情况。

第四节　毒物的生物转化

生物转化是指外源化学物在体内经过多种酶催化的代谢转化。生物转化是机体对外源化学物处置的重要环节，是机体维持稳定的主要机制。

一、生物转化和毒物代谢酶

1. 生物转化

几乎所有器官都有代谢毒物的能力，但肝脏是体内最重要的代谢器官，化学毒物的生物转化过程主要在肝脏进行。其他组织器官，例如肺、肾、肠道、脑、皮肤等也具有一定的生物转化能力，化学毒物可在这些组织中发生不同程度的代谢转化过程，有些还具有特殊的毒理学意义。化学毒物如未经肝脏的生物转化作用而直接分布至全身，对机体的损害作用相对较强。

代谢反应过程分为两个阶段（图 2-2），第一阶段为Ⅰ相反应，包括氧化反应、还原反应和水解反应，第二阶段为Ⅱ相反应。通过Ⅰ相反应，毒物的分子暴露或增加功能基团，例如—OH、—NH$_2$、—SH 或—COOH，通常可以导致水溶性的增加，但最主要的作用还是使其成为Ⅱ相反应的底物。Ⅱ相反应包括葡糖醛酸化反应、硫酸化、乙酰化、甲基化，与谷胱甘肽结合以及氨基酸结合，如甘氨酸、牛磺酸和谷氨酸。外源化学物或经Ⅰ相反应的代谢产物与体内的某些内源性化合物或基团结合而产生水溶性共轭化合物，它掩盖了外来物的某

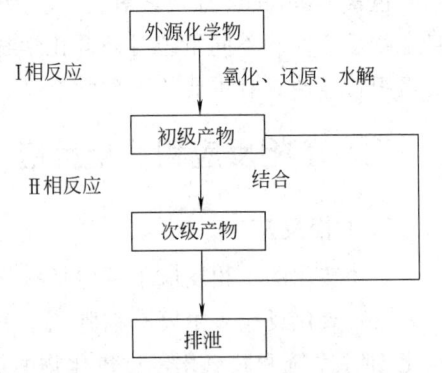

图 2-2　外源化学物代谢的一般模式图

些功能基团，使它们的生物活性、分子大小、溶解度等发生改变，从而易于排出体外。大多数情况是生物转化终止了药物的药效作用或降低了外源化学物的毒性，但对有的毒物却可使毒性增强，例如有机磷杀虫剂对硫磷，中间代谢产物为对氧磷，毒性反而增强；甚至产生致癌、致突变和致畸效应，又称为代谢活化或生物活化。经过代谢活化生成的活性代谢产物可分为四类：①生成亲电子剂，常见的有苯并［a］芘和 2-乙酰氨基芴的代谢活化；②生成自由基，如百草枯、硝化呋喃妥英经催化还原，四氯化碳还原脱卤，醌经单电子还原，生成自由基；③生成亲核剂，少见，如苦杏仁苷经肠道菌群酶催化生成氰化物，二卤甲烷经氧化脱卤生成一氧化碳；④生成氧化-还原剂，比较少见，如硝酸盐经肠道菌群酶催化生成亚硝酸盐，还原酶催化 Cr（Ⅵ）生成 Cr（Ⅴ），Cr（Ⅴ）再催化生成 HO·。

2．毒物代谢酶

生物转化酶类底物特异广泛，一类或一种酶可代谢几种外源化学物，而且还可代谢内源性化学物如乙醇、丙醇、甾类激素、维生素 A、维生素 D、胆红素、胆酸、脂肪酸及花生酸等。生物转化酶类在体内持续地少量表达，可称为结构酶；外源化学物可刺激（诱导）很多生物转化酶类合成，可称为诱导酶。某些生物转化酶（例如 N-乙酰转移酶）具有多态性，其结构（即氨基酸序列）和活性不同。不同个体的生物转化酶多态性，造成外源化学物转化速度的个体差异。化学物质生物转化酶中氨基酸改变对催化活力的影响通常存在底物依赖性，如生物转化酶的等位变体可与某些底物及抑制剂正常地相互作用，但对于其他底物则反应异常。有些手性外源化学物的生物转化具有立体选择性，即一种对映体（或立体异构体）的生物转化速率要快于另一种对映体。有些手性外源化学物具有抑制生物转化酶的能力，也具有立体选择性。而且，某些情况非手性分子（或非手性中心）可转变成对映体代谢物的混合物，代谢产物也有立体选择性，即一种对映体要优于其另一对映体的形成。

在脊椎动物，肝脏是含外源化学物生物转化酶最丰富的组织，次之为皮肤、肺、鼻黏膜、眼及胃肠道。此外，其他组织如肾脏、肾上腺、胰、脾、心脏、大脑、睾丸、卵巢、胎盘、血浆、血细胞、血小板、淋巴细胞及大动脉等均有生物转化酶。肠道菌群在

某些外源化学物生物转化中起着重要的作用。由胃肠道吸收的外源化学物，肝脏和肠道上皮限制了经口摄入外源化学物的全身生物活性作用，称为首过消除。例如，在小肠经细胞色素 P450 的环孢霉素氧化反应及吗啡与葡糖醛酸结合反应，限制了这些药物的全身生物学活性。不同组织对外源化学物生物转化能力的显著区别对于解释化学物质损伤的组织特异性具有重要的毒理学意义。

二、Ⅰ相反应和Ⅱ相反应

1. Ⅰ相反应

生物转化的Ⅰ相反应主要包括氧化、还原和水解反应。

（1）氧化反应　主要有细胞色素 P450 酶系，微粒体含黄素单加氧酶，醇、醛、酮氧化-还原系统和胺氧化，过氧化物酶依赖性的共氧化反应。

（2）还原反应　在哺乳动物组织中还原反应活性较低，但在肠道菌群内还原酶的活性较高。还原反应主要有硝基和偶氮还原，羰基还原作用，二硫化物、硫氧化物和 N-氧化物还原，醌还原，脱卤反应。

（3）水解反应　酯酶和酰胺酶、肽酶、环氧水化酶的水解。

2. Ⅱ相反应

Ⅱ相反应又称为结合作用。Ⅱ相反应中，毒物原有的功能基因或由Ⅰ相反应引入（暴露）的功能基因（羟基、氨基、羧基和环氧基等极性基团）与内源化合物或代谢物进行的生物合成反应。结合反应中的内源化学物如糖、氨基酸、谷胱甘肽和硫酸盐等统称为结合剂，所生成的产物称为结合物。

Ⅱ相反应的速度比Ⅰ相反应快得多，外源化学物的消除速度主要取决于Ⅱ相反应。Ⅱ相反应主要包括葡糖醛酸结合、硫酸结合、乙酰化作用、氨基酸结合、甲基化作用以及谷胱甘肽结合。

三、毒物代谢酶的诱导和激活、抑制和阻遏

毒物在体内的生物转化过程，受很多因素的影响，如物种、性别、遗传、年龄、营养、疾病等。

人体在生产和生活环境中往往同时接触多种化学物质［包括空气中（车间空气和大气）、食品中及饮水中］，尤其是同时服用某些药物或嗜烟、酒。这些化学物质中如果含有某些能够诱导和激活或抑制和阻遏代谢酶，则可改变其他毒物的代谢。很多毒物可有多种可能的代谢途径，产生多种生物学活性不同的代谢产物，这些途径之间的平衡和竞争对于毒物的毒作用有重要意义。当代谢酶被诱导和激活，对在体内是经代谢活化的毒物，则表现出毒性增强；对经代谢转化减毒的毒物，则表现为毒性降低。当代谢酶被抑制和阻遏，则得到相反的结果。

1. 毒物代谢酶的诱导和阻遏

有些毒物可使某些毒物代谢酶系合成增加并伴活力增强，此种现象称为酶的诱导（induction）。凡具有诱导效应的毒物称为诱导剂。除 P450 酶系外，其他一些生物转化酶也可被诱导，见表 2-1。

表 2-1　P450 酶系以外的其他生物转化酶的诱导剂

生物转化酶	诱导剂	生物转化酶	诱导剂
葡糖醛酸转移酶	PB,3MC,TCDD,PCB	细胞色素 b_5	2-乙酰氨基芴,二丁基羟基甲苯
NADPH-P450 还原酶	PB,PCB,异黄樟素	肉碱乙酰转移酶	氯贝特
环氧化物水化酶	PB,3MC,PCB,异黄樟素	过氧化氢酶	氯贝特,邻苯二甲酸盐
谷胱甘肽转移酶	PB,3MC,TCDD		

注：引自王心如. 毒理学基础. 北京：人民卫生出版社，2003。

诱导剂分为双功能和单功能诱导剂。双功能诱导剂包括 β-奈黄酮、苯并［a］芘、三甲基胆蒽和 TCDD，它们既能诱导 Ⅰ 相酶（细胞色素 P450 酶系，如 CYP1A1），又能诱导 Ⅱ 相酶如 GSH-S-转移酶和 UDP-葡糖醛酸转移酶。这些化合物的信号通过两种不同机制转导，一是涉及 ARE（抗氧化效应因素），也称为 EpRE 亲电子效应因素；二是首先与 Ah 受体结合，活化外源化学物效应因子（XRE），XRE 是 DNA 的短序列，常常位于基因 5 区域的上游，其可结合控制基因表达的转录因子。有些酶，如 CYP1A1 主要由 XRE 调控。而其他的，如 GSH-S-转移酶，主要由 ARE 调控。有些酶，如 DT-黄递酶可由两种机制调控。单功能诱导剂不与 Ah 受体结合，而是通过 ARE 来诱导 Ⅱ 相酶的合成。

毒物代谢酶的阻遏较酶诱导作用少见。有时对某些毒物代谢酶诱导的同时也阻遏另一些毒物代谢酶的表达，如某些过氧化物酶体增生剂能显著降低几种 GST 和 CYP 同工酶的表达，同时诱导 CYP4A1、UGT1 和 She。

2. 毒物代谢酶的抑制和激活

许多毒物对代谢酶产生抑制作用。抑制作用可以分为几种类型。

(1) 抑制剂与酶的活性中心发生可逆或不可逆性结合　如 β-二乙基氨基苯乙基乙酯（SKF525A）和胡椒基丁醚与 P450 的结合而抑制其活性。对氧磷能抑制羧酸酯酶，以致马拉硫磷水解速度减慢，加强马拉硫磷的生物学作用，表现为对昆虫杀虫效果增强，对人畜毒性增高。

(2) 两种不同的毒物在同一个酶的活性中心发生竞争性抑制　如 1,2-亚乙基二醇和甲醇中毒，此两种毒物经醇脱氢酶催化代谢而导致毒性，临床上给予乙醇治疗，因乙醇与此酶有更大的亲和力，故可降低 1,2-亚乙基二醇和甲醇的代谢和毒性。

(3) 破坏酶　如四氯化碳、氯乙烯、肼等的代谢产物可与 P450 共价结合，破坏其结构和功能。

(4) 减少酶的合成　如氯化钴抑制涉及血红素合成的 δ-氨基酮戊酸合成酶，并增加血红素氧化酶活性，故可抑制 P450 酶系活性。

(5) 变构作用　如一氧化碳可与 P450 结合，引起变构作用，阻碍其与氧结合。

(6) 缺乏辅因子　如马来酸二乙酯可耗尽 GSH，抑制其他毒物经 GSH 结合代谢。

毒物代谢酶的激活是指外源化学物直接作用于酶蛋白，使其活性增加。例子较少，如异喹啉和克霉唑在体内可使 mEH 对苯乙烯氧化物的活性增加 5 倍。

？ 思考练习题

1. 外源化学物穿过生物膜的方式有哪些？ 简述它们的特征。

2. 外源化学物在体内的生物转运过程包括哪些步骤？ 简述其影响因素。

3. 外源化学物在体内的生物转化过程包括哪两大类反应？ 具体每一类包括哪些反应类型？ 哪些酶？

第三章
影响毒性作用的因素

👁 **知识目标**

1. 掌握外源化学物的化学结构、理化性质对毒性作用的影响。
2. 掌握机体因素、环境因素对毒性作用的影响。

💡 **能力目标**

1. 能对比结构相近化学物质的毒性差异。
2. 能分析常见化学物质在不同环境条件或对不同机体引起的毒性差异。

◎ **思政与职业素养目标**

1. 交流环境基因组计划，拓宽视野，激发勇于探索的精神。
2. 讨论"光化学烟雾"，加强环保意识，践行"绿水青山就是金山银山"的理念。

化学物质对不同的物种、品系、个体，在不同的条件下，在不同的环境中所诱导的毒性是有差别的。认识外源化学物毒性作用的影响因素对外源化学物的安全性评价、毒理学研究的设计及其资料的评估都是十分重要的。

外源化学物或其代谢产物必须以具有生物学活性的形式到达靶器官、靶细胞，达到有效的剂量、浓度，持续足够的时间，并与靶分子相互作用，或改变其微环境，才能够造成毒性作用。任何影响这一过程的因素都会影响化学物质的毒性作用。影响因素归纳为四个方面：①化学物质因素；②机体因素；③化学物质与机体所处的环境条件；④化学物质的联合作用。

第一节　化学物质因素

化学物质的化学结构决定其理化性质和生物学活性，影响吸收、分布和排泄。而其剂型、不纯物含量、稳定性等因素也会影响其生物学活性。

一、化学结构

化学物质的化学结构决定了将会发生的代谢转化类型，可能参与和干扰的生化过程，从而决定它的毒性作用的性质和大小。研究化学物质的化学结构与其毒性作用之间的关系，找出其规律，有助于通过比较预测，开发高效低毒的新化学物质；从分子水平上推测新化学物质的毒性作用机制；预测新化学物质的毒性效应和安全接触限量。

1. 取代基的影响

苯具有麻醉作用和抑制造血功能的作用，当苯环中的氢被甲基取代后（成为甲苯或二甲苯），抑制造血功能的作用不明显但麻醉作用大于苯；被氨基取代后，有形成高铁血红蛋白的作用；而被硝基（硝基苯）或卤素取代（卤代苯）后，具有肝毒性。烷基的氢若被卤素取代，其毒性增强，对肝的毒作用增强，且取代越多，毒性越大。

2. 异构体和立体构型

异构体的生物活性有差异，典型的例子是六六六，有七种同分异构体。常用的有 α、β、γ 和 δ 等：γ、δ-六六六急性毒性强；β-六六六慢性毒性大；α、γ-六六六对中枢神经系统有很强的兴奋作用；β、δ-六六六则对中枢神经系统有抑制作用。带两个基团的苯环化合物的毒性顺序：对位＞邻位＞间位，分子对称的＞不对称的。三邻甲苯磷酸酯（TOCP）可导致迟发性神经毒性，但当邻位的甲苯转到对位，则失去了其迟发性神经毒性。

某些酶和受体有立体构型的特异性，从而生物转运和生物转化的各个阶段都可能受到影响。

3. 同系物的碳原子数和结构的影响

饱和脂肪烃甲烷和乙烷是惰性气体，仅仅在高浓度时引起单纯窒息作用；从丙烷起随着碳原子数的增多麻醉作用增强，脂溶性随着碳原子的增多而增加，超过 9 个碳原子后，对人体产生麻醉作用的危险性逐步减少。ω-氟羧酸的比较毒性研究表明：其碳原子数是奇数的毒性大，偶数的毒性小。而一般碳原子数相同时直链化合物毒性大于异构体，成环化合物毒性大于不成环化合物。如直链烷烃的麻醉作用大于其同分异构体：庚烷＞异庚烷；正己烷＞新己烷；环烷烃的麻醉作用＞开链烃；环戊烷＞戊烷。

4. 分子饱和度

碳原子数相同时，不饱和键增加其毒性增加，如乙烷的毒性＜乙烯的毒性＜乙炔的毒性。

5. 与营养物和内源性物质的相似性

某些外源化学物结构与主动转运载体的底物类似，可借助这些特异的载体系统吸收。例如，铬和锰通过铁转运机制吸收；铅在肠道经钙转运系统主动吸收。

二、理化性质

化学物质的理化特性对于它进入机体的机会和在体内的代谢转化过程均有重要影响。

1. 溶解性

化学物质的脂/水分配系数大表明脂溶性高，易以简单扩散的方式通过脂质双分子层，在脂肪组织中蓄积，侵犯神经组织。但是，脂溶性极大的化学物质不利于经水相转运。化学物质的脂/水分配系数小，即水溶性高。含有离子化基团的化合物在生理学 pH 通常是水溶性强，不容易通过膜吸收，较易随尿排出体外。

化学物质水溶性越大，毒性越大。铅化物在体液中的溶解度：一氧化铅＞金属铅＞硫酸铅＞碳酸铅。其毒性大小亦如此。气态化学物质的水溶性可影响其在呼吸道的吸收部位：氟化氢（HF）、氨等易溶于水的刺激性气体主要溶解于上呼吸道表皮上覆盖的水性黏液并引起局部刺激和损害作用，而不易溶解的二氧化碳（CO_2）则可深入肺泡，引起肺水肿。到达肺泡的气态物质的血/气分配系数越大，越易通过简单扩散跨呼吸膜吸收入血液。

2. 分子大小

较小分子量（＜200）的亲水性分子如乙醇或尿素能经膜孔（直径为 0.4nm）以滤过方式越过膜。然而离子化合物，甚至小离子，例如钠，则不能通过膜孔，因为在水性环境中钠离子事实上成为水合物而大于正常膜孔。化学物质微粒的大小与分散度成反比，分散度越大粒子越小，其比表面积越大，表面活性越大。如一些金属烟的表面活性大，可以与呼吸道上皮细胞或细菌等蛋白作用，引起发热（金属热）。而微粒较大的金属粉尘却不能引起金属热。分散度的大小还可影响其进入呼吸道的深度和溶解度，从而影响毒性作用。

3. 挥发性

在常温下挥发性大的液态化学物质易形成较大的蒸气压，易于经呼吸道吸入。例如，苯与苯乙烯的 LD_{50} 均为 45mg/L 左右，但苯的挥发性较苯乙烯大 11 倍，故其经呼吸道吸入的危害性远较苯乙烯大。但对污染皮肤并经皮肤吸收的液态化学物质，则挥发性大的较挥发性小、黏稠不易去除的危害性较小，因其接触时间较短。拌饲染毒时应注意，挥发性的化合物加入饲料后可因挥发而减少接触剂量。

4. 密度

在密闭的、长期空气不流通的空间，如沼气池、竖井、地窖、地沟和废矿井中，有毒气体可能因密度不同而分层，不乏贸然下去导致中毒事故的报道。化学性火灾的有毒烟雾密度较轻，应匍匐逃生。

5. 电离度和荷电性

化学物质主要以简单扩散的方式跨生物膜转运，只有非离子化形式可以简单扩散通过脂质双分子层。pK_a 值不同的化学物质在 pH 不同的局部环境中电离度不同，影响其跨膜转运。如在酸性条件下弱酸主要是非离子化的而弱碱主要是离子化的。空气中的化学物质微粒的荷电性影响其在空气中的沉降和呼吸道的阻留率。

三、不纯物和毒物的稳定性

评价化学物质的毒性应尽可能采用其纯品。但实际工作中，常常需要评价工业品和商品的毒性。受检样品中常含有不纯物，包括原料、杂质、副产品、溶剂、赋形剂、稳定剂和着色剂等。这些不纯物可能影响受检化学物质的毒性，甚至比受检化学物质的毒性高，可影响对受检化学物质毒性的正确评价。

毒物在使用情况下不稳定可能影响毒性，所以在进行毒理学实验研究之前，应获得使用情况下的稳定性资料。

第二节　机　体　因　素

动物的不同物种、品系和个体，对同一化学物质的毒性反应有量和质的差异。个体之间的反应也可从无到出现严重损伤以致死亡，即使在双生子之间亦不例外。而且，大多数化学毒物只造成机体一个或几个组织器官的损伤，而不能使所有的组织器官受损。

目前认为引起物种、品系、个体差异以及选择毒性的比较重要的机体因素是：①物种间遗传学的差异；②个体间遗传学的差异；③机体的其他因素。

一、物种间遗传学的差异

1. 解剖、生理的差异

不同物种、种属、品系的动物的解剖，生理、遗传学和代谢过程均有差异。例如，肝脏分叶，犬为 7 叶，兔 5 叶，大鼠 6 叶，小鼠 4 叶，且大鼠无胆囊；大鼠和小鼠全年均可发情，犬只有在春秋两季两次发情；体细胞染色体的数目犬为 78 个，兔 44 个，大鼠 42 个，小鼠 40 个，人 46 个。各种动物的脉率（次/分钟）随体重增加而降低：小鼠 600 次，大鼠 352 次，豚鼠 290 次，猫 240 次，兔 251 次，犬 120 次，绵羊 43 次，马 38 次。此外，以人心脏每分钟输出量占总血量的比值为 1，则小鼠为 20，所以化学物质从血浆中清除的半衰期小鼠较人短，相同剂量的化学物质对人体的作用时间比小鼠长。这可以部分解释人比小鼠对毒物更敏感。

2. 代谢的差异

代谢转化的差异，包括量的差异和质的差异，是影响化学物质毒性的主要因素。量的差异意味着占优势的代谢途径不同，可导致毒性反应的不同。如小鼠每克肝脏的细胞色素氧化酶活性为 141 活性单位，大鼠为 84，兔为 22。苯胺在猪、犬体内转化为毒性较强的邻氨基苯酚，而在兔体内则生成毒性较低的对氨基苯酚；β-萘胺在人体内经 N-羟化可诱发膀胱癌，而豚鼠肝脏内不能将其 N-羟化，因而不诱发肿瘤。乙二醇氧化代谢生成草酸和 CO_2 代谢速率在不同的动物中不同，猫＞大鼠＞兔，其毒性反应也依次递减。

代谢酶还存在质的差异。如猫缺乏催化葡糖醛酸结合的同工酶，因而对苯酚的毒性反应比其他能通过葡糖醛酸结合解毒的动物敏感。

为了对人类的情形作出切合实际的预测，选择正确的物种和品系是非常重要的。例如，一般来说，灵长类大体上是最好的动物模型。但如果用猕猴研究烹饪的肉中存在的杂环胺的致癌作用，由于猕猴缺乏使大部分杂环芳香胺活化所需的 CYP1A2，所以不是恰当的动物模型，可能得出假阴性结果。而另一种灵长类动物狨的肝脏有重要的 CYP1A2 表达，可将这些杂环胺转变为强致癌物。

3. 物种间遗传因素的影响

物种间解剖、生理和生化的不同都取决于物种间遗传因素的差异。1990 年美国正式启动人类基因组计划（Human Genome Project，HGP）。2001 年 2 月美、英、日、法、德、中六国科学家和美国 Celera 公司分别公布人类基因组精细图谱。人类基因组精细序列基本数据：人类基因组约 3.91Gbp，约 39 000 个基因。每个基因平均 27kbp。预测基因数不超过 4 万个。基因数是线虫或果蝇的 2 倍，人有而鼠没有的基因仅 300 个。已发现和定位 26 000 个功能基团，其中 42% 未知功能，并初步确定 30 多种疾病基因。目前，对小鼠、大鼠等实验动物的基因组研究正在进行，对于人和动物结构基因组和功能基团组的比较研究将有助于阐明物种间差异，并有助于将实验动物的结果外推到人。

二、个体间遗传学的差异

处于相同环境中的人群，其发病的危险性在不同的个体间可以存在很大的差异，研究发现个体易感性差异是由遗传因素决定的，即基因多态性。基因多态性是指，一个基因座位的最常见的等位基因频率不超过 0.99，这个基因即具有多态性。它表明在群体中 >1% 的部分存在各自不同的等位基因形式，它们基因产物的结构和活性有所不同。

1998 年，美国国家环境卫生科学研究所启动了环境基因组计划（Environmental Genome Project，EGP），初步打算分析和确定 200 多种已知环境疾病易感性基因的遗传序列多样性资料，建立基因多态性数据库；进而在流行病学研究的基础上，明确基因多态性如何影响暴露于特定毒物或致癌物的发病危险性或耐受性。环境基因组织计划的主要目的：①推动有重要功能意义的环境应答基因的多态性研究，确定它们引起环境暴露致病危险性的差异；②推进基因-环境相互作用对疾病影响的流行病学研究。

环境基因组计划研究的环境有关疾病，包括：①癌（肺、膀胱、乳腺、前列腺）；②肺疾病（哮喘、囊性纤维化）；③神经退化疾病（阿尔茨海默病、帕金森病、肌萎缩侧索硬化）；④发育疾病（智力障碍、注意力缺陷多动症 ADHD）；⑤出生缺陷（颅面裂）；⑥生殖功能（不育、纤维瘤、子宫内膜异位、青春期早熟）；⑦自体免疫疾病（系统性红斑狼疮、多发性硬化）。环境基因组计划，人类单核苷酸多态性（single nucleotide polymorphism，SNP）比例约为 1/1250bp。环境基因组计划的研究策略：再测序，已确认基因多态性→多态性功能分析→基因多态性研究结果应用于人群流行病学实践→改进环境易感人群的保护策略。

环境基因组计划引起各国科学家极大的关注和积极的参与，此计划标志着在更深层次上对环境与基因相互作用及其对人类健康的影响进行系统全面的研究。目前对外源化学物代谢酶、DNA 修复酶多态性研究已取得一定的成果。

人和动物结构/功能基因组的比较研究和环境基因组计划研究结果将对毒理学发展产生深远的影响。例如，可能降低动物实验结果外推到人的不确定性，可有助于检出高危险人群，可从分子水平阐明毒作用机制等。

三、机体其他因素对毒作用易感性的影响

机体的健康状况、免疫状态、年龄、性别、营养状况、生活方式等因素对于毒作用的敏感性可以产生不同程度的影响。

1．健康状况

一些遗传缺陷或遗传病与毒作用敏感性有关。如着色性干皮病（XP）、共济失调性毛细血管扩张（AT）和先天性全血细胞减少症（FA）等均是常染色体隐性遗传病，有DNA损伤的修复缺陷、XP、AT和FA的杂合子对紫外线、烷化剂或某些化学致癌物作用的敏感性较常人高。这类遗传缺陷的名单已越来越长。

当一种疾病对于机体所产生的损害和某种化学物质作用的部位或方式相同时，接触这种化学物质往往会加剧或加速毒作用的出现。例如严重肝炎与肝硬化的病人肝细胞P450含量下降50%；急性化学性肝坏死病人血浆内苯巴比妥、安替比林的半减期延长一倍。肾功能下降或衰竭时，许多化学物质的排泄半减期亦延长，这对于药效和毒效都会产生影响。

免疫状态过低或过高都可能带来不良后果。过敏性反应可出现于接触多种药物和金属化学物质时，主要见于少数敏感者。最好能在接触这类致敏物前发现这类敏感者，以便及时采取适当的措施。

不利的环境条件或在动物中引起应激的刺激可影响药物代谢和分布。如过度的噪声引起的应激，可增加芳香族的羟基化作用。

2．年龄

（1）生物转运的差异　新生儿和老年人胃酸分泌较少，因此可改变某些化学物质的吸收。肠的运动性也可受年龄影响而改变化学物质的吸收位置。婴儿肠道菌群缺乏可影响化学物质吸收前的转化。婴儿和老年人血浆蛋白质和血浆清蛋白水平都较低，可能减少与化学物质的结合，增加游离化学物质的浓度。婴儿血浆pH降低也将会影响某些化学物质与蛋白质结合、分布和排泄。由于血/脑脊液屏障不健全，通透性高，吗啡对新生大鼠的毒性是成年的3～30倍，铅对新生大鼠有神经毒性。婴儿和老年人肾小球的滤过作用和肾小管分泌都较低，其结果是减少化学物质从身体内清除，延长接触时间，在慢性给药时导致蓄积毒性增加。

（2）药物代谢酶系统　①动物幼体的药物代谢酶不完善，同工酶的构成与成年动物比可能有非常大的差异。新生小鼠需代谢失活的环己烯巴比妥的睡眠时间为成年小鼠的70倍，因此使成年小鼠睡眠时间小于1h的剂量对乳鼠有致命的毒性。需要代谢活化的对乙酰氨基酚对新生小鼠的肝毒比成年小鼠小；四氯化碳在新生小鼠中无肝毒。氯霉素90%与葡糖醛酸结合，新生儿期葡糖醛酸结合的缺乏导致未变化的氯霉素持续高血浆水平，可导致人类婴儿严重的发绀和死亡。胆红素与葡糖醛酸结合不足可提高自由胆红素的水平，加上血/脑脊液屏障不健全，可引起新生儿黄疸并导致脑损伤。②老年动物对某些化学物质的药物代谢能力较成年动物低。某些药物的清除在老年人可能减少，可能导致毒性并与成年动物有差异。

（3）神经系统　CS_2通过抑制多巴胺β-羟化酶，使多巴胺转化成肾上腺素的能力下降而作用于神经系统锥体外系。老年人神经递质的合成能力下降，肾上腺受体亦趋于减少，对神经毒物CS_2的敏感性显著增加。

3．性别

（1）一般雄性代谢化学物质比雌性更快速　如环己烯巴比妥的生物半衰期在雌大鼠

中比在雄大鼠中长得多，诱导的睡眠时间也比雄大鼠长；1-萘酚的葡糖醛酸结合、磺胺的乙酰化在雄性中都比雌性大鼠更强。但有一些例外，如苯胺或氯苯噁唑胺（肌松弛剂）的羟基化作用性别差异极小，而环己烯巴比妥或氨基比林在雄性大鼠中的代谢比雌性大3倍。

（2）排泄的性别差异　雄性大鼠对工业化学物质2,4-二硝基甲苯的致肝癌性有更大的感受性，是由于在雄性中其葡糖醛酸结合物更多由胆汁排泄，随后在肠管被解离、还原后再吸收，此还原产物有致肝癌性。

（3）性别差异受激素和遗传基因影响　如氯仿对小鼠的肾毒性，性别差异在青春期时出现，雄性比雌性更敏感，阉割雄性动物能消除性别差异，随后给予雄激素可恢复性别差异。在体外，来自雄性肾脏的微粒体比来自雌性小鼠的对氯仿的代谢快10倍。

4. 营养状况

动物的营养状况公认对药物代谢、分布和毒性有更重要的影响。

（1）蛋白质缺乏　喂以含5%蛋白质饲料的动物与含20%蛋白质饲料的动物相比较，微粒体蛋白质的水平较低，血浆清蛋白水平减少，非结合化学物质的血浆水平增加，酶活性显著丧失，四氯化碳的肝毒性下降，黄曲霉毒素的致癌性减少，但巴比妥酸盐睡眠时间延长。

（2）脂肪酸缺乏　可降低微粒体酶的水平和活性，使乙基吗啡、环己烯巴比妥和苯胺代谢减少。脂类是细胞色素P450所必需的。

（3）矿物质和维生素缺乏　易减少化合物的代谢。饥饿或饮食改变可能减少必要的辅助因子，如Ⅱ相结合反应必需的硫酸盐的耗损。动物整夜禁食可能因正常水平的谷胱甘肽50%被消耗，影响对乙酰氨基酚和溴苯解毒，增加其肝毒性。

近年有学者研究了限量饮食（DR）对动物的影响。限量饮食是指给予动物应有饲料量的60%，但补充足够的维生素和矿物质。有人认为它可以延长动物的寿命，对于肿瘤的自然发生和化学诱癌有抑制作用。动物试验证明限量饮食可增加大鼠肝、肾的GST活性，减少致癌加合物的形成。

5. 动物笼养形式

动物笼养的形式、每笼装的动物数、垫料和其他因素也能影响某些化学物质的毒性。大鼠为群居性动物，单独笼养会使大鼠烦躁易怒，迅猛具有攻击性。异丙基肾上腺素对单独笼养3周以上的大鼠的急性毒性明显高于群养的大鼠。养于"密闭"笼（四壁和底为薄铁板）内的群鼠对吗啡等物质的急性毒性较养于"开放"笼（铁丝笼）中的大鼠低。

第三节　环境因素

一、气候条件

1. 温度

环境温度的改变可引起不同程度的生理、生化系统和内环境稳定系统的改变，如改变通气、循环、体液、中间代谢等，并影响化学物质的吸收、代谢、毒性。有人比较了58种化学物质在不同环境温度（8℃、26℃和36℃）中的大鼠LD_{50}。结果表明，55种化合物在36℃高温环境下毒性最大，26℃环境下毒性最小。一般在正常生理状况下，高温引起动物皮肤毛细血管扩张、血液循环和呼吸加快，胃液分泌减少，出汗增多，尿量减少。经皮和呼吸道吸收的化学物质增加，经胃肠道吸收减少，随汗液排出增加，经尿液排出减少。引起代谢增加的化学物质如五氯酚、2,4-二硝基酚在8℃时毒性最低，而引起体温下降的化学物质如氯丙嗪在8℃时毒性最强。

2. 湿度

高湿度可造成冬季易散热、夏季不易散热，增加机体体温调节的负荷。高湿度伴高温可因汗液蒸发减少，使皮肤角质层的水合作用增加，进一步增加化学物质经皮肤吸收的速度，并因化学物质易黏附于皮肤表面而延长接触时间。

3. 气压

一般变化不大。气压增加往往影响大气污染物的浓度，气压降低可以因降低氧分压而增加CO的毒性。

二、季节或昼夜节律

生物体的许多功能活动常有周期性的波动。如24h的（昼夜节律）或更长周期（季节节律）的波动。

化学物质的毒性可因每日给药的时间或给药的季节不同而有差异。如夜行动物小鼠下午2时给予苯巴比妥的睡眠时间最长，而凌晨2时给药睡眠时间最短（约为下午2时给药的40%～60%）。给予大鼠苯巴比妥的睡眠时间春季最长，秋季最短（只有春季的40%）。人对某些药物的排出速度亦有昼夜节律，如口服水杨酸，早上8时服排出速度慢，在体内半衰期最长；晚上8时服，排出速度快，半衰期最短。

昼夜节律有的是受体内某种调节因素所控制，如切除肾上腺后的大鼠其昼夜节律变得不明显。有的是受外环境因素如进食、睡眠、光照、温度等调节，如单独笼养动物昼夜节律的幅度减小；动物处于24h光照下昼夜节律消失。大鼠对吸入二氯乙烯毒性的感受性有昼夜节律，与谷胱甘肽浓度的节律有关，而谷胱甘肽浓度的昼夜节律又与饲喂活动有关。有人认为动物对化学物质毒性敏感性的季节差异，与动物冬眠反应或不同地理区域的气候有关。

三、毒物进入机体的途径

接触化学物质的途径不同，则吸收、分布、首先到达的组织器官不同，其代谢转化、毒性反应的性质和程度也不同。各种接触途径中以静脉注射吸收最快，其他途径的吸收速度一般依次为：呼吸道＞腹腔注射＞肌内注射＞经口＞经皮。吸入接触与静脉注射的吸收速率相近。但也有例外，如农药久效磷小鼠腹腔注射与经口吸收毒性基本一致，其LD_{50}分别为5.37mg/kg和5.46mg/kg；又如大鼠经口给予氨基氰LD_{50}为210mg/kg，经皮为84mg/kg，经口毒性反应比经皮低。这是因为氨基氰在胃内可被胃酸作用迅速转化，经胃肠道吸收先到肝脏被较快降解之故。又如硝酸盐经口染毒，可在胃肠道中还原为亚硝酸盐，引起高铁血红蛋白症，如静脉注射则无此毒效应。

四、接触的毒物的容积和浓度

一般在同等剂量情况下，浓溶液较稀溶液毒作用强。如氰化钾和氰化钠，以1.25％水溶液对 20 只小鼠灌胃分别引起 9 只与 2 只死亡，而 5％水溶液，虽剂量如前，但在 20 只小鼠中分别死亡 19 只与 13 只。但也有例外，如 1,1-二氯乙烯原液的毒性不明显，但稀释后肝毒作用增强。染毒容积对毒性也有影响。在实验动物中一次灌胃溶液量一般为体重的 1％～2％，不应超过 2％，静脉注射在鼠类不能超过 0.5mL，较大动物不能超过 2mL。

五、溶剂

染毒时往往要将毒物用溶剂溶解或稀释，有时还要用助溶剂。有的溶剂和助溶剂可改变化合物的理化性质和生物活性。因此，选用的溶剂和助溶剂应是无毒的、与受试毒物无反应且制成的溶液应稳定。常用的溶剂有水（蒸馏水）、生理盐水、植物油（玉米油、葵花籽油、橄榄油）、二甲基亚砜等。常用的助溶剂有吐温-80，其为非离子型表面活性剂，具有亲水性基团和亲脂性基团，可将水溶性化合物溶于油中，脂溶性化合物溶于水中。但吐温-80 对某些化合物的吸收有影响，且有一定毒性。溶剂选择不当，可加速或减缓毒物的吸收、排泄而影响其毒性。例如，DDT 的油溶液对大鼠的 LD_{50} 为150mg/kg，而 DDT 水溶液为 500mg/kg，原因是油能促进 DDT 的吸收。用油量过大会导致腹泻而影响吸收。又如测定敌敌畏和二溴磷的毒性时，用吐温-80 和丙二醇作溶剂，后者毒性比前者高，原因是丙二醇的烷氧基可与这两种毒物的甲氧基发生置换，形成毒性更高的产物。

六、噪声、振动和紫外线

对于机器转动、气体排放、工件撞击与摩擦等所产生的噪声，称为生产性噪声或工业噪声。噪声可分为 3 类：空气动力噪声、机械性噪声、电磁性噪声。生产性噪声对人体的危害首先是对听觉器官的损害，我国已将噪声聋列为职业病。噪声还可对神经系统、心血管系统及全身其他器官功能产生不同程度的危害。

生产设备、工具产生的振动称为生产性振动。产生振动的设备有锻造机、冲压机、压缩机、振动筛、送风机、振动传送带和打夯机等。产生振动的工具主要有锤打工具，如凿岩机、空气锤等；手持转动工具，如电钻和风钻等；固定轮转工具，如砂轮机等。振动病分为全身振动和局部振动两种。局部振动病为法定职业病。

强烈的紫外线辐射作用可引起皮炎，表现为弥漫性红斑，有时可出现小水泡和水肿，并有发痒、烧灼感。皮肤对紫外线的感受性存在明显的个体差异。除机体本身因素外，外界因素的影响会使敏感性增加。例如，皮肤接触沥青后经紫外线照射，能产生严重的光感性皮炎，并伴有头痛、恶心、体温升高等症状，长期受紫外线作用，可发生湿疹、毛囊炎、皮肤萎缩、色素沉着，长期受波长 340～280nm 紫外线作用可发生皮肤癌。作业场所比较多见的是紫外线对眼睛的损伤，即电光性眼炎。噪声、振动与紫外线等物理因素与化学物质共同作用于机体，可影响化学物质对机体的毒性。如发现噪声与 N,N-二甲基甲酰胺（DMF）同时存在时可有协同作用。紫外线与某些致敏化学物质联合作用，可引起严重的光感性皮炎。

七、防护措施

环境有害因素作用于机体，其损伤效应的大小与机体有无防护措施关系较大，常多见于一些职业病，病因有特异性，脱离接触可减轻或恢复。例如，接触噪声早期可引起听力的下降，如连续不断接触可导致噪声性耳聋，及时脱离接触噪声环境则可以恢复；病因大多可以检测，一般有接触反应（剂量-反应）关系，也就是接触的量与发生病变的严重程度相关。因此，早期诊断、早期给予相应处理或治疗，对于预防职业病意义重大。

第四节　化学物质的联合作用

在生活和生产环境中，人类往往同时或先后接触多种来源的大量化合物，在毒理学中研究多种外源化学物对机体的综合毒性作用，比鉴定单一外源化学物的毒性作用更为复杂。制定单一外源化学物的安全标准是重要的，制定多种外源化学物的联合作用的安全标准同样重要。

同时或先后接触两种或两种以上外源化学物对机体产生的毒性效应被称为联合作用。

一、联合毒性作用的种类

1. 非交互作用

（1）相加作用　相加作用指每一化学物质以同样的方式、相同的机制，作用于相同的靶器官，仅仅它们的效力不同，它们对机体产生的毒性效应等于各种化学物质单独对机体产生效应的算术总和。例如，大部分刺激性气体引起的呼吸道刺激作用；或同分异构体或结构类似物如 PCB 和二噁英的联合毒性，多呈相加作用。

相加作用也称为简单的相似作用、简单的联合作用或剂量相加作用，是一个非交互的过程。这种联合作用中每种化学物质都按照它们的相对毒性和剂量比例对总毒性作贡献。

（2）独立作用　独立作用也称为简单的独立作用、简单的不同作用或反应（或效应）相加作用。在这一事件中，各化学物质不相互影响彼此的毒性效应，作用的模式和作用的部位可能（但不是必然）不同，各化学物质表现出各自的毒性效应。效应相加是由混合物中每种化合物反应的总和决定的相加效应。

在这里，术语"反应"和"效应"通常被当作同义词使用。但是，术语"反应相加"应该更明确地被用来描述群体中的"反应的数量"。因为，群体中的每个个体存在是否对混合物中的化合物有耐受性的问题。如果浓度超过耐受剂量，个体将显示出对一种毒物的一种反应。在这种情况下，应得出反应的数量而非混合物对一群个体的平均效应。

在人体实际低剂量接触两种以上化合物时，反应相加和剂量相加的概念有很大差别。对于反应相加，当各化学物质剂量低于无作用水平，即各化学物质造成的反应为零时，总联合作用为零。而对于剂量相加模型，各化学物质低于无有害作用水平也可发生联合作用，低剂量的混合暴露，剂量相加可能导致严重的毒性。

2. 交互作用

两种或两种以上化学物质造成比预期的相加作用更强的（协同，增强）或更弱的（拮抗作用）联合效应，在毒理学中称之为化学物质对机体的交互作用。交互作用的机制很复杂，可能是生理学和（或）生物学的，也可能是在毒物动力学相中存在的交互作用。毒物动力学相中的交互作用可以是相互之间的化学反应或对吸收和排泄过程的相互影响，但最明显最重要的是酶诱导和（或）抑制作用，化学物质通过影响生物转化酶的量影响其他化学物质的毒性。如果两种化学物质竞争同一个受体，可发生毒效学的交互作用。

（1）协同作用　化学物质对机体所产生的总毒性效应大于各种化学物质单独对机体的毒性效应总和，即毒性增强，称为协同效应。

（2）加强作用　一种化学物质对某器官或系统并无毒性，但与另一种化学物质同时或先后暴露时使其毒性效应增强，称为加强作用。例如已知有些化学物质本身不致癌，但是它们与致癌物同时或先后进入机体却成为助癌物或促癌物。

（3）拮抗作用　化学物质对机体所产生的联合毒性效应低于各种化合物质单独毒性效应的总和，即为拮抗作用。其机制可以是功能拮抗、化学拮抗或灭活、处置拮抗、受体拮抗。

当混合物由两种以上的化合物组成时，或当靶更复杂时，很有可能同时发生这些作用。实际生活和生产环境中人类接触的不仅仅是众多的化合物，还有各种物理因素，如噪声、射频辐射、电离辐射、磁场等。此外，社会性因素及心理、精神因素等对化学物质毒性效应也有影响。例如，气温在30℃以上时，酚和甲醇的联合作用增强；紫外线照射不足和高温都可使机体对六氯苯的抵抗力降低；最适剂量的紫外线照射，可提高机体对六氯苯的耐受性。

二、联合毒性作用的机制

由于目前的认识水平和研究方法的限制，目前对于联合作用机制的了解尚不够充分，大致的机制如下。

1. 生物转化的改变

联合作用的一种重要机制是一种化学物质可改变另一种化学物质的生物转化，这往往是通过酶活性改变产生的。常见的微粒体和非微粒体酶系的诱导剂有苯巴比妥、3-甲基胆蒽、DDT 和苯并 [a] 芘，这些诱导剂通过对化学物质的解毒作用或活化作用，减弱或增加其他化学物质的毒性作用。

2．受体作用

两种化学物质与机体的同一受体结合，其中一种化学物质可将与另一种化学物质生物学效应有关的受体加以阻断，以致不能呈现后者单独与机体接触时的生物学效应。

3．化学物质间的化学反应

一些物质可在体内与毒物发生化学反应。例如硫代硫酸钠可与氰根发生化学反应，使氰根转变为无毒的硫氰根；又如一些金属螯合剂可与金属毒物（如铅、汞）发生螯合作用，使之成为螯合物而失去毒性作用。

4．功能叠加或拮抗

两种因素，一种可以激活（或抑制）某种功能酶，而另一种因素可以激活（或封闭）受体或底物。若同时使用，则可出现损害作用增强或减弱。

5．其他

吸收、排泄等功能可能受到一些化学物质的作用而使另一毒物吸收或排泄速度改变，于是影响其毒性。例如，氯仿等难溶于水的脂溶性物质在穿透皮肤后仍难吸收，如果与脂溶性及水溶性均强的乙醇混合就很容易吸收，其肝脏毒性明显增强。

三、化学物质联合作用的方式

人类在生活和劳动过程中实际上不是仅仅单独地接触某种外源化学物，而是经常地同时接触各种各样的多种外源化学物。这些外源化学物在机体可呈现十分复杂的交互作用，最终对机体引起综合毒性作用。联合作用的方式可分为两种。

1．外环境进行的联合作用

几种化学物质在环境中共存时发生相互作用而改变其理化性质，从而使毒性增强或减弱。有些化学物质在与某种环境因素（如温度、压力等）相互作用，才出现毒性变化，如有机氟聚合物在加热时会发生热裂解，而产生多种无机和有机氟的混合物。

2．体内进行的联合作用

这是毒物在体内相互作用的主要方式。环境或职业有害因素在体内的相互作用，多是间接的，常常是通过改变机体的功能状态或代谢能力而实现。它可发生在毒物的摄入、吸收、分布、代谢、转化、排泄而改变各自的体内过程，或是作用于同一靶器官则产生相关的生物学效应。即可通过对各自的毒物代谢动力学及毒效动力学产生影响而发生联合作用效应，其中最有意义的是在代谢转化与在靶器官作用水平上的相互作用。前者主要通过对毒物代谢酶的作用而产生，如某些可与巯基结合的金属在体内与含巯基酶结合，使通过这些酶催化的毒物代谢减慢而产生增毒作用。后者是产生类同的或相反的效应而使毒性加强或减弱。当然，毒物在体内可产生直接相互作用使自身的理化性质发生变化，而改变其毒性。另外，通过改变机体的健康状况，抑制某些系统的功能亦可对另一些化学物质的毒性产生影响，这种联合作用常是非特异性的。

？思考练习题

1. 外源化学物的化学结构及理化性质从哪些方面影响毒性作用？
2. 列举对毒性作用会产生影响的机体因素。
3. 哪些环境因素会影响毒性作用。

第四章

食品中化学毒物的一般毒性作用

知识目标

1. 掌握急性毒性、亚慢性毒性、慢性毒性作用以及蓄积毒性作用的概念。
2. 掌握急性毒性试验、亚慢性毒性试验、慢性毒性试验、蓄积毒性试验的目的。
3. 了解急性毒性试验、亚慢性毒性试验、慢性毒性试验、蓄积毒性试验的方法。

能力目标

1. 能进行急性毒性试验设计及试验结果的评价。
2. 能进行小鼠灌胃操作。

思政与职业素养目标

1. 培养严谨认真的操作态度及科学素养。
2. 在操作过程中，培养团队协作能力。

化学毒物的一般毒性作用研究是毒理学工作中非常重要的内容。根据接触毒物的时间长短，可将产生的一般毒性作用分为急性毒性、亚慢性毒性和慢性毒性。按毒物接触时间长短所进行的观察和评价毒效应的试验分为急性毒性试验、亚慢性毒性试验和慢性毒性试验，通常也包括蓄积毒性试验。实际中，凡是进入人类生活环境和人接触的物质均需进行一般毒性作用的观察和评价，如新食品、药品、农药、工业化学品等。化学毒物一般毒性作用的研究对防治外源化学物所致急慢性中毒、对食品毒理学安全性评价和危险度评定以及制定食品安全标准均具有十分重要的意义。

第一节　急性毒性作用及其评价

一、急性毒性的概念

急性毒性是指机体（人或实验动物）一次或于24h之内多次接触（染毒）外源化学物之后，在短期内所发生的毒性效应，包括一般行为和外观改变、大体形态变化以及死亡效应。

实验动物接触外源化学物所引发的急性毒性效应出现的快慢和毒性反应的强度，因外源化学物的性质（主要为化学结构与理化性质）和染毒剂量的大小而有很大差别。例如，有的化学物质实验动物染毒中等剂量短期内即可发生明显的中毒症状；有的化学物质则在接触致死剂量后症状也不明显，却渐渐死亡；有的化学物质则仅有一些轻微的中毒症状，不久便恢复，过几十小时才出现严重中毒症状。

关于所谓"一次或24h内多次"。一次是指瞬间给实验动物染毒，如经口染毒、经注射途径染毒，但经呼吸道与经皮肤染毒，则是指在一个特定的时间内使实验动物持续地接触化学物质的过程，所以"一次"含有时间因素。当外源化学物毒性过低，需给予实验动物较大剂量时，则可在24h内分次染毒，即为"多次"。

二、急性毒性分级

急性毒性分级标准是使化学物质的毒性评价和安全管理有一个共同的尺度，但目前各国对此的分级标准不一致。对同一化学物质在不同应用范围的分级标准各国的处理办法也不一样。我国根据化学物质的用途不一，也制定了一些相应的急性毒性分级标准（表4-1～表4-3）。

表4-1　急性经口毒性分级标准

类别	LD$_{50}$/(mg/kg)	危害说明
1类	≤5	吞咽致命
2类	≤50	吞咽致命
3类	≤300	吞咽会中毒
4类	≤2000	吞咽有害
5类	≤2000	吞咽可能有害

注：引自GHS（全球化学品统一分类和标签制度）。

表4-2　农药急性毒性分级标准

急性毒性分级	大鼠经口 LD$_{50}$/(mg/kg)	大鼠经皮 LD$_{50}$/(mg/kg),4h	大鼠吸入 LC$_{50}$/(mg/m³),2h
剧毒	<5	<20	<20
高毒	5～50	20～200	20～200
中等毒	50～500	200～2000	200～2000
低毒	>500	>2000	>2000

注：引自《农药登记毒理学试验方法》（GB 15670—1995）。

表4-3　急性毒性（LD$_{50}$）剂量分级表

级别	大鼠口服 LD$_{50}$/(mg/kg 体重)	相当于人的致死剂量 mg/kg 体重	g/人
极毒	<1	稍尝	0.05
剧毒	1～50	500～4000	0.5
中等毒	51～500	4000～30000	5
低毒	501～5000	30000～250000	50
实际无毒	>5000	250000～500000	500

注：引自《食品安全国家标准　急性经口毒性实验》（GB 15193.3—2014）。

三、急性毒性试验的目的

急性毒性研究的目的，主要是探求化学物质的致死剂量，以初步评估其对人类的可能毒害的危险性。再考虑求该化学物质的剂量-反应关系，为其他毒性试验选择染毒剂量打下基础。

四、急性毒性试验的方法

1927年，Trevan引入了半数致死量（LD_{50}）的概念来评价急性毒性，此后，该指标得到广泛应用，并成为急性毒性的主要指标。外源化学物的毒性作用是通过生物体表现出来的，所以生物体对外源化合物的吸收、排泄、代谢转化过程以及生物体本身的种属品系、年龄、营养及健康等机体状态也是影响毒性作用的重要因素。因此，讨论一种化学物质的毒性时必须考虑到它进入机体的剂量、方式和时间分布（一次给予或反复多次）等，其中最基本的因素是剂量。所以，急性毒性试验设计包括选择动物种类、受试物剂量、观察指标及LD_{50}的计算方法等。

1. 实验动物的选择和要求

急性毒性试验的主要内容是求待测化学物质的LD_{50}（LC_{50}）。在选定实验动物后，首先进行动物检疫。在检疫期凡出现临床异常者均需放弃，不用于试验。大鼠、小鼠、兔等的检疫期一般是1~2周，使用犬时应做肠道寄生虫检查或直接进行驱虫治疗。

(1) 物种和品系的选择 不同物种动物对外源化学物的反应可能存在很大差异，同物种动物的不同品系对某些外源化学物的反应也不尽一致。毒理学实验用动物，尽可能选择对化学物质的反应和代谢特点与人相同或近似的动物。选择原则是以哺乳动物为主，国内外一般主张用两种或两种以上的动物，其中一种为啮齿类动物，另一种为非啮齿类动物。啮齿类多选用大鼠和小鼠，皮肤毒性试验也可用豚鼠或家兔；非啮齿类选用犬或猴。

(2) 性别和年龄的选择 一般急性毒性试验动物性别要求雌雄各半。实验动物年龄要求刚成年，小型动物年龄与体重相关，用体重表示。大鼠180~240g，小鼠18~25g、家兔2~2.5kg、豚鼠200~250g，犬10~15kg。实验动物体重变异范围不应超过试验所用动物平均体重的20%。

(3) 实验动物数量和分组 急性毒性一般要求设5~7组。大鼠、小鼠等小型动物每组数量通常为10只，家兔每组不少于8只，犬等大型动物每组不少于6只。由于实验动物对外源化学物的毒效应存在个体敏感性差异，这种差异即使在同窝动物中也可能存在，因此实验动物分组应对控制的因素最大限度地均衡化，难以控制的因素应严格随机化，尽可能减少非处理因素对试验结果的干扰，以避免不均衡分组给试验结果带来人为的误差。

(4) 禁食 大型动物一般在每日上午喂食前给予受试化学物质，大鼠和小鼠主要在夜间采食，应隔夜禁食或停食6~8h，染毒后2~4h复食。

(5) 其他 生理状况、健康及营养状况对毒性试验结果亦有重要影响。

2. 染毒剂量选择与剂量分组

首先查阅待测外源化学物的结构式、分子量、常温常压下状态（液体、固态或气态）、生产批号、纯度、杂质成分与含量、溶解度、挥发度等，其次确定 LD_{50} 使用哪一种计算公式，然后再设计剂量分组。以改良寇氏法经口染毒为例说明如下：先查阅文献找出与受试化学物质的化学结构与理化性质近似的化学物质毒性资料，取其与本试验动物相同品系或物种经口染毒的 LD_{50} 值作为预试验的估计毒性中值；再以剂量差 4 倍（其对数值 lg4 为 0.6）设计剂量组，形成 3～5 个剂量组（表 4-4），设相似化学物质经口 LD_{50} 为 40mg/kg。

表 4-4　剂量组设计

组别	剂量对数	剂量/(mg/kg)	组别	剂量对数	剂量/(mg/kg)
1	1.6021−1.2	2.5	4	1.6021+0.6	160
2	1.6021−0.6	10	5	1.6021+1.2	640
3	1.6021	40			

如果待测外源化学物缺乏相应的毒性资料，也可以参考其他途径染毒资料。如果全无毒性资料，也可以 1mg/kg 为最低剂量组，因为 lg1＝0，所以其他剂量组依次为对数值 0.6、1.2、1.8、2.4，其真实剂量分别为 4mg/kg、16mg/kg、64mg/kg 和 256mg/kg。

若经预试验表明待测化学物质的致死剂量范围较窄，表 4-4 举例的剂量组间距离可缩小至 1.6 倍，即 lg1.6，其对数值为 0.2，则表 4-4 的真实剂量范围就由 2.5～640mg/kg，缩小至 15.9～100.5mg/kg。

当经预试验表明待测化学物毒性很大或很小时，最低组剂量可以下调或上调，再依如上原则分组进行再次预试验。

通过以上方法找出待测化学物的大致致死剂量范围（从死亡率 0～10% 至 90%～100%）后，就可设计正式剂量分组。改良寇氏法最好设立 5 个剂量组，大鼠或小鼠每个剂量组为 10 只动物，雌雄各半。依下式设计化学物剂量分组。

$$i = \frac{\lg LD_{90} - \lg LD_{10}}{n-1}$$

$$i = \frac{\lg LD_{100} - \lg LD_{0}}{n-1}$$

式中　i——组距（相邻两个剂量组对数剂量之差）；

　　　n——设计的剂量组数。

求 LD_{50} 除依试验设计设立几个染毒接触组外，是否另设正常和所使用溶剂的对照组，学者们意见不一。我国国家环境保护局（现中华人民共和国生态环境部）的《化学品测试准则》要求设立对照组，设立对照组有助于对比观察。

然而有的化学物质在急性试验中当给予高剂量达到 5g/kg 时，实验动物仍无明显的中毒症状，或虽有中毒表现，而没有发生死亡，此时可不再求其 LD_{50}。所以，对未知毒性的化学物质，预试验也可先以 5g/kg 剂量进行试探（也有主张用 10g/kg），即以 5g/kg（经口染毒）剂量为限度剂量（静注可以 2g/kg 为限度限量），来决定是否需要正式求其 LD_{50}。因化学物质大于如上剂量已表明毒性不大了。

3. 试验期及中毒效应观察

目前国内外求 LD_{50} 值一般要求计算实验动物接触化学物质后 14 天之内的总死亡数。因为虽有些化学物质（如多数有机磷化合物）中毒症状发展迅速且很快死亡，但是也有些化学物质中毒症状发展缓慢，甚或出现症状缓解，此后再发生严重症状而死亡。再者实验动物个体毒性反应快慢也有差异，如过氧化二碳酸二环己酯小鼠腹注后，在同一剂量组中最早在染毒 7h 死亡，而最迟可达 150h。因有迟发死亡，所以才规定 14 天为界。对于速杀性化学物质也可仅计算 24h 的死亡数求 LD_{50}。有些速杀性化学物质 24h LD_{50} 与 14 天 LD_{50} 没有差别。若是为 24h 的 LD_{50}，则应在试验结果中注明。

观察实验动物接触外源化学物急性染毒后的中毒症状，对于获得受试化学物质的急性毒性特征十分重要，甚至有利于了解该化学物质的靶器官。观察的主要内容见表 4-5，临床各项变化所反映的靶部位也于表中注明。此外，还应注意观察记录发生每种症状的时间、症状表现程度、各症状发展的过程及死亡前特征和死亡时间。

表 4-5 急性毒性重点观察的中毒症状

重点观察内容	症状表现	可能的靶器官
呼吸系统	呼吸困难(鼻翼扇动、腹式呼吸、呼吸深度和速度改变)	呼吸中枢受累、肋肌麻痹、胆碱能神经受累、肺损伤
	窒息	呼吸中枢受累、心肺循环障碍
	青紫(口、鼻、耳、尾)	心肺循环障碍、肺损伤
	呼吸促迫	心肺循环障碍、呼吸中枢受累
	鼻孔出血性分泌物	肺损伤、肺出血
骨骼肌系统	运动增加或减少、反射丧失	运动中枢受累、中枢神经受累、神经肌肉系统受累
	反应迟钝或呈麻木状或痛觉	中枢神经受累、感觉传递障碍
	缺失	中枢神经受累、感觉传递障碍
	昏厥	中枢神经受累、感觉传递障碍
	运动失调、步态蹒跚	中枢神经、感觉传递或植物神经系统受累
	震颤、肌颤	中枢神经、神经肌肉系统受累
	卧倒、侧卧	中枢神经、神经肌肉系统受累
骚动	阵挛性、强直性骚动、角弓反张	中枢神经、神经肌肉、自主系统受累或缺氧
眼睛征兆	流泪、缩瞳、散瞳、眼球突出,眼睑下垂	自主神经系统受累
	血泪	自主神经系统受累、出血
	角膜反射消失	神经肌肉、感觉传递受累
	角膜混浊	眼睛被刺激
心血管系统	心搏缓慢或心动过速	自主神经受累、心肺循环障碍
	心律不齐	中枢神经、自主神经、心肺循环不畅或心肌受累

重点观察内容	症 状 表 现	可能的靶器官
流涎、出汗		自主神经系统受累
竖毛		自主神经系统障碍
管状尾		神经肌肉系统受累
泌尿生殖系统	肛门有分泌物、阴茎突出、遗精	神经肌肉系统受累
肾脏	血尿	肾损伤
消化系统	稀便、大便呈硬块	胃肠道受累

在观察期14天内还需多次测量动物体重，体重改变可以反映动物中毒后的整体变化。有人主张间隔3～5天测量体重一次，不过最好是隔日测量。体重改变的原因很多。若化学物质刺激或损伤消化道可以表现为实验动物饮食减少甚至拒食，则体重减轻。若化学物质干扰影响了代谢系统，将影响食物吸收，体重也会减轻。也有一些化学物质，其染毒剂量低于 LD_{50} 剂量时，则会在观察期间发现动物体重反而增长加快，其增长率大于对照组。

实验动物中毒后的死亡时间也应注意记录、分析，有时死亡时间的分析可以提供一些重要信息。

有的学者提出观察死亡时间可以利用致死时间参数，即最短致死时间 T_{min} 及最长致死时间 T_{max}，或 LD_{50} 的平均致死时间 $T_{LD_{50}}$。这些参数在剂量与致死效应中再加上时间因素，三维关系上有助于说明化学物质致死的潜伏期。

急性试验死亡动物应及时作病理检查，试验结束时存活与对照组动物也应作病理检查。必要时主要脏器应作病理组织学镜检。

4．LD_{50}的计算

求 LD_{50} 的计算方法很多，尤其近些年不少学者提出使用极少量的实验动物求外源化学物的 LD_{50}，认为不论使用多大数量的实验动物求 LD_{50}，所取用的动物群总是这一动物品系总体中的一个极小部分。因此，它的代表性必然有局限性，反映在不同实验室对同一个外源化学物（相同纯度、相同染毒条件）的相同品系实验动物所求出的 LD_{50} 值可有2～3倍的差异。但是用极小量实验动物求 LD_{50} 的建议，尚未得到普遍的认同。所以，本教材仍只介绍平均法，亦称阶梯法或上-下法。按序贯设计不预先将实验动物按剂量分组，而先以一个剂量进行试验，如动物死亡，则以下一个较小剂量试探，若仍死亡则以再小的下一个剂量试探；如出现存活，则再以较大的上一个剂量试探，以此类推。实际上是在 LD_{50} 剂量上下探讨，最终求出 LD_{50} 值。此方法的优点是很节省实验动物，一般12～14只动物即可完成试验。但是此方法只适用于快速发生中毒反应及死亡的化学物质，所以限制了使用范围。凡有迟发性死亡的化学物质不适用。

该方法求出 LD_{50} 及其标准误（S）公式为：

$$\text{LD}_{50} = \frac{1}{n}\sum xf$$

$$S = \left[\frac{D}{n^2(n-1)}\right]^{\frac{1}{2}}$$

$$D = n\sum x^2 f - \left(\sum xf\right)^2$$

式中　n——使用动物总数；

　　　x——每个剂量组的剂量；

　　　f——每个剂量组使用动物数。

举例：某化学物质给小鼠经口染毒，以 10mg/kg 剂量试探，预计使用 4 个剂量组，剂量组距为对数值 0.2（即 1.58 倍），设计使用 12 只小鼠。结果见表 4-6。

表 4-6　剂量设计

剂量(x)/(mg/kg)	12 只小鼠反应记录												动物数		
	1	2	3	4	5	6	7	8	9	10	11	12	存活	死亡	合计
12.59				+				+					0	2	2
10.00	+		−		+		−		+				2	3	5
7.94			−							+		+	2	2	4
6.31												−	1	0	1
$i = 0.2$													5	7	12

结果 $n = 12$，$n^2 = 144$，则

$$\sum xf = (12.59 \times 2) + (10.00 \times 5) + (7.94 \times 4) + (6.31 \times 1) = 113.25$$

$$\left(\sum xf\right)^2 = 12\,825.56$$

$$\sum x^2 f = (12.59^2 \times 2) + (10.00^2 \times 5) + (7.94^2 \times 4) + (6.31^2 \times 1) = 1109$$

$$n\sum x^2 f = 13\,308$$

$$\text{LD}_{50} = \frac{1}{12} \times 113.25 = 9.44\,\text{mg/kg}$$

所以

$$S = \left[\frac{13\,308 - 12\,825.56}{144 \times (12-1)}\right]^{\frac{1}{2}} = 0.55$$

即此化学物质小鼠经口 $\text{LD}_{50} = (9.44 \pm 0.55)\,\text{mg/kg}$。

五、急性毒性的评价

为了评价外源化学物急性毒性的强弱及其对人类和动物的危害程度，通过急性毒性试验测定 LD_{50} 值，进行急性毒性分级，判断急性毒性的高低。毒性大小与 LD_{50} 值成反比，LD_{50} 越小，毒性越大，反之，毒性越小。目前，国际上仍普遍采用外源化学物的急性毒性分级标准进行评价各类毒物。

第二节 蓄 积 作 用

一、蓄积作用的概念

外源化学物进入机体后，可经代谢转化以代谢产物或者以未经代谢转化的原形母体化学物质排出体外。但是当化学物质反复多次给予动物染毒，而且化学物质进入机体的速度或总量超过代谢转化的速度与排出机体的速度或总量时，化学物质或其代谢产物就可能在机体内逐渐增加并贮留在某些部位。这种现象就称为化学物质的蓄积作用。

二、蓄积作用的研究方法

现今仍认为外源化学物在机体内的蓄积作用是发生慢性中毒的物质基础。因此，研究外源化学物在机体内有无蓄积作用及蓄积程度对评价化学物质能否引起潜在的慢性毒性是依据之一，也为制定有关的安全标准时选择安全系数的依据之一。

外源化学物的母体或（和）其代谢产物在机体内的蓄积部位及其毒理学意义是一个很重要、又很复杂的问题。现今一般还是认为蓄积作用包括两个内涵：当外源化学物多次、反复对实验动物染毒一定时间后，若能用化学方法测得机体内（或某些组织脏器内）存在该化学物质母体或其代谢产物，例如重金属铅、汞、锰等，又如 DDT 的代谢物，就称为物质蓄积；但当测定不出该物质而又有慢性中毒症状时，如某些有机溶剂、有机磷化合物等，称为功能蓄积。所以功能蓄积是指多次接触化学物质所引起的机体损害累积现象。实际上，功能蓄积现象存在部分假象，即当化学物质毒性很大，进入机体的数量极微，而目前化学分析方法尚不够灵敏，不能检出时，则实际上是一种物质蓄积，或者物质蓄积与功能蓄积二者兼而有之。例如有机磷化合物沙林，在微量反复进入机体时，由于沙林降解很快，代谢物由尿中排出也很快，很难在血液和脏器中测出。但是沙林与乙酰胆碱酯酶结合形成磷酰化乙酰胆碱酯酶，一般分析方法难于测得酶上的磷酰基残基，酶却很快老化。可见此时沙林的磷酰基残基依然存在，乙酰胆碱酯酶持续失去功能。蓄积作用的研究方法还有待深入研究。现仅介绍两种常用方法。

1. 蓄积系数法

蓄积系数法是一种以生物效应为指标，用蓄积系数（K）评价蓄积作用的方法。该方法简便，但不能区分化学物质是物质蓄积还是功能蓄积。蓄积系数法的原理是在一定期限内以低于致死剂量（小于 LD_{50} 剂量），每日给实验动物染毒，直至出现预计的毒性效应（如死亡一半）为止。计算达到此种效应所染毒的总累积剂量，求此累积剂量与一次染毒该化学物质产生相同效应的剂量之比值，此比值即为蓄积系数 K。在毒理学研究外源化学物的蓄积作用时多选择小鼠或大鼠为实验动物，以动物死亡一半为效应指标。求 K 值公式如下：

$$K = \frac{LD_{50}(n)}{LD_{50}(1)}$$

式中　$LD_{50}(n)$——引起一半动物死亡的累积总剂量；

　　　$LD_{50}(1)$——该化学物质的 LD_{50} 剂量。

如果受试化学物质在实验动物体内全部蓄积或每次染毒后毒性效应是叠加的，则 $LD_{50}(n)$ 应相等于 $LD_{50}(1)$，即 $K=1$。如果反复染毒实验动物对受试化学物质发生过敏现象，则可能出现 $K<1$。若化学物产生部分蓄积则 $K>1$。蓄积系数评价标准见表 4-7。

表 4-7　蓄积系数评价标准

蓄积系数(K)	蓄积作用分数	蓄积系数(K)	蓄积作用分数
<1	高度蓄积	$3\leqslant K<5$	中等蓄积
$1\leqslant K<3$	明显蓄积	$K\geqslant 5$	轻度蓄积

虽然蓄积系数法评价化学物质的蓄积作用有一定的使用价值，但是利用蓄积系数评价外源化学物潜在的慢性毒性还是应当慎重的。因为有些外源化学物的慢性毒性效应与系数 K 值是相左的。例如有的化学物质反复接触后引起免疫毒性，但其 K 值不一定很小。又如有机磷化合物往往 K 值很大，但是它对中枢神经系统的慢性危害与非胆碱能的毒性却仍表现出慢性毒性效应。

蓄积系数法具体试验方案主要有两种，以下分别叙述。

(1) 固定剂量法　取大鼠或小鼠，以灌胃或腹腔注射为主给予受试化学物。先求其 LD_{50}，再以相同条件将 40 只或以上动物，雌雄各半，均分两组，一为染毒组，一为对照组。染毒组每日定时、定量给予受试化学物，每日染毒剂量固定，剂量设计在 $(1/20\sim 1/5)LD_{50}$ 之间，且于试验期间观察记录染毒动物死亡数。至累积发生一半实验动物死亡即可终止试验，依式计算 K 值，对照表 4-7 评价。但若试验期间累积染毒剂量已达 5 LD_{50}，也可终止染毒，此时计算 $K\geqslant 5$，所以固定剂量方案试验期在 25～100 天之间，或少于 25 天。

(2) 定期递增剂量法　此方案同上，仅是以 4 天为一期，按一定比例增加染毒剂量。一般试验开始后首期每日给予 $0.1LD_{50}$ 剂量染毒，从第 5 天开始每 4 天一期递增剂量 1.5 倍，即 $0.1LD_{50}\times 4$ 天，$0.15LD_{50}\times 4$ 天，$0.22LD_{50}\times 4$ 天，依此类推。

此方案试验期最长为 28 天，但在试验第 21 天也可结束试验（若此前动物未死亡或死亡数不足一半，已经说明其累积剂量达 $5.24LD_{50}$，即 $K>5$）。

2. 生物半减期（$t_{1/2}$）法

生物半减期（$t_{1/2}$）法是用毒物动力学原理来描述外源化学物的体内蓄积作用。外源化学物在机体内蓄积的速度和量与单位时间内机体吸收受试化学物的速度、清除速度有关。任何一种化学物质如果以相等的时间间距恒速地吸收入血液，则化学物质在低于致死剂量范围内在机体内的蓄积不是直线地无限地增加，而是呈曲线形增加且有极限，因为化学物质吸收进入机体的瞬间存在着化学物质在体内的代谢转化过程与消除过程（包括血液中化学物质向组织脏器的分配过程）。当化学物质的吸收速率与代谢转化速率和清除速率达到平衡时，化学物质的蓄积量就不再增加。所以 $t_{1/2}$ 短的化学物质达到蓄积极限快，$t_{1/2}$ 长的化学物质达到蓄积极限的时间也长。但是无论如何，化学物质若以每个 $t_{1/2}$ 的时间间距给予实验动物，则在 6 个 $t_{1/2}$ 的染毒期间内均可基本上达到蓄积极限，此时理论蓄积量达到极限值的 98.4%。此后再继续染毒，机体内化学物质的蓄积量基本上不再增加。

第三节　亚慢性和慢性毒性作用

一、亚慢性毒性作用

1. 亚慢性毒性概念

亚慢性毒性是指人或实验动物连续接触较长时间、较大剂量的外源性化学物质所出现的中毒效应。接触时间通常介于单次染毒和动物寿命的范围。所谓较大剂量，大于慢性染毒，相对于慢性毒性低剂量染毒而言，一般小于急性致毒剂量。

2. 亚慢性毒性试验目的

① 研究受试物亚慢性毒性剂量-反应关系，确定其观察到有害作用的最低剂量和最大无作用剂量，为提出该化学物质安全限量标准提供依据，同时也为慢性毒性试验和致癌试验的剂量设计提供依据。

② 了解受试物亚慢性毒性的性质、特点和靶器官，并为慢性毒性试验观察指标的选择提供依据。

3. 亚慢性毒性试验设计

(1) 实验动物　应考虑对外源性化学物质的代谢过程、生理反应和生化特性基本上与人接近，而且在急性毒性试验中证明是对受试物敏感的物种和品系。一般要求选择两个动物种属，即啮齿类如大鼠、家兔和非啮齿类如犬、猴等，以全面了解外源性化学物质的毒性特征。亚慢性毒性试验要求雌、雄各半，但在一些特殊研究中也可以使用一种性别的动物，如研究性腺毒性或生殖毒性。一般选择刚断乳的健康动物（啮齿类动物不小于 6 周龄），小鼠 15g 左右，大鼠 100g 左右。各实验组及对照组动物数应相等或相近，同组动物体重相差不超过平均体重的 10%，组间平均体重不超过平均体重的 5%。小动物每组不应少于 20 只，大动物 6~8 只。如果试验要求在试验中期处死部分动物进行病理学检查，则每组动物数要相应增加。

(2) 染毒途径和染毒期限　应尽量采用人群实际接触的途径和方式，并与预期进行慢性毒性试验的接触途径相一致。一般以经口、经呼吸道和经皮染毒 3 种途径为多。经呼吸道染毒时间通常为每日 6h，工业毒物可以缩短至 1h 或延长，环境污染物可延长至 8h。不论经哪一种途径染毒，必须每日定时染毒，且保证实验动物饮食合理及饲养环境清洁，温度和湿度适宜。

对于不同寿命的实验动物，染毒期限的长短也不同。一般对大、小鼠而言，染毒期限不超过 3 个月。

(3) 剂量分组和剂量设计　为得到明确的剂量-反应关系，一般设 3 个剂量组和 1 个阴性对照组，必要时加 1 个溶剂对照组。理想的剂量设计应是高剂量组引起较为明显的中毒症状或是某项观察指标发生明显的改变，但不会引起动物死亡，即使有死亡，也应小于动物数的 10%；中剂量组应为观察到较轻微中毒症状，相当于有害作用的最低剂量；低剂量组无中毒反应或只观察到极轻微的反应，相当于亚慢性的阈剂量或最大无作用剂量水平。

实际工作中，最高剂量的确定可以参考两个数值。一个是以急性阈剂量为该受试物的最高剂量；另一个是以该受试物的（1/20～1/5）LD_{50} 为最高剂量组。剂量组距以 3～5 倍为宜，最低不小于 2 倍。

（4）观察指标　亚慢性毒性试验的观察指标较为广泛，具有筛选性质。一般来说，可以分为两类，即一般性指标和特异性指标。

① 一般性指标：主要是指非特异性指标，能综合反映外源性化学物质对机体的毒性反应，仔细分析这些指标有助于发现外源性化学物质的毒性特征。如动物体重、食物利用率、中毒症状、血液学和生化检查、脏器系数和病理学检查。

② 特异性指标：特异性指标往往是反映外源性化学物质对机体毒性作用本质的指标，这些指标的测定有助于取得中毒机制的线索。此类指标意义重大，但在中毒机制不明确的情况下往往难以选择。一般从分析受试物的化学结构（如特殊基团）或分析受试物急性或亚急性毒性作用的特征时发现线索。

4．亚慢性毒性作用评价

评价指标有亚慢性最大无作用剂量（NOAEL）和观察到损害作用的最低剂量（LOAEL）。这里均是指最敏感指标。最敏感指标是指在较低或最低的染毒剂量组中与对照组相比有显著差异的指标。如果试验是分阶段观察，则敏感指标指最早出现改变的指标。在进行亚慢性毒性评价时，先确定敏感指标，再根据敏感指标确定 NOAEL 和 LOAEL。

二、慢性毒性作用

1．慢性毒性概念

慢性毒性是指人或实验动物长期（甚至终生）反复接触低剂量的外源性化学物质所出现的毒性效应。

2．慢性毒性试验目的

① 确定慢性毒性的参数，如 LOAEL 和 NOAEL。
② 阐明外源性化学物质毒性作用的性质、靶器官和中毒机制。
③ 为制定该化学物质的人类接触的安全限量标准及进行危险度评定提供毒理学依据。

3．慢性毒性试验设计

（1）实验动物　与亚慢性试验相同。啮齿类首选大鼠，非啮齿类动物选犬和猴。每组动物数无统一要求，以统计处理数据可靠为依据。一般大鼠 40～60 只，犬 8～10 只，雌雄各半。若需分批处死或需观察后作用时，每组动物数还需要相应增多。慢性毒性试验要使实验动物寿命的大部分时间染毒，所以应选择年龄小的动物。

（2）染毒途径和染毒期限　染毒途径与亚慢性相同。染毒期限应以受试物的具体要求和实验动物的物种而定。工业毒物要求 6 个月或更长，环境毒物或食品添加剂则要求至少一年。若与致癌试验结合进行，染毒期限最好接近或等于动物的寿命。经口染毒每日一次，每周 5～6 天；经呼吸道染毒，工业毒物每天染毒 4～6h，环境毒物每日大于 8h。

慢性毒性试验染毒期限长，所以染毒期间一定要保证合理的饮食及适宜的温度、湿度，以防止非试验因素引起的死亡。

（3）剂量设计与剂量分组　一般设 3 个染毒组和 1 个对照组，必要时加 1 个溶剂对照组。高剂量组动物应有轻微可见的毒性反应或使某项指标出现明确而轻微的改变，最低剂量应是阈剂量或无作用剂量，各剂量组间能体现剂量-反应关系。

（4）观察指标　基本同亚慢性试验。优先选用亚慢性毒性试验选出的敏感指标或特异性指标。

4．慢性毒性作用评价

评价指标有慢性毒性 NOAEL 和 LOAEL。对易挥发的液态化合物，还应参考慢性吸入中毒可能指数（Ich）进行危险性评价。Ich 越大，表示产生慢性吸入中毒的危险性越大。

？ 思考练习题

1. 什么是急性毒性？
2. 如何将急性毒性进行分级？
3. 急性毒性试验的方法有哪些？
4. 蓄积作用的研究方法有哪些？
5. 亚慢性毒性和慢性毒性有何不同？

第五章

食品中化学毒物的致突变作用

👁 知识目标

1. 掌握化学毒物致突变作用的类型及突变的后果。
2. 掌握常用遗传毒理学试验方法及突变试验中应注意的问题。

💡 能力目标

1. 能区分基因突变类型和染色体畸变类型。
2. 能比较体细胞突变和生殖细胞突变产生的后果差异。

🎯 思政与职业素养目标

1. 对比杂交育种技术和转基因育种技术，拓宽视野，培养独立思辨能力。
2. 辩论转基因食品的安全性，科学判断，不盲从，遵章守法。

地球上任何生物物种，从原核细胞生物到灵长目动物，尽管其形态和生理性状千差万别，但在漫长的自然选择和生物进化过程中，都能以相对稳定的生命形式和性状存在于自然界，并不断繁衍后代。这种长期保持特定性状相对稳定的能力是与遗传物质DNA的特殊结构及其精确的复制和高保真度的修复方式分不开的。

同一物种的个体间和历代间的种种差异称为变异。德弗里从月见草实验中看到几种新型的月见草从旧型中突然出现，一步即成，新旧型无过渡阶段，而且多数新型能繁殖相同性状的子代。他把这种变异称为突变，当时就归因丁基因改变。按现代基因论的观点，只有起源于基因和染色体的变异才能遗传，可遗传的变异才能称为突变。突变有自发突变和诱发突变，自发突变的发生频率极低，物种的进化与自发突变有密切关系。

至今已发现相当数量的外来化学物质能直接损伤DNA或产生其他遗传学改变而使基因和染色体发生改变。这类物质称为遗传毒物，又称致突变物或诱变剂。突变的发生及其过程称为诱变作用。

诱发突变常为农、林、牧、渔业和园艺学家用以培养和开发新种或良种。毒理学和其他预防医学专家则关心诱发突变可能带来的危害。

第一节　化学毒物致突变类型

遗传学损伤可分为以 DNA 为靶的损伤和不以 DNA 为靶的损伤两种。对于以 DNA

为靶所产生的损伤常以能否为光学显微镜所见来区分，即分为分子水平和细胞水平的两种损伤。光学显微镜的分辨能力极限为 $0.2\mu m$。因此染色体在这一长度以内的改变不能在光镜下见到，只能以生长发育、生化、形态等表型改变来判断有无损伤，故称为基因突变或点突变。光学显微镜除可发现染色体结构改变外，实际还可见到染色体数目的改变。染色体结构改变可归因于 DNA 受损后发生染色体断裂或染色单体断裂，称为染色体畸变。染色体数目改变常归因于纺锤体受损而出现的染色体分离异常。数目改变有非整倍性改变和整倍性改变。

综上所述，遗传学损伤可分为基因突变、染色体畸变和染色体数目异常三类。

一、基因突变

基因突变是指基因中 DNA 序列发生的可遗传改变，可分三个类型：碱基置换、移码和大段损伤。

1．碱基置换

当某一碱基在诱变物的作用下脱落或其配对性能发生改变，就会在 DNA 复制时使 DNA 互补链上的相应位点配上一个错误的碱基，即错误配对。这一错误配上的碱基在下一次 DNA 复制时却按正常规律配对，于是原来的碱基对被错误的碱基对所置换，称碱基对置换或碱基置换。这是名副其实的点突变，可细分为转换和颠换。转换指原来的嘌呤被另一种嘌呤置换，或原来的嘧啶被另一种嘧啶置换。颠换则指原来的嘌呤被任一种嘧啶置换或原来的嘧啶被嘌呤置换。无论是转换还是颠换都只涉及一对碱基，其结果是造成一个三联密码子的改变，可能出现错义密码、无义密码（终止密码）和同义密码。由于错义密码所编码的氨基酸不同，基因产物的蛋白质有可能受到某种影响。终止密码则使所编码的蛋白质肽链缩短。

2．移码

移码是发生一对或少数几对的碱基减少或增加，于是从受损点开始碱基序列完全改变，从而形成错误的密码，并转译成为不正常的氨基酸。如果所形成的错误密码中包含终止密码，则肽链还会缩短。发生移码后所编码的蛋白质的活性改变较大，常出现致死性突变。如果减少或增多的碱基对数目刚好是 3 对，则基因产物的肽链中仅减少或增加 1 个氨基酸，其后果与碱基置换相似，与移码完全不一样，故不包括在移码范畴内。

3．大段损伤

这是指 DNA 链大段缺失或插入。这种损伤有时可波及两个基因甚至数个基因。按严格的定义，基因突变应是一个基因范围内损伤导致的改变。当损伤足够大，例如超过 10^4 碱基对，就介于基因突变与染色体畸变之间的不明确的过渡范围。

因缺失的片段远小于光学显微镜可见的染色体缺失，故称小缺失。它往往是 DNA 链断裂后重接的结果，有时在减数分裂过程中发生错误联会和不等交换也可造成小缺失。小缺失通常会引起突变。

小缺失游离出来的 DNA 片段可整合到另一染色体的某一位置而形成插入，每次整合都可发生突变。小缺失的片段也可倒转后仍插入原来位置而形成基因重排，在质粒之间或染色体之间可出现能转移位置的小段 DNA，称转座子或插入序列。这种位置转移称转座。插入序列不含任何基因，转座子的两端是插入序列，中间是基因。无论是插入序列或转座子转座，当整合到一个基因中即引起该基因发生突变。

二、染色体畸变

在本章中染色体畸变仅指染色体结构异常，它是染色体或染色单体断裂所致。当断端不发生重接或虽重接而不在原处，即可出现染色体结构异常。诱发这种作用的物质称为断裂剂，这种作用的发生及其过程即为断裂作用，断裂作用的关键是诱发 DNA 断裂。

大多数化学断裂剂像紫外线一样只能诱发 DNA 单链断裂，故称拟紫外线断裂剂。DNA 单链断裂需经 S 期进行复制，才能在中期相细胞出现染色单体型畸变。一种保守观点认为拟紫外线断裂剂要在 S 期和 S 期前很短时间内发生作用，并认为有时表面上看是在 G_2 期发生的作用实质上是细胞周期被延长而发生的误解。不管怎样，拟紫外线断裂剂的作用结果必须经过 S 期之后才显露出来，所以又称为 S 期依赖断裂剂。

少数化学断裂剂像电离辐射那样能诱发 DNA 双链断裂，故称拟放射性断裂剂。所以如在 S 期已发生复制之后或 G_2 期发生作用都可在中期相出现染色单体型畸变；而在 G_0 和 G_1 期作用，则经 S 期复制才到中期就呈染色体型畸变。由于拟放射性断裂剂能在细胞周期任何时间发生作用并在随即到来的中期相不须经过 S 期即可见到染色体结构改变，故称 S 期不依赖断裂剂。

任何断裂剂产生的染色单体型畸变，都将在下一次细胞分裂时演变为染色体型畸变。

1. 染色体型畸变

染色体型畸变是指染色体中两条染色单体同一位点受损后所产生的结构异常，表现以下几种类型。

(1) 断裂与裂隙　断裂与裂隙一样是染色体上狭窄的非染色带。过去以带宽超过染色单体宽为断裂，否则为裂隙。自 20 世纪 70 年代中期开始，国外逐渐普遍以该带所分割的两段染色体是否保持线性关系（呈直线或圆滑的曲线）来区分，无线性关系者为断裂，否则为裂隙。裂隙并非是染色质损伤，不属于染色体畸变范围。

(2) 断片、微小体和缺失　一个染色体发生一处或多处断裂而不重接且远远分开，就会出现一个或多个无着丝粒节段和一个有着丝粒节段，无着丝粒节段称为断片。有时断片比染色单体的宽度还小，呈圆点状，此时称为微小体，可成对或单个出现。如果一个细胞只有一个微小体单独存在，应疑为染色单体的断片；如成对出现且为数不少，则认为并非来源于染色体断裂，而是基因扩增的结果。在细胞分裂时断片不能定向移动而丢失在胞质中，于是保留在核中的有着丝粒节段缺少了部分遗传物质，故称缺失。当染色体的末端节段缺失时，称为末端缺失。当染色体的一臂发生两处或多处缺失后虽重接起来，但中间缺失了某一或某些节段，称中间缺失。

(3) 倒位　当某一染色体发生两处断裂，其中间节段颠倒 180° 后重接起来，其位置被颠倒了，叫倒位。如果被颠倒的是具有着丝粒的中间节段，则称为臂间倒位；如果被颠倒的仅涉及长臂或短臂的某一节段，则称臂内倒位。

（4）环状染色体和无着丝粒环 染色体两臂均发生断裂且带着丝粒节段的两端连接起来形成环，称环状染色体，又称着丝粒环。如某一无着丝粒节段两端连接而形成环，则称无着丝粒环。

（5）插入和重复 在涉及一个或两个染色体三处断裂的重接中，一个染色体臂内由发生两处断裂而游离出带两断端的断片插入同一染色体另一断裂处或另一染色体的断裂处，叫作插入。如插入节段的碱基序列与着丝粒的位置关系与原来方向相同，叫顺向插入，否则叫反向插入。如果插入使该染色体有两段完全相同的节段时，称为重复，重复尚有其他含义，如多倍体也是重复的另一种形式。

（6）易位 从某一染色体断裂下来的节段接到另一染色体上称为易位。两条染色体各发生一处断裂，其断片相互交换重接成为两个结构重排的染色体称为相互易位或对称易位，或平衡易位。

两个染色体各发生一处断裂，仅一个染色体的断片连接到另一个染色体上称为单方易位或不对称易位，或不平衡易位。小对称易位有可能是两个带着丝粒的节段在断端重接，就形成一个带两个着丝粒的染色体，如果这两个着丝粒都具有主缢痕功能，就称为双着丝粒染色体，否则只有一个着丝粒具有主缢痕功能时，则称为末端重排。

三个或更多的染色体发生断裂，其游离节段交换重排而形成结构重排的染色体时，称为复杂易位。复杂易位有时可形成三着丝粒、四着丝粒等多着丝粒染色体。

对于生殖细胞，当两个非同源染色体发生一次相互易位时，将出现易位杂合子。在精母细胞第一次减数分裂的前期（前期Ⅰ），联合过程中的偶线期至粗线期间，由于易位杂合子发生同源染色体节段的接合配对而使两对同源染色体形成十字形构型的交叉，称为相互易位型四射体。

以后，随着前期Ⅰ向前发展，在交叉中同源节段的配对部位发生遗传物质交换，并因交换次数不同和位置是在近端（着丝粒和断裂之间）还是在远端（端粒和断裂之间），而于终变期至中期（Ⅰ）（MⅠ期）分别形成不同构型：①交换一次，无论在近端抑或远端，都形成一个二价体和两个单价体；②交换二次，同在近端或远端，形成两个二价体，如一在近端一在远端，则形成一个三价体和一个单价体；③交换三次，二次近端一次远端或相反，都形成链状四价体；④交换四次，形成环状四价体。

非同源染色体的相互易位如发生两次或多次，将产生更为复杂的构型，如六价体、八价体或十价体。

单价体的出现也可因联合失败或联合复合体过早消失所致。

2. 染色单体型畸变

染色单体型畸变是指在某一染色体的一条单体上发生的畸变。

（1）染色单体的断裂、断片、缺失和倒位以及裂隙 含义与染色体型畸变基本相同，差异在于姊妹染色单体中仅有一条出现结构异常。

（2）染色单体交换 是两条或多条染色单体断裂后变位重接的结果。在同一染色体内或单体内的染色单体交换称为内换，不同染色体间的染色单体交换称为互换。两染色体间的单体互换可出现三射体或四射体，它们分别具有三臂或四臂的构型。在三个或多个染色体间的单体互换则形成复合射体。

(3) 姊妹染色单体交换　使用差示染色法时，可见到染色单体的两条姊妹染色单体染成一深一浅。如某一染色体在姊妹染色单体间发生等位节段的内换，就会使两条姊妹染色单体都出现深浅相间的染色（等位节段仍是一深一浅），这种现象称为 SCE。

三、染色体数目异常

在真核生物中，一个配子所含有的全部染色体称为染色体组（或基因组），其染色体数目称为基本数目（n）。进行有性生殖的生物，其体细胞中一般都具有两套同源的染色体组（故染色体数为 $2n$），称为二倍体；其成熟的生殖细胞，由于经历过减数分裂，染色体数减半，称为单倍体。不同物种体细胞染色体数目不同。

染色体组畸变有非整倍性和整倍性两类改变；两者都是异倍性改变（值得注意的是，染色体畸变一词有时广义地涵盖了染色体组畸变）。在两种染色体组改变中，目前较关注非整倍性，将其诱变作用称为非整倍化，而其诱变剂称为非整倍性诱变剂，简称非整倍体剂。

非整倍性改变是细胞增多或减少 1 条或多条染色体。某对染色体增加 1 条时称三体，丢失 1 条时称单体，两条均缺时为缺体。从二倍体细胞中染色体的总数看，多了染色体称超二倍。整倍性改变指染色体数目改变是以染色体组为单位的增减，凡染色体组数目超过 2 的通称为多倍体。

直接导致非整倍性改变是不分离和染色体丢失，导致整倍性改变的是核内再复制和细胞质分裂障碍。

不分离可发生于有丝分裂和减数分裂。在有丝分裂的中期和后期，可因着丝点受损而相应地使一对子染色体或姊妹染色单体未纵裂而不分离，结果纺锤体一极接受两条源染色体或两条姊妹染色单体，而另一极未接受。细胞分裂后即出现单体型和三体型两种非整倍体细胞。

染色体丢失往往是纺锤体形成的不完全障碍或着丝点受损。而在细胞分裂中期向后期发展的过程中，个别染色体行动滞后，于是没有进入任一子细胞的核中，从而使一个子细胞的核丢失 1 条染色体。

非整倍体的产生也可能由于减数分裂时联会复合体形成障碍或着丝粒早熟分离。

核内再复制是在有丝分裂中，染色体及其着丝粒虽已完成正常复制，但纺锤体形成受到完全障碍，于是全部姊妹染色单体不分离，细胞也不能进行分裂，因而在间期中形成一个有四倍体的细胞核。但在下一细胞周期又恢复正常的复制和染色体分离，于是在中期相可见每 4 条姊妹染色单体整齐排列的现象。如生殖细胞在减数分裂前发生核内再复制，则减数分裂后即出现二倍体配子。这种配子与正常单倍体配子结合就会形成三倍体的受精卵。如核内再复制发生于受精卵早期卵裂，则可形成具有四倍体和二倍体两个细胞系的嵌合体个体。

在正常细胞分裂的末期，当两个子细胞核已经形成之后，细胞质黏度降低，并在赤道处形成环状缩窄，最后细胞质分为两等份，这样才完成细胞分裂的最后一步。这一步细胞质运动的整个过程依靠由肌动蛋白构成的微丝的收缩来实现细胞质分裂。

细胞质分裂障碍将形成双核细胞，以至多核细胞，于是在中期相细胞观察中就会出现四倍体或八倍体等细胞。

染色体组改变与纺锤体结构或功能受损关系至深，在受损后有丝分裂相的异常形态有下列数种。

① 异常的二极分裂相。异常的二极分裂相的纺锤体虽呈二极，但可有 3 种异常：a. 非中极集合，即中期分裂相中有的染色体脱离了纺锤体；b. 不分离，即后期和末期分裂相的染色体或染色单体不能正常移向两极，而是仍然相互联接；c. 滞后，即末期分裂相的染色体或染色单体不能正常分开移向两极，而是中途落伍。

② 单极有丝分裂相。单极有丝分裂相的纺锤体只有一极。

③ 多极有丝分裂相。多极有丝分裂相的纺锤体带有三个以上的极。

④ 无极有丝分裂相。无极有丝分裂相无纺锤体图像，纺锤体完全缺失或仅见残留。

第二节　化学毒物致突变作用机制和后果

DNA 是化学损伤的靶分子，在 DNA 水平上观察外源化学物的作用也是分子毒理学研究的重点。

一、DNA 损伤与突变

化学物质的遗传毒性效应系以 DNA 作为靶分子造成的损伤。DNA 损伤是指在某些因素作用下，DNA 的结构和功能发生改变，阻碍 DNA 的复制与转录。按最新研究资料，DNA 损伤应包括 DNA 分子一级结构的任何异常改变，包括脱氧核糖、磷酸和碱基的损伤，DNA 分子二级结构、三级结构及其构象动态变化的异常改变。但目前关于环境有害因素和内源性因素对 DNA 损伤的研究主要集中于对碱基的损伤和 DNA 序列改变，今后会扩大其研究范围。

在正常生理条件下，细胞的内源性 DNA 损伤较易修复，而且一般能完全修复。外源化合物造成的 DNA 损伤，能被及时正确修复的不会造成基因突变；不能被及时正确修复损伤的 DNA，进入半保留复制过程，极易发生碱基配对错误而发生基因突变。有些 DNA 损伤造成碱基丢失的，可直接造成突变。

一般按 DNA 损伤在光学显微镜下能否被识别而分为染色体畸变和基因突变两大类。显微镜下可分辨的最小物体为 $0.2\mu m$，染色体畸变属这一类，它包括染色体数目和结构的异常；在长度为 $0.2\mu m$ 以下的改变，显微镜下无法发现，称为基因突变。

1. 染色体畸变

染色体数目异常有整倍性畸变和非整倍性畸变，前者包括出现单倍体、三倍体或四倍体，三倍体以上的整倍体也称为多倍体。非整倍性畸变指比二倍体多或少一（或多）个染色体，如某号染色体的两个同源染色体完全缺失称为缺体，当某号染色体只有一条，或有三条或四条，则分别称为单体、三体或四体。染色体结构异常分为染色体型畸变和染色单体型畸变。在细胞学上可分辨的染色体畸变的类型：断裂，微小体，着丝点环，无着丝点环，倒位，易位，双着丝点或多着丝点，染色单体互换形成三辐体、四辐体或多辐体，有时也可见染色体粉碎化。

染色体畸变大多数伴有基因数量和结构的改变，造成人类健康的损害。例如某一组遗传性疾病为染色体病，则是由于患者核型中减少或增加了一个染色体、染色体的一部分或一组染色体发生变异而产生的疾病。性细胞和受精卵的染色体畸变常是先天性畸变、流产、死产的直接原因。

2. DNA 链断裂

DNA 链断裂可区分为单链断裂和双链断裂。单链断裂可在变性解开的 DNA 链中测得，双链断裂可在自然状态中测得。估计双链断裂的修复较困难。双链断裂使 DNA 分子成为两个分离的断片，但其他的分子（如核酸组蛋白）可以将断裂的两端保持接近状态以便于修复。染色体断裂可能导致细胞在有丝分裂期或其后死亡。

DNA 的支架系由脱氧核糖经磷酸二酯键连接起来，外源化合物可通过攻击脱氧核糖或磷酸二酯键而导致 DNA 链断裂。电离辐射作用于 DNA 也可使 DNA 链断裂。DNA 是相当长的分子，容易受损伤，一些 DNA 纯化的操作也常造成大量链断裂。

常见的外源性或内源性自由基活性氧对 DNA 的损伤主要造成链断裂和碱基修饰。·OH 可迅速与核酸反应，形成许多不同类型的碱基修饰产物。活性氧攻击胸腺嘧啶碱基造成的损害经修复酶切除也可产生类似的单链断裂。修复 DNA 断裂的酶也因受活性氧攻击而降低其保真度。DNA 链断裂可能造成部分碱基的缺失。因此，外源化学毒物引起的链断裂和碱基修饰均可导致基因突变。

近来的研究表明，活性氧与 DNA 相互作用也可影响某些基因的调控，可能是通过改变调控基因表达的转录因子或酶而起作用。此外，DNA 受损后也可诱导一类蛋白激酶，使 DNA-蛋白激酶活化。这类激酶在识别 DNA 损伤、DNA 损伤的信号转导和通过改变细胞代谢以促进 DNA 修复方面起着重要作用。

3. 基因突变

基因突变是 DNA 损伤的一大类别，在化学诱变作用中占有特殊地位。

(1) 基因突变的类型　基因突变就是 DNA 碱基组成或排列顺序的改变。按突变发生的原因、发生的方式和突变的生物学意义等可从不同角度予以分类。

① 自发突变与诱发突变　生物体内正常的代谢物、环境放射线和微量化学物质皆能引起 DNA 损伤，它所导致的突变称为自发突变。各种诱变测试的空白对照组均显示有一定的自发突变频率，并随观察的遗传终点而异，是判断诱变试验是否为阳性效应的参比标准。

诱发突变是生物体在外界环境有害因素作用下产生的超过自发突变频率的突变。具有诱发作用的因素称为诱变因子，有物理因子、化学因子和生物因子等。现实生活中以化学因子为数最多，称为诱变剂或致突变物。其中有的能直接诱发突变作用，称为直接诱变剂，有的则需经代谢活化才具有诱变作用，称为间接诱变剂。环境中存在的诱变剂以间接的为多见。判断诱变试验结果是否为阳性效应的标准随测试系统而异，目前尚无成熟的统一标准。

诱变试验积累的经验表明，任何化学物质在几种诱变试验中都出现阳性结果或阴性结果的并不多见，而有阳性也有阴性的结果较常见。这可能与各种诱变试验的观察终点不同，受试物引起 DNA 损伤的机制和靶部位不同有关。体外诱变试验的结果在外推于人时需特别谨慎。为确定某化学物质是否对人可诱发突变，最好对接触该化学物质的人群应用诱变剂的生物标志物，如 DNA 加合物、彗星细胞、细胞遗传学等指标，直接进行流行病学调查。

② 按基因结构改变类型分类

a. 点突变：DNA 分子中个别碱基发生改变，一种碱基被另一种碱基取代。如果原来的嘌呤被另一嘌呤置换（A 被 G，G 被 A），或原来的嘧啶被另一个嘧啶置换（C 被 T，T 被 C），称为转换；而如果嘌呤与嘧啶间相互置换，则称为颠换。碱基置换是因碱基的改变而造成错误配对。在随后的 DNA 复制中，已置换的错配碱基又按正常规律配对，于是造成原来的碱基对整对被转换。此种情况下仅一个碱基对发生突变，是名副其实的"点突变"，也称为"单点突变"。一个碱基对改变结果造成一个三联密码的改变。也可能几个碱基对同时发生突变，称为多点突变，造成几个三联密码的改变。点突变，尤其是单点突变，其回复突变率较高。

b. 移码突变：碱基插入（或缺失）突变是在 DNA 的某一位点插入（或缺失）一个或一个以上碱基（通常是较长的碱基序列），这是造成移码突变的主要原因。因为插入或缺失 1 个或 2 个碱基以及不是 3 整数倍的碱基数，能影响 DNA 三联密码阅读框架，引起移码突变。移码突变造成遗传信息的严重错乱，不但可改变基因表达产物蛋白质的氨基酸组成，有时还可使蛋白质合成过早终止。严重的移码突变，常常引起细胞死亡。如果插入或缺失 3 个或 3 的倍数的碱基，则三联密码阅读框架不受影响，突变的基因表达产物的活性或其部分活性还可能保留，危害较小。有时插入的碱基序列本身携带遗传信息，故插入后可使插入位点的基因失活，而带进新的基因。插入的碱基序列可以被准确切除，突变基因可回复为野生型基因。缺失突变的回复突变率很低。

c. DNA 损伤：有时造成 DNA 链的大段缺失或插入，造成两个或两个以上基因的改变。这就超出了基因突变的传统概念。此外，近年来还发现人体有一类新的突变，称为三联体重复，即一特定的三联核苷酸被扩增，其重复数目明显超过正常数目，这种突变常与遗传疾病有关。

③ 按遗传信息改变分类

a. 同义突变：碱基的三联密码常有几个密码子代表相同的遗传信息，即翻译成相同的氨基酸，如 UUA、UUG、CUU、CUC、CUA、CUG 均代表亮氨酸，如果 UUA 中 A 被 G 置换了，遗传信息的含义并未改变，所以这种突变称为同义突变。

b. 错义突变：碱基的突变使密码子的碱基组成发生变化，且导致遗传信息的含义改变，如 CUA 中的 C 被 G 转换，密码子变成 GUA，则原代表亮氨酸的变成了缬氨酸。根据氨基酸改变对蛋白质功能影响的大小，大致有 3 种结果：中性突变、渗漏突变和致死突变。

c. 无义突变：某个碱基的突变使代表某个氨基酸的密码子变为蛋白质或肽链合成的终止密码子。无义突变使肽链合成过早终止，其表达的蛋白质往往失去功能。

④ 正向突变和回复突变

a. 正向突变：自然界的生物体都存在变异体，如果某生物体的大部分个体具有相同的遗传性状，这些个体通常称为野生型，而其中有些个体因基因突变而改变了野生型原有的 1 个或 1 个以上的遗传性状，则称为突变体。正向突变是指改变野生细胞基因突变型遗传性状的突变。

b. 回复突变：突变体发生再次突变，而使因前次发生正向突变失去的野生型遗传性状恢复。由点突变造成的正向突变，在回复突变时可能在原位恢复原有的密码子，使野生型 DNA 的序列获得完全恢复。但多数情况下第二次突变是发生在另外的位点上，而原来的突变位点仍然存在，不过它引起的遗传性状改变被恢复了。后一种回复突变主要通过发生回复突变的基因表达产物而补偿原来正向突变造成的功能缺陷，从而使野生型表型恢复。回复突变可发生在原正向突变的同一个基因中，也可以发生在其他的基因中。

（2）基因突变的特征

① 突变是以一定概率发生的偶发事件　基因突变是一种普遍的自然现象，任何一种生物的个体都以一定的突变率发生某种突变。据估计，高等生物中基因的自发突变率大概是每百万配子中有几个至几十个。

② 突变的发生率可受内外环境所影响　已知许多化学因素、物理因素和生物因素可诱发突变，其诱发的突变率明显高于自发突变率，这类因素统称为诱变因素或诱变剂。生物体由于代谢紊乱、某些生理或病理过程等情况下，也可观察到突变率增高。加上 DNA 损伤修复能力的个体差异，自发突变率也就存在个体差异。这提示在遗传毒理学和分子毒理学研究工作中，选用具有相对稳定的自发突变率的受试生物体、细胞株或菌株十分重要，并且在实验室内定期监测它们的自发突变率，这对检测环境诱变剂有重要意义，也是质量控制的关键。外界环境中也存在不少可降低突变率的因素，它们具有抗诱变作用，称为抗诱变剂。

③ 突变的可逆性和突变的消除　突变的基因在随后发生的 DNA 复制过程中可能被完全修复，突变就不复存在，不再继续遗传给子代或子代细胞。突变的基因有可能再发生突变回复到野生型基因，但是这种概率极小。也可能第一次突变的基因仍然存在，而再次发生的突变使第一次突变改变的遗传性状回复至野生型性状，即回复突变。此外，发生的突变严重到一定程度，导致突变的细胞或个体死亡，这些突变就被消除，它是人类早期流产的重要原因。据现代医学观点，这类流产对保护人类基因组有积极意义，所以早期是否需要保胎值得慎重考虑。突变的消除也是小鼠显性致死试验的基础及其原理所在。

④ 突变的可遗传性　突变发生在 DNA 分子上，可进行复制，把突变的 DNA 传给子代。二倍体生物体每个基因都有两个等位基因，若突变仅发生于其中的一个，则此突变体为杂合子，若两个等位基因均发生相同的突变，则此突变体为纯合子。如果发生的突变是有利的，则引起后代遗传性状的改良或种系的改良，甚至导致生物的进化；如果是有害的，则可造成后代遗传性状的恶化、种系的退化甚至某些物种的灭绝。对人类来说，可能导致形成新的遗传疾病或遗传缺陷和各种健康的损害。

二、与 DNA 合成和修复有关的酶系统作用

化学致突变作用的模式为损伤-修复-突变，只有修复功能饱和或能力不足时才会

突变。

1. 氧化代谢酶

细胞色素 P450 是机体代谢化学毒物的主要酶类。发现这些酶的多态性使代谢功能出现较大差异，并因此而影响机体对毒物的敏感性。

CYP1A1 基因编码芳烃羟化酶（AHH）能催化多环芳烃等致癌物活化。研究发现，*CYP1A1* 的低诱导表型在肺癌组占 4%，而在对照组占 44%，相反，高诱导表型在肺癌组占 30%，而在对照组占 9.4%，说明不同基因型与肺癌发生有一定关系。此外，还发现 AHH 的可诱导性与肺癌的预后相关。

CYP2D6（异喹羟化酶）多态性是研究得较为充分的一种酶变异。根据酶活性（代谢表型）可分为强代谢型（EM）和弱代谢型（PM）。在不同种族中两种表型所占比例不同，例如，PM 型在高加索人种中约占 7%，而在亚洲人中只占 1%。已知 CYP2D6 与 30 种以上的药物代谢有关，其活性与药物的药效及副作用有一定关系，如 CYP2D6 参与可待因 *O*-去甲基作用，生成吗啡，发挥其药效。而 CYP2D6-PM 药效减弱以至全无作用。

2. 酯酶

与致突变作用关系密切的是环氧水化酶（EH），在人类至少有四型。一种在胞质，一种在微粒体，另两种有较高的特异性，一种是针对胆固醇环氧化物，另一种是针对白三烯环氧化物。EH 的作用具有二重性，它既是活化酶，如参与苯并 [a] 芘代谢，使之最后生成终致癌物，也是解毒酶。EH 活性存在明显的个体差异。

3. 谷胱甘肽硫转移酶（GST）

它是体内重要的解毒酶系之一，许多疏水性及亲电子物质通过 GST 与谷胱甘肽结合形成硫醚酸，经尿排出体外。

化学毒物的体内代谢主要与两大类催化酶有关，即催化氧化反应的细胞色素 P450 和催化结合反应的谷胱甘肽-*S*-转移酶。

三、细胞分裂过程的改变

1. 共价结合形成加合物

许多化学诱变剂或其活化产物是亲电子化学物质，可与 DNA、RNA 或蛋白质等大分子亲核物质发生共价结合，形成加合物。DNA 加合物的形成被普遍认为是诱变作用的重要事件。正常的 DNA 碱基配对在腺嘌呤和胸腺嘧啶是靠两个氢键相联（A：T），而在鸟嘌呤和胞嘧啶则是靠三个氢键相联（G：C）。这些氢键都是以弱静电力与嘌呤或嘧啶特定位置的氧或氮联结。如果亲电子化学物质与 DNA 碱基中涉及氢键的部位发生共价结合，加合物就能够由氢键位置产生电子转移，使得有机会形成短寿命的错配碱基对（如 A：C 或 G：T）。这种错配如发生于 DNA 复制时或复制前，结果就会出现置换型突变。

致癌化学物质有许多都是亲电子化学物质，能与 DNA 发生共价结合。例如，强烈致癌的黄曲霉发生共价结合。共价结合所攻击的碱基和碱基上的位置，有些是专一的，而有些却专一程度低。

2. 平面大分子嵌入 DNA 链

有些大分子能以静电吸附形式嵌入 DNA 单链的碱基之间或 DNA 双螺旋结构的相邻多核苷酸链之间，称为嵌入剂。它们多数具有多环的平面结构，尤其是三环结构，因其长度是 $6.8×10^2$ nm，恰好是 DNA 单链相邻碱基距离的两倍，故易于嵌入。如果嵌入新合成的互补链上，就会使之缺失一个碱基；如果嵌入模板链的两碱基之间，就会使互补链插入一个多余的碱基。无论多或少 1 个碱基都会造成移码突变。

3. 改变或破坏碱基的化学结构

有些化学物质可对碱基产生氧化作用，从而破坏或改变其结构。例如，亚硝酸根能使腺嘌呤和胞嘧啶发生氧化性脱氨，相应变为次黄嘌呤和尿嘧啶。羟胺能使胞嘧啶 C-6 位的氨基变为羟氨基。这些改变都会造成转换型碱基置换。一些化学物质能在体内形成有机过氧化物或自由基，从而破坏嘌呤或嘧啶的化学结构，容易导致 DNA 链断裂。

4. 碱基类似物取代

碱基类似物能在合成期与天然碱基竞争，取代其位置。

四、突变的后果

突变的结局从总的方面看，可能是致死的，或可能是对程序性细胞死亡（PCD）即细胞凋亡的调控改变，这些都通过靶细胞呈现出来。当靶细胞是体细胞时，其仅影响接触诱变剂的个体，而不能影响后代。当靶细胞是生殖细胞时，才有可能殃及后代，也有可能对接触的个体有影响。

通过靶细胞所呈现出来的突变后果必然与突变的类型有关。其中整倍性改变几乎对人体健康无影响。因为正常人肝细胞中有 10% 为 4 倍体，0.2% 为 8 倍体。正常动物的多倍体肝细胞更多。

1. 体细胞突变的不良后果

（1）体细胞突变致癌 早就发现肿瘤细胞中存在着与肿瘤种类特异的缺失、易位、倒位等染色体畸变。以后又发现一些诱变试验的测试结果与啮齿类动物致癌试验结果的符合率较高。近年又发现一些肿瘤细胞有特异的非整倍性改变，甚至认为 75% 的人类肿瘤存在着非整倍性改变。

现已查明，体细胞基因突变、染色体畸变和非整倍性改变，都是引起癌基因激活和抑癌基因失活等改变而致癌。其中，也涉及对 PCD 的抑制。从孕晚期胎儿开始，体细胞发生这些突变性改变，都有可能导致肿瘤的发生。

（2）体细胞突变致畸与发育毒性 孕体的体细胞由受精卵起至器官形成期的细胞，因外来化学物质引起突变，就有可能使新生儿存在外观或内脏的畸形；也可能发生着床前死亡、流产、死胎和新生儿死亡，而活胎则可能发育迟缓。

（3）体细胞突变的其他不良后果 动脉硬化可因动脉壁细胞被诱发突变而引起。衰老被认为是因体细胞组织累积的突变所致。

2. 生殖细胞突变的不良后果

不同发育阶段的生殖细胞发生突变的意义不同，最重要的是精原干细胞、卵原细胞和休止期的卵母细胞。如果是这些细胞发生突变，就存在着整个生育年龄排出突变的生殖细胞的可能性。如突变仅限于精原干细胞以后的发育阶段或正在成熟与成熟了的卵母细胞，那么仅在很短一段时间中才有排出突变生殖细胞的可能。

生殖细胞的致死性突变可导致不育、半不育。生殖细胞非致死突变是可遗传的改变。其后果之一是产生遗传病，另一后果是对基因库和遗传负荷产生不良影响。产生遗传病，可能是出现新遗传病病种，也可能是使其发生频率增加。遗传病有单基因遗传病（常染色体显性遗传病、常染色体隐性遗传病、X连锁显性遗传病、X连锁隐性遗传病、连锁遗传病等）、多基因遗传病和染色体病。基因库是指某一物种的生育年龄群体于特定时期能将遗传信息传至下一代的基因的总和。遗传负荷指基因库中携带的一定量的有害基因。基因库中存在一定量的有害基因，将使下一代的体质下降，故称之为遗传负荷。当然遗传病种的增加也许不仅仅是因自发和诱发的遗传学损伤增多和遗传负荷加重，还可能与医学上鉴定新病种的技术水平增高有关。

第三节　研究化学毒物致突变作用的方法

致突变试验的原理和方法很多，更科学和合理的方法还在逐步建立，旧方法也在不断更新或淘汰。自20世纪80年代到2015年7月，经济合作与发展组织（OECD）推荐的遗传毒理学试验指南约21种，截至2014年淘汰和合并了7种，2015年更新和推荐的遗传毒理学试验共有13种。我国最新食品安全性毒理学评价程序（GB 15193.1—2014）规定了10种常用和备选遗传毒理学试验方法：①细菌回复突变试验；②哺乳动物红细胞微核试验；③哺乳动物骨髓细胞染色体畸变试验；④小鼠精原细胞或精母细胞染色体畸变试验；⑤体外哺乳类细胞HGPRT基因突变试验；⑥体外哺乳类细胞TK基因突变试验；⑦体外哺乳类细胞染色体畸变试验；⑧啮齿类动物显性致死试验；⑨体外哺乳类细胞DNA损伤修复（非程序性DNA合成）；⑩果蝇伴性隐性致死试验。最后两种方法为OECD不推荐方法，我国作为备选试验。

一、观察项目的选择

1. 效应终点类型

遗传毒理学试验旨在观察基因突变、染色体形态畸变和染色体数目异常，但在不同的基因突变试验中不一定都能直接检验或观察基因突变或染色体畸变，某个试验反映的可能是致突变过程及突变相关的事件。将试验观察到的现象所反映的各种事件统称为遗传学终点。遗传学终点可归类为基因突变、染色体畸变（包括数量畸变/染色体组畸变）、DNA损伤及其他遗传损伤的检测。目前没有一种致突变试验能涵盖所有的遗传学终点，因此需要多个试验组合来综合评价致突变作用。

2. 试验项目和成套方法的组合

目前外源化学物质的遗传毒性试验方法很多，应根据被检验化学物质的特性及研究资料和评价的目的，合理组合一组致突变试验。需考虑以下几个方面：

① 化学毒物的种类和结构多种多样，其致突变的机制不尽相同，作用的靶细胞也不同。成套试验项目既要有体细胞试验，又要有生殖细胞试验，以评价化学物质对体细胞或生殖细胞的选择性；既要从分子水平，还要从细胞水平来检测化学毒物的遗传毒性。

② 某些化学物质有直接致突变作用，而有些起间接致突变作用，需要在体内代谢活化后或作用于 DNA 相关的蛋白质系统才具有致突变作用。体内试验具有完整的活化系统，而体外试验则需通过加入模拟代谢系统。

③ 化学毒物的致突变性有强弱区别。某些化学物质在某一检测系统中是强致突变物，而在另一系统中可能是弱致突变物。弱致突变物在某些试验中容易漏检，即出现假阴性。

总之，成套的试验既要全面，又要经济适用。设计遗传毒理学成套试验需遵循以下原则：

① 一套可靠的试验系统应包括每一类型的遗传学终点。

② 通常的试验材料有病毒、细菌、真菌、培养的哺乳动物细胞、植物、昆虫及哺乳动物等。一般认为配套试验应包括多种进化程度的物种，如原核细胞、低等和高等真核细胞。

③ 既有体内试验，又有体外试验，取长补短，综合考虑。

④ 既有体细胞试验，又有生殖细胞试验。

⑤ 遵循伦理，施以动物福利。

根据上述原则，我国食品安全性毒理学评价程序中推荐了适合国情的两种遗传毒性试验组合。

组合一：细菌回复突变试验、哺乳动物红细胞微核试验或哺乳动物骨髓细胞染色体畸变试验、小鼠精原细胞或精母细胞染色体畸变试验或啮齿类动物显性致死试验。

组合二：细菌回复突变试验、哺乳动物红细胞微核试验或哺乳动物骨髓细胞染色体畸变试验、体外哺乳类细胞染色体畸变试验或体外哺乳类细胞 TK 基因突变试验。

其他备选遗传毒性试验：果蝇伴性隐性致死试验、体外哺乳类细胞 DNA 损伤修复（非程序性 DNA 合成）试验、体外哺乳类细胞 HGPRT 基因突变试验。

二、常用致突变试验

1. 基因突变试验

（1）细菌回复突变试验 细菌回复突变试验是首选的致突变试验，该试验利用突变体的测试菌株，观察受试物能否回复测试菌株因突变丢失或改变的功能或表型来判断其致突变性，常用的菌株有鼠伤寒沙门菌和大肠杆菌。

鼠伤寒沙门菌突变试验是应用最广泛的检测基因突变方法，由 Ames 于 1979 年建立，也称 Ames 试验。其原理是人工诱变的鼠伤寒沙门菌组氨酸缺陷型突变株在组氨酸操纵子中有一个突变，因此必须依赖外源性组氨酸才能生长，而在无组氨酸的选择性培养基上不能存活，致突变物可使其基因发生回复突变，使它在缺乏组氨酸的培养基上也能生长。已知 Ames 试验菌株有鼠伤寒沙门菌和大肠杆菌，不同的突变菌株，其检出能力不一，因此试验中菌株也要配套。

（2）哺乳动物细胞体外基因突变试验　哺乳动物细胞体外基因突变试验是体外培养细胞的基因正向突变试验。国际上普遍选用两个标准试验：体外哺乳动物次黄嘌呤-鸟嘌呤转磷酸核糖酶基因（HGPRT）和黄嘌呤-鸟嘌呤转磷酸核糖酶基因（GPT/XPRT）突变试验、体外哺乳动物细胞胸腺嘧啶核苷基因（TK）突变试验。这两个标准试验的基本原理相同，我国遗传毒理学试验标准程序的一个组合试验中推荐了 TK 基因突变。TK 基因突变试验具有较高的敏感性，可检出点突变、大的缺失、重组、异倍体等多种遗传改变，长时间处理还可检出某些断裂剂、纺锤体毒物和多倍体诱导剂等。

体外试验不能完全模拟哺乳动物体内代谢条件，因此体外动物细胞试验结果不能直接外推到哺乳动物机体。阳性结果表明受试样品在该条件下可引起所用哺乳类细胞基因突变；阴性结果表明在该条件下受试样品不引起所用哺乳类细胞基因突变。评价时应综合考虑生物学意义和统计学意义。

（3）转基因动物突变试验　本试验是体内基因突变试验。转基因动物是将外源 DNA 序列转入动物基因组并通过生殖细胞传递下去的产物。目前遗传毒理学主要的转基因动物品系有 Big Blue 小鼠和 Muta Mouse 小鼠。Big Blue 小鼠导入了大肠杆菌的 *Lac* Ⅰ基因，Muta Mouse 小鼠则导入了大肠杆菌 *Lac Z* 基因。转基因动物经诱变处理后，可以很容易地从动物细胞中重新获得 *Lac* 基因，并包装到 λ 噬菌体中，进而感染大肠杆菌，裂解后根据噬菌斑的表型及数目可以发现突变子并计算突变频率。

2. 染色体畸变试验

（1）哺乳动物骨髓细胞染色体畸变试验　本试验可检测受试物能否在体内引起动物骨髓染色体畸变，以评价受试物致突变的可能性。受试物或其代谢产物不能到达骨髓，则不适用于本法。常用动物为大鼠或小鼠，在试验动物给予受试物后，用中期分裂相阻断剂（如秋水仙素）处理，抑制细胞分裂时纺锤体的形成，以便增加中期分裂相细胞的比例，随后取材、制片、染色，分析染色体畸变。

（2）微核试验　染色体或染色单体的无着丝点断片或因纺锤丝受损伤而分裂时丢失的整个染色体，在细胞分裂后期遗留在细胞质中，形成一个或几个规则的次核，包含在子细胞的胞质内，比主核小，故称微核。微核形成的主要原因：一是诱变剂使染色体断裂，无着丝粒的染色体断片在细胞分裂后期不能定向移动而遗留在细胞质中；二是毒物的作用妨碍了有丝分裂过程，使个别染色体滞留在细胞质中。微核试验的观察终点是受试物能否使细胞产生微核，可检测出 DNA 断裂剂和非整倍体诱变剂。

（3）啮齿类动物显性致死试验　显性致死试验观察发育中的精子或卵细胞发生的染色体诱变损伤，此种损伤不影响受精，但导致受精卵或发育中的胚胎死亡，即观察终点为显性致死突变。一般认为显性致死主要是由于染色体损伤（包括结构及数目改变）的结果。

显性致死试验是一种体内试验，可提供基于诱发哺乳动物生殖细胞遗传损伤的数据，常用动物为大鼠、小鼠，应选用成年性成熟的动物。

3．其他 DNA 损伤的检测

主要是一类对体内或体外受突变剂损伤的细胞 DNA 直接或间接用现代分子生物学技术检验的方法，如单细胞凝胶电泳、^{32}P-标记技术、DNA 的非程序合成试验等。

三、致突变试验中应注意的问题

1．体外试验中受试物的活化

有些致突变物需要经过生物活化后才能呈现致突变作用，因此为避免因体外和体内活化能力的差异而出现假阴性结果，体外试验常需加入下列模拟代谢系统。

① 哺乳动物细胞：使用完整的细胞，特别是大鼠肝原代细胞，与测试细菌或细胞一起培养。它有完整的细胞结构和各种酶及内源性辅助因子，代谢能力优于无细胞系统如 S9，但不如体内活化系统。

② S9：S9 是经酶诱导剂处理后制备的肝匀浆，再经离心分离所得上清液，加上适当的缓冲液和辅助因子。

2．对照组的设立

在遗传毒理学试验中，常以生物为实验对象，如小鼠、大鼠、仓鼠、细菌、真菌等，它们本身存在变异，使实验难以控制，再者实验条件对结果也有影响。因此，在遗传毒理学试验中必须设立对照组，从而抵消或减少实验误差。

① 阴性对照：阴性对照除了无处理因素外，与试验组完全相同。其目的是获得实验的基础数据。如 Ames 试验的阴性对照可了解所用细菌的自发回复突变率，证实除处理因素外无任何使回复突变率增加或减少的因素。

② 阳性对照：阳性对照是用某种已知能产生阳性反应的物质作为对照。其目的是通过对阳性物质的试验证明实验方法的可靠。

3．试验结果的判定

化学物质是否具有遗传毒性或致突变性，通常在检出任一遗传学终点的生物学试验中呈现阳性反应的物质，即可确定其具有致突变性。如果一种物质经过几个测试系统证明是有致突变性的，除非有令人信服的证据证明对人是非致突变物，否则就应考虑其对人也是致突变物。而要确定某化学物质为非致突变物，则需在检测 5 种遗传学终点的一系列试验中，经充分的试验均为阴性。

我国食品安全性毒理学评价程序中，遗传毒性检验结果判读原则：

① 遗传毒性试验组合中两项或以上试验阳性，则表示该受试物很可能具有遗传毒性和致癌作用，一般应放弃该受试物应用于食品。

② 遗传毒性试验组合中一项试验为阳性，则再选两项备选试验（至少一项为体内试验），如再选的试验结果均为阴性，则可根据其他毒理学试验结果判定受试物是否可用于食品；如其中有一项试验阳性，则应放弃该受试物应用于食品。

③ 如三项试验均为阴性，则可判断遗传学毒性风险较低，如受试物其他毒理学评价，如急性毒性、慢性毒性、生殖发育毒性和致癌性等，均为安全，则可以应用于食品。

对于食品污染物，加工、烹调和贮藏中产生的遗传毒物则需要进一步评价其暴露程度和风险级别，制定残留限量，提出控制方案。不过，这些还涉及环境及食品污染度的评价，以及流行病学研究。

？思考练习题

1. 怎样理解基因突变和染色体畸变？
2. 简述 DNA 损伤与突变的关系。
3. 简述与 DNA 修复有关的酶系统。
4. 突变的后果有哪些？
5. 列举常用的致突变试验。
6. 试述在致突变试验中应注意的问题。

第六章
食品中化学毒物的致畸作用

◉ **知识目标**

1. 掌握生殖毒性、发育毒性、致畸作用的概念及致畸作用的机制。
2. 了解致畸作用的试验方法及结果评价方法。

💡 **能力目标**

1. 能比较化学物质致畸作用与一般作用的毒理学特点差异。
2. 能比较用于毒理学试验的大鼠与小鼠的优缺点，科学选用试验动物。

◎ **思政与职业素养目标**

1. 回顾"反应停与凯尔西"事件，培养勇于质疑的精神，树立社会责任感。
2. 讨论叶酸与婴儿神经管畸形的关系，增强食品安全意识与应用科学知识的能力。

第一节　概　　述

生殖发育是哺乳动物繁衍后代的正常生理过程，其中包括生殖细胞（即精子和卵细胞）发生、卵细胞受精、着床（或称植入）、胚胎形成、胚胎发育、器官发生、分娩和哺乳过程。

在生殖发育的各个环节，都可能受到外源化学物的损害。外源化学物对生殖发育的损害作用分为生殖毒性和发育毒性两个方面。生殖毒性是指外源化学物对雄性和雌性动物生殖功能或生殖能力的损害以及对后代的有害影响，表现为外源化学物对生殖过程的影响，例如生殖器官及内分泌系统的变化，对性周期和性行为的影响，以及对生育能力和妊娠结局的影响等。发育毒性是指在到达成体之前诱发的任何有害影响，包括在胚期和胎期诱发或显示的影响，以及在出生后诱发或显示的影响。发育毒性的具体表现可分为以下几种。①生长迟缓：在胚胎的发育过程中，由于外源化学物的干扰，胚胎发育过程缓慢，表现在体重、身长及骨骼钙化等方面。一般认为胎儿的生长发育指标比正常对照的均值低2个标准差时，即可定为生长迟缓。②致畸作用：由于外源化学物的干扰，胎儿出生时，某种器官（外观、内脏和骨骼）表现形态结构异常。致畸作用所表现的形态结构异常，在出生后可立即被发现。③功能缺陷：胎仔的生化、生理、代谢、免疫、神经活动及行为的缺陷或异常，如听力或视力异常、行为发育迟缓等。功能缺陷往往要在出生后经过相当长的时间才能发现，因为在正常情况下，有些功能在出生一段时间后才能发育完全。④胚胎致死作用：受精卵未发育即死亡，或胚泡未着床即死亡，或着床后生长发育到一定阶段死亡。早期死亡的胚胎为吸收胎或天然流产，晚期死亡的胚胎为死胎。

致畸作用在外源化学物发育毒性的具体表现中，对存活后代机体影响较为严重，往往是一种不可逆过程，具有重要的毒理学意义。在有些文献中，将致畸作用称为发育毒性，可以理解为发育毒性的狭义概念。

一、致畸作用

致畸作用是指外源化学物作用于发育期的胚胎，引起胎儿出生时具有永久性的形态结构异常，是一种特殊的胚胎毒性。凡在一定剂量下，能通过母体对胚胎或胎儿正常发育过程造成干扰，使子代出生后具有畸形的化学物质称作致畸物或致畸剂。器官形态的异常称为畸形。具有畸形的胚胎或胎仔，称为畸胎。动物试验表明，具有致畸作用的化学物质有 2500 多种，目前肯定对人类有致畸作用的因素有数十种，其中化学物质有 30 多种。

人类对致畸作用的认识是一个逐步深入的过程，对于出生缺陷和畸形很早就有文字记载，但直到 20 世纪 40 年代，通过实验先后确定了 X 射线、营养缺乏、激素、烷化剂和缺氧等可以造成哺乳动物出生缺陷模型后，才对致畸作用有了初步的研究。20 世纪 60 年代初，西欧一些国家和日本突然出现不少畸形新生儿，截至 1962 年，这些国家出生的畸形新生儿超过万名，畸形的特征是严重短肢，形似海豹。经流行病学调查证实，海豹形畸形儿的母亲在妊娠期间均有服用镇静剂"反应停"（化学名 α-苯肽戊二酰亚胺，又称塞利多米）的既往史。通过这次事件，外源化学物的致畸作用更加引起人们的高度重视，人们开始对外源化学物的致畸作用进行深入的研究。目前，世界上所有国家都要求对新化合物的致畸作用进行安全性评价。

致畸作用的毒理学特点如下。

1. 发育阶段致畸效应的特异性

有性生殖动物由受精卵发育成为成熟个体的过程，可概括为胚泡形成、着床、器官发生、胎儿发育以及新生儿发育等阶段。胚胎或胎仔所处的发育阶段不同，对于致畸作用呈现不同的敏感性。着床前的胚胎对胚胎致死作用较为敏感，但对致畸作用不敏感，如在此阶段接触致畸物，往往出现胚胎死亡，畸形极少。器官发生期是发生形态结构畸形的关键期，此阶段胚胎对致畸作用最为敏感。20 世纪 60 年代"反应停"药物致畸事件就在人受孕后的 20～35 天内（器官发生期），在无一般毒性的"安全剂量"[1mg/(kg·d)]下发生的，有人甚至在这阶段内只服用过一次药。在胚胎发育后期和新生儿期对致畸作用不敏感，最容易表现的发育毒性是生长迟缓和神经、内分泌以及免疫系统功能的改变。胎仔或胎儿对胚胎致死作用的敏感性虽较胚胎低，但仍有一定数目的死胎发生。

同一剂量的同种致畸物在敏感期与胚胎接触，可因胚胎所处发育阶段不同而出现不同的畸形。例如，以 20mg/kg 体重剂量的环磷酰胺在小鼠受精后第 8～12 天期间，每日分别给予小鼠，虽然畸形多出现于前肢趾部，但畸形种类则可因给予的日期不同而分别为多趾、并趾、缺趾和无趾；将大量维生素 A 在受精后第 8 天给予大鼠，主要出现骨骼畸形，如在第 12 天给予，则诱发腭裂；将相同剂量砷酸钠在受精后第 7 天给予小鼠，主要出现脐疝，如在第 9 天给予，则诱发露脑。

虽然发育中的胚胎对致畸作用的敏感期主要在器官发生期，但在此期间，各种器官都有其对致畸作用的特殊敏感期，即"靶窗"。例如，大鼠器官发生期为受精后 9～17 天，但大鼠眼的最敏感期为受孕后第 9 天，心脏和主动脉弓的最敏感期为受孕后 9～10 天之间，脑的最敏感期约为受孕后第 10 天，头与脊椎骨最敏感期约为受孕后第 11 天，腭最敏感期为受孕后第 12～13 天，泌尿生殖器官最敏感期约为受孕后第 15 天。

2. 剂量与效应关系较为复杂

(1) 剂量与效应关系较为复杂的表现及原因

① 机体在器官形成期间与具有发育毒性的外源化学物接触，可能导致畸形，也可能导致胚胎死亡。各种致畸物都有其引发致畸作用的阈剂量。一般来说，所用的剂量高于该化学物质致畸作用的阈剂量时，可使致畸范围扩大、程度加重、靶窗延长，再增大则出现胚胎死亡。而由于胚胎死亡数的增加，反而使畸形率降低。剂量再进一步增大，则可造成母体的死亡。

② 某种致畸物可以引起一定的畸形，但在同一条件下增加剂量，并不出现同一类型畸形，其原因可能是较高剂量往往造成较为严重的畸形，而由较低剂量引起的轻度畸形往往可被这种严重的畸形所掩盖。例如一种致畸物在低剂量时，可以诱发多趾，中等剂量时则诱发肢长骨缩短，高剂量时可造成缺肢或无肢。

③ 许多致畸物除具有致畸作用外，还有可能同时导致胚胎死亡和生长迟缓，这些不同表现之间可以相互影响，没有一定的规律，使剂量-效应关系较为复杂。

(2) 致畸作用的剂量反应曲线较为陡峭，即斜率较大　典型致畸作用的剂量-反应关系曲线的斜率很大，最大无作用剂量与 100% 致畸剂量之间距离较小，一般仅相差 1 倍。往往 100% 致畸剂量即可出现胚胎死亡，若剂量继续增加，即可引起母体死亡。还有人观察到致畸作用最大无作用剂量与引起 100% 胚胎死亡的最低剂量仅相差 2～3 倍。例如给怀孕小鼠腹腔注射环磷酰胺 5～10mg/kg 体重，未见畸形发生，而 40mg/kg 体重即可引起胚胎 100% 死亡。致畸作用最大无作用剂量与引起 100% 胚胎死亡的最低剂量间的剂量带，称为致畸带。致畸带越宽的致畸物，致畸危险性越大。

3. 致畸作用的物种差异以及个体差异

任何外源化学物的损害作用都存在物种及个体差异，在致畸作用尤为突出。这种差异是因代谢变化、胎盘种类、胚胎发育的速度和方式引起的。

同一致畸物作用于不同动物并不一定都具有致畸作用，引起畸形的类型也不一致。例如，杀虫剂西维因对豚鼠具有致畸作用，对家兔和仓鼠并不具有致畸作用；农药敌枯双对大鼠致畸作用明显，但未得到人群调查的证实资料；反应停 4000mg/kg 对大鼠和小鼠尚不致畸，而对人 0.5～1.0mg/kg 就有极强的致畸作用。

同一物种动物的不同品系对一种致畸物敏感性的差别很大，所以同一致畸物作用于同一物种动物的不同品系，其致畸作用存在极明显的差异。例如，脱氢皮质酮和生物染料锥虫蓝以及反应停都有这种现象。

二、致畸作用的机制

目前已知有很多因素可以诱发畸形，如物理性的辐射能、生物性的病毒（风疹病毒、脊髓灰质炎等）感染以及化学性药品、农药等，其中最主要的是化学因素，即某些外源化学物。近年来，随着生命科学的进展，对致畸机制认识逐渐深入，虽然尚不能系统全面地进行阐明，但可能更为概括和深入。有人将致畸作用机制归纳为下列几个方面。

1. 基因突变和染色体畸变

有些外源化学物作用于生殖细胞或体细胞，可诱发基因突变和染色体畸变，使DNA结构和功能受损，造成胚胎发育障碍，导致畸形的发生。一般认为，在人类出现的畸形中，基因突变引起的人类畸形占5%左右，染色体畸变引起的人类畸形占10%左右。

基因突变可能是引起畸形的重要机制之一。某些外源化学物可使细胞核中DNA链上的核苷酸序列产生错乱，导致错误的转录和翻译，从而导致畸形的发生。若外源化学物作用于生殖细胞，其所导致的畸形具有遗传性，可以传给后代，但已发生突变的生殖细胞，很难完成胚胎或胎仔的正常发育过程，所以这种情况比较少见；若外源化学物作用于体细胞，其所导致畸形则不具有遗传性，仅在子代表现畸形，这种情况多见于常规的致畸试验中，因为胚胎与受试物接触时已进入器官发生期，受试物只能作用于体细胞，而与生殖细胞无关。基因突变除可引起形态结构异常外，还可引起生理生化功能障碍，如酶分子氨基酸组成发生改变，可以导致其功能的变化，产生代谢性疾病。

染色体畸变常导致胚胎死亡，若不死亡，也可产生畸形和功能障碍。但一些人对此也有不同的意见。有人观察到发生染色体畸变的细胞与透过胎盘的外源化学物接触后，一般在24h内就已消失。即使存在稳定的畸变，如小缺失、倒位和相互易位等，经过几个细胞分裂周期后，发生染色体畸变的细胞也不再存在，所以认为染色体畸变可能并非致畸作用的直接原因，而是由外源化学物对胚胎组织中DNA损害造成DNA合成减少造成的。

2. 致畸物的细胞毒性作用

细胞在DNA复制、RNA转录、蛋白质翻译及细胞分裂等过程中，对外源化学物极为敏感，如果接触一定剂量的外源化学物则会影响细胞的增殖，即表现出细胞毒性作用，引起某些组织细胞死亡，使之在出生时出现畸形。如果接触致畸物的剂量较低，可引起部分细胞死亡，但其死亡的速度及数量可被存活细胞的增殖所补偿，因此出生时不表现畸形；如果接触致畸物剂量较高，在短期内即可造成大量细胞死亡，胚胎出现无法代偿的严重损伤，则表现出胚胎致死作用；只有接触超过致畸阈剂量一定范围的胚胎，才能使受损组织不能进行补偿，但并不危及生命，导致出生时有畸形现象的出现。

在实际工作中，同一剂量外源化学物的损害作用在各窝之间或每窝幼仔之间，会同时出现发育迟缓、畸形和胚胎死亡现象。造成这种现象的原因有两个：①外源化学物在不同胚胎体内生物转运和代谢情况不同；②不同窝内或同一窝内，不同胚胎发育阶段存在一定差异。

3. 母体及胎盘的正常功能受到干扰

在母体妊娠期间，如某些特异性营养成分如维生素 A、锌、叶酸等缺乏，或某些重要营养素的拮抗物的作用（例如 EDTA，为某些微量元素的拮抗物），或母体营养失调（例如蛋白质和热能供给不足、营养素由母体至胚胎的转运受阻、子宫和胎盘血液循环障碍等）都会影响到胚胎的发育，引起胚胎或胎儿出现严重的生长迟缓、先天性甲状腺疾病及神经系统发育不全等先天畸形。如接触 5-羟色胺、麦角胺、肾上腺素等作用于血管的化学物质可破坏母体及胎盘稳态，造成畸形，甚至胚胎死亡和生长迟缓。这些先天畸形一旦发生，即使在新生儿期加强营养也是不可逆转的。

4. 酶的抑制

在细胞分化、增殖及器官生长发育过程中均需要各种酶的参与，如核糖核酸酶、DNA 聚合酶、碳酸酐酶等。当这些重要酶类被外源化学物抑制或破坏时，将会影响胚胎的正常发育过程，并引起畸形。如利尿剂乙酰唑胺是碳酸酐酶的抑制剂，可引起大鼠的特异肢体畸形。

5. 对细胞膜造成损伤

在细胞膜正常结构以及渗透性等生物物理性质改变的情况下，也可出现畸形。如饲喂大鼠大剂量的维生素 A 会导致大鼠出现畸形，这种作用被认为是高浓度的维生素 A 破坏了大鼠胚胎细胞膜的超显微结构造成的。

6. 干扰正常胚胎分化

有些致畸物能干扰或破坏胚胎发育的某些特异性分化过程。这类致畸物的共同特征：胚胎接触这类致畸物后所诱发的各种类型的畸形，通常在胚胎器官形成期的短暂接触后，即可诱发明显的结构畸形或某些表现独特的畸形综合征。如在肾上腺皮质激素的药理剂量下，可诱发实验动物腭裂畸形，但不会同时出现胚胎死亡、整个胚胎生长发育迟缓或广泛细胞死亡的现象。

7. 生物合成的原料和能量不足

细胞内各种生物合成所必需的能量和原料不足或代谢过程受到干扰时也会导致畸形的发生。如母体中维生素和无机盐等营养状况失调、低血糖、缺氧等都可导致畸形的发生。现已证实，水杨酸盐可抑制糖胺聚糖的合成，而糖胺聚糖为结缔组织的主要成分，其缺乏可导致畸形的发生；RNA、DNA 及蛋白质合成前体不足，也可导致畸形的发生。

上述七种说法，尚未能对致畸机制作出系统而有说服力的阐述，而且实际情况可能更复杂，有些致畸物可能同时存在两种作用机制，所以对于致畸机制尚需进行不断深入的探讨。

第二节　致畸作用试验与评价

评定受试外源化学物能否通过妊娠母体引起胚胎畸形的动物试验，称为致畸试验。

通过致畸试验可以确定一种受试物是否具有致畸作用，能诱发何种畸形及出现畸形的主要器官，并且能确定最大无作用剂量和最小有作用剂量。传统常规致畸试验是评定致畸作用的标准方法，近年来随着毒理学和生命科学的进展，出现了一些新的评定方法。

一、传统常规致畸试验

1．基本原理

胚胎在器官形成期，如受到外源化学物的作用，会使其细胞分化、器官形成及正常发育受到阻滞，以致出现胎仔器官的器质性缺陷而呈现畸形。因此，可以通过观察妊娠母体在敏感期（器官形成期）接触受试物后胚胎及胎仔的发育状况来评价某种外源化学物有无致畸作用。

2．基本方法

（1）动物选择　致畸试验中动物的选择，除参照毒性试验中选择动物的一般原则，即食性和对受试物代谢过程与人类接近、体型小、驯服、容易饲养、易繁殖及价廉外，还应特别注意要选择妊娠过程较短、每窝产仔数较多和胎盘构造与人类接近且自发畸形率较低的动物。致畸试验可选用两种哺乳动物，首选大鼠，此外可以选择小鼠或家兔。

选用大鼠的优点：①大鼠受孕率高（一般大鼠每窝可产仔 8～12 只），易于得到足够标本数；②经验证明，大鼠对大多数外源化学物的代谢过程基本与人类近似；③胎仔大小适中，易于观察畸形情况。选用大鼠的不足之处：①大鼠对一般外源化学物代谢速度很高，对致畸物耐受性强、易感性低，有时会出现假阴性结果；②大鼠的胎盘结构与人类有一定的差异。

其他受试动物也各有其优缺点。小鼠对某些致癌物虽然较敏感，但其自然畸形发生率较大鼠高，且胎仔小，不易检查；家兔为草食动物，与人类代谢功能差异较大，且妊娠期不够恒定，自然畸形发生率也较高；鸡胚也可进行致畸试验，可同时得到大量鸡胚，且胚胎发育条件也较易控制，但鸡不是哺乳动物，缺乏受试物与母体的相互作用。

（2）剂量分组　由于致畸作用的剂量-反应关系曲线较为陡峭，斜率较大，最大无作用剂量与引起胚胎大量死亡以及母体中毒死亡的剂量极为接近，所以致畸试验中剂量分组是极为关键和复杂的问题。在确定剂量时，一方面要求找出最大无作用剂量以及致畸阈剂量，同时还要保持母体生育能力，不致大批流产和过多胚胎死亡，同时避免母体死亡。

剂量的确定可用少数动物进行预试。预试的目的是找出引起母体中毒的剂量，一般采用孕鼠 8～10 只，在妊娠 5～16 天内给予受试物。如出现较严重的母体中毒、流产或胚胎大量死亡，将剂量略为降低，直至找出引起母体轻度中毒一般症状的剂量。

根据预试结果进一步确定正式试验剂量。正式试验至少应设 3 个剂量组。原则上，最高剂量一般取 LD_{50} 的 1/5～1/3，应引起母体出现轻度毒性作用，即进食量减少、体重减轻，但不出现死亡或死亡率不超过 10%，也不能完全丧失生育能力；最低剂量取 LD_{50} 的 1/50～1/30，应不引起明显的中毒症状；中间剂量组可以允许母体出现某些极轻微中毒症状，其剂量与高剂量和低剂量成等比级数关系。最高剂量组能引起母体轻度毒性作用，但未观察到致畸作用，则可确认为该因素不具有致畸作用。

另外，有些学者建议，如已掌握或能估计人体实际接触量，可将实际接触量作为低剂量，并以其 3～5 倍为最高剂量，在高、低剂量之间再插入一个中间剂量组。凡急性毒性较强的受试物，所采用剂量应稍低，反之可稍高。也有人以亚慢性毒性试验的最大无作用剂量为高剂量，以其 1/30 为低剂量，可供参考。

致畸试验的分组可因试验目的不同而有所变化。如欲观察剂量-反应关系，则设计剂量组数适当增加。正式试验要另设对照组。如受试物溶于某种溶剂中给予动物，则另设溶剂对照组（阴性对照组）。有时为了更好地验证试验结果，另设阳性对照组。常用的阳性对照物有视黄醇（大鼠剂量 150 000IU/kg）、乙酰水杨酸（大鼠剂量 250mg/kg）、敌枯双、五氯酚钠及脒基硫脲等。

(3) 动物交配处理 选择健康性成熟的未曾孕产的雌雄动物（大鼠体重 200～250g，小鼠体重 20～25g），按雌雄 1∶1 或 2∶1 的比例同笼交配。每天早晨通过阴栓检查或阴道图片精子检查确定是否受孕。阴栓是雄鼠前列腺分泌物、精液和雌鼠阴道分泌物凝固而成，呈白色蜡块状。阴栓检查简便易行，但应注意排除假阴性或假阳性。精子图片检查较为可靠，但工作量稍大。如 5 天内没有交配，应更换雄鼠。凡出现阴栓或精子之日即为受孕第 "0" 天。准确掌握受孕日对于确定动物接触受试物时间、最后检查及处死动物都非常重要。将已确定的受孕雌鼠随机分入各剂量组和对照组，大鼠或小鼠每组 10～20 只，家兔每组 8～12 只，犬等大动物每组 3～4 只。

动物交配期室温在 20～25℃为宜，环境安静，必要时增加麦芽、蛋糕等营养物质。

(4) 动物染毒 受试动物接触外源化学物的方式与途径应与人体实际接触情况一致。一般多采用灌胃方式（按每 100g 体重 0.5～1.0mL 计）。在特殊情况下，也可采用腹腔注射法，效果与经口近似。一般给予受试物的时间为整个器官形成期。大鼠和小鼠一般可自受孕后第 5 天开始接触受试物，每日一次，持续 15 天。如需研究器官易感性，则应在上述期间增加动物组数，将受试物每日分别给予不同组的动物，根据畸形出现的情况，确定受试物的敏感时间和主要靶器官。

在受试期间应密切观察孕鼠的一般状况，每天需称母鼠体重，根据体重增长情况，随时调整剂量，同时通过体重的增减反映出受试物对孕鼠及胚胎的毒性程度。如母体未明显中毒，胚胎发育正常，孕鼠体重应明显持续增加；反之，如母体中毒、胚胎死亡、吸收，则孕鼠体重停止增长或下降。

(5) 动物剖检 为防止自然分娩后母体吞食畸形胎仔，一般大鼠在受孕后第 19～20 天，小鼠在受孕后第 18～19 天，家兔在受孕后第 29 天，即在自然分娩前 1～2 天将受孕动物处死，剖腹检查前要称量、记录母体最终体重。动物处死常采用颈椎脱臼法或断头处死法，从腹中线剖开，暴露子宫和卵巢，为胎仔检查做准备。

(6) 胎仔检查 切开左右两侧子宫，鉴别并记录每窝胎仔中活胎数、晚期死胎数、早期死胎数、吸收胎数及各种胎仔的特征，并记录编号。胎仔在临近出生期间，发育进展极为迅速，相差半日，发育情况即有显著差异，骨骼发育尤为显著。因此，在评定受试动物生长发育迟缓作用时，要特别注意受孕和进行幼仔检查的时间，同时，各对照组和各剂量组之间的处死时间应该一致。胎仔活产、死亡和吸收的特征见表 6-1。

表 6-1　胎仔活产、死亡和吸收的特征

不同胎仔	颜　色	器官外形	自然运动	对机械刺激的反应	胎　盘
活产胎仔	肉红色	完整成形	有	有运动反应	红色,较大
晚期死胎	灰红色	完整成形	无	无运动反应	色灰红,较小
早期死胎	乌紫色	未完整成形	无	—	暗紫
吸收胎	暗紫或浅色点块	不能辨认胚胎	—	—	不能辨认胎盘

对于大鼠还应取出卵巢，记录黄体数用来代表排卵数。活胎取出后，要进行性别检查，测量体重、体长和尾长，并按窝计算平均体重，必要时记录活胎仔的性别（生殖突与肛门间距离，雌胎仔约 1mm，雄性约 2mm）。然后由下列几方面进行畸形检查：①外观畸形检查，例如露脑。致畸实验中可见的主要外观畸形见表 6-2。②内脏及软组织畸形检查，如腭裂。内脏及软组织畸形检查的胎仔需要在鲍音（Bouin）溶液固定 2 周以上，用自来水冲洗固定液后，方可用切片法检查内脏及软组织异常情况。致畸实验中可见的主要内脏畸形或异常见表 6-3。③骨骼畸形检查，例如颅顶骨缺损、分叉肋等。骨骼畸形检查需经过固定、透明和茜素红染色等步骤后才能进行。致畸实验中常见的骨骼畸形见表 6-4。

表 6-2　致畸实验中可见的主要外观畸形

头　部	躯　干	四　肢	头　部	躯　干	四　肢
无脑	脊柱裂	前肢或后肢形成不全	单鼻孔	卷尾	短指(趾)
脑鼓出	脊髓膨出	多指(趾)	无耳	短尾	
小头	胸骨裂	少指(趾)	无颚或小颚	无尾	
颜面裂	腹裂	畸形指(趾)	兔唇		
开眼	锁肛	并指(趾)	无颌或小颌		

表 6-3　致畸实验中可见的主要内脏畸形或异常

头　部	胸　部	腹　部
嗅球发育不全	左心位	肝分叶异常
无脑	右大动脉弓	无肾
脑室扩张	心房(室)中隔缺损	肾积水
脑室积液	食管闭锁	马蹄肾
无眼球	肺发育不全	输尿道积水
小眼球	肺叶融合	无膀胱
鼻中隔缺损	膈疝	无睾丸或无卵巢、子宫或子宫不全(单侧或双侧)

表 6-4　致畸实验中常见的骨骼畸形

部　位	畸形及特征
颅顶骨	缺损,骨化迟缓(表现为囟门过大)
枕骨	缺损,缺失
颈椎骨	缺损,椎弓不连续,骨化迟缓
胸骨	缺损或消失,骨化迟缓,点状或不到正常的 1/2

部　位	畸形及特征
肋骨	多肋(正常大、小鼠有 13 对肋骨)，少肋，短肋，分叉肋，波状肋
腰椎	缺失，分裂变形
四肢骨	多骨，缺失
尾椎骨	缺失
盘骨	缺失，椎弓不连续，融合

以上检查只能检出结构与形态异常的畸形，不能检出可能发生的生化功能或神经行为缺陷。因此，有人主张将试验雌鼠保留 1/4 左右，待其自然分娩，并将出生幼仔饲养观察，至少到断奶，以便检查可能存在的先天缺陷和生理功能异常。

3. 结果评定

常用作致畸结果的评定指标：

① 母鼠妊娠期体重变化

② 活胎仔平均体重、体长、尾长

③ 畸形（外观、内脏及骨骼）总数

④ 平均着床数$(\%) = \dfrac{\text{怀孕母鼠数}}{\text{交配母鼠数}} \times 100\%$

⑤ 平均活胎数$(\%) = \dfrac{\text{活产胎的总数}}{\text{怀孕母鼠数}} \times 100\%$

⑥ 着床死亡率$(\%) = \dfrac{\text{吸收胎数} + \text{死胎数}}{\text{着床数}} \times 100\%$

⑦ 畸胎出现率$(\%) = \dfrac{\text{出现畸形胎仔总数}}{\text{活产胎的总数}} \times 100\%$

⑧ 活胎仔平均畸形出现率$(\%) = \dfrac{\text{畸形总数（活胎）}}{\text{活胎的总数}} \times 100\%$

⑨ 母体畸胎出现率$(\%) = \dfrac{\text{出现畸胎的母体数}}{\text{妊娠母体总数}} \times 100\%$

在计算畸胎总数时，每一活胎仔出现一种或一种以上畸形均作为一个畸胎；在计算畸形总数时，同一幼仔出现一种畸形，作为一个畸形，出现两种或两个畸形，则作为两个畸形计，并依此类推。

根据上述指标计算结果，最后作出综合评定。经统计学处理后，若试验组母体畸胎出现率高于对照组，活胎仔畸形出现率显著高于对照组，且畸形的出现具有剂量-效应关系时，才能判定外源化学物对受试动物具有致畸作用。此外，可通过危险度评定方法，即采用致畸指数（指母体 LD_{50} 与胎仔最小致畸作用剂量之比）来比较不同致畸物对受试动物的致畸效应强度。致畸指数越大，则表明致畸作用越强。按致畸指数一般把化学物质致畸强度分为三级：致畸指数小于 10 则无致畸作用，致畸指数在 10～100 之间，则具有致畸作用，致畸指数大于 100 则具有强致畸作用。

4. 注意事项

① 雌雄鼠交配后并非全部怀孕，大鼠妊娠率为 70%～90%，小鼠妊娠率较大鼠低。

② 不同季节，饲养条件不同，妊娠率会有所不同。

③ 实验组怀孕率明显低于对照组时，对于"未受孕"的结论，应予谨慎考虑并查明是否因受试物有较强胚胎毒作用而使胚胎流产、早期死亡所致。因为某些具有强烈胚胎毒性的化学物质常可不留痕迹地终止妊娠，如使受精卵于着床前死亡，着床后早期胚胎死亡被吸收等。

二、致畸物体内筛检试验法

致畸物体内筛检试验法是由 N. Chemoff 和 R. J. Kavlock 所建立，所以简称为 C/K 法。此法是利用孕鼠对外源化学物是否具有致畸作用进行初步筛检的体内试验，除可初步观察外观畸形外，还可观察胚胎致死、生长迟缓等其他发育毒性表现。

此法的依据是大多数出生前受到的损伤将在出生后表现为存活力下降和/或生长障碍。此法特点：①简单易行，不进行传统常规致畸试验中的内脏检查和骨骼畸形检查，所以可以节约时间、费用和人力，可满足大量外源化学物进行致畸试验的需要；②可确定生长发育迟缓是否具有可逆性；③敏感性和特异性均较好，假阳性和假阴性结果较少；④所用动物少，检测终点少，实验周期短，但能提供有关化学物质对生殖和/或发育可能发生影响的初步信息。

体内筛检试验法主要研究筛检对象为受孕小鼠或大鼠，实验最少设两个剂量组和一个对照组。高剂量组给予未孕鼠最小有作用剂量，允许产生明显母体毒性。在妊娠 6～15d 期间，每天给予受试物，并每天记录母鼠体重，待其自然分娩。出生后第 1 天和第 3 天取出幼仔称体重，肉眼观察死胎畸形，并计算出现死胎的母鼠百分率、出现吸收胎母鼠百分率和出生第 3 天存活的幼仔百分率。此外，还要计算幼仔出生时平均体重和出生 3 天增长的体重，如有生长迟缓现象，可继续留养到断奶，观察生长迟缓现象是否具有可逆性。如妊娠 20 天起至预计出生期第 3 天，仍未分娩，则需剖腹取出胎仔进行检查。

结果评定：根据观察到的毒性效应，尸检、肉眼和组织病理学发现，评价受试物的剂量与异常发生和严重性之间的关系，包括大的损伤、证实靶器官、不育、畸形、对生殖和仔鼠行为的影响、体重改变和死亡率等。由于本试验的动物少，终点选择少和周期短，只能用作初筛。

三、体外致畸作用试验法

传统的动物整体致畸试验需要大量的试验动物，耗费大量的人力、物力、财力和时间，且不适于探讨致畸作用的机制。因此，近年来，应用短期的体外致畸试验方法评价外源化学物的致畸作用受到了广泛的重视。常见的体外致畸作用试验法包括全胚胎培养、胚胎的某一器官（例如肢芽、腭片、骨骼、肺、牙齿、肾等）培养和细胞培养的体外试验法。

与传统的动物致畸试验相比较，体外致畸作用试验法有明显的优点：①试验方法简单，可以严格控制实验条件，有可能排除母体中一些其他因素干扰，更有利于进行机制的研究；②可以节约大量的人力和时间；③可利用人类的血清、尿液进行试验，便于直接观察受试物对接触人群的作用；④可利用单加氧酶或微粒体观察外源化学物在体内的代谢转化过程对其致畸作用的影响；⑤试验结果与没有母体毒性的整体动物致畸试验有较好的相关性。

可利用体外致畸作用试验法预测受试物对整体动物的致畸性，发现致畸作用的靶器官，或阐明致畸物的作用方式和致畸作用的机制等。但此种体外试验方法仍在发展之中，还需要根据体内试验结果，进一步比较验证，而且发育过程本身包括细胞增殖分化等极为复杂的各种过程，致畸作用的机制也尚未充分阐明，所以选择适当观察指标极为重要。几种重要的体外致畸作用试验方法如下。

1. 全胚胎培养法

全胚胎培养法是将试验动物的全胚胎在一定的培养基中进行培养，观察在接触受试物的情况下，是否呈现致畸作用以及发育毒性。胚胎可来自大鼠、小鼠、家兔，也可来自鸡、鱼和蛙类。

根据胚胎所处的发育阶段不同，可分为着床前培养和着床后培养。着床后培养是在器官发生期，即体节期的初期阶段，大鼠为妊娠9～10天，小鼠为妊娠8～9天。因为着床后培养效果比较好，所以一般采用着床后培养。所用培养基为经离心和灭活（56℃，30min）的大鼠血清或人、牛血清及合成培养基。观察指标为胚胎存活力和肉眼及组织学形态异常变化，如胚胎外形、体节数、卵黄囊、神经管、上下颚、眼、耳朵、心脏和肢芽的发育情况，胚胎中蛋白质含量可以较好地反映胚胎发育情况。

以大鼠为例，取9.5日龄大鼠胚胎，剥去Reichert膜，在培养液中接触受试物，在孵箱中通气旋转培养48h后，观察心脏搏动和卵黄囊循环、轴向正常旋转在背凸位、尿囊和绒毛融合、眼囊和耳囊、前肢芽和三个腮弓、前后神经管闭合肌体节数目等胚胎发育情况，并记录胚胎存活情况。

2. 器官培养法

器官培养法是将胚胎或胎仔组织、器官或器官的一部分，如胚胎肢芽、腭板、后肾、肺、肝、牙齿等在体外培养，观察外源化学物对其发育过程的影响。

器官培养法可分为静态悬浮培养法和非静态悬浮培养法两种。静态悬浮培养法是将器官置于一支持物上进行培养。非静态悬浮培养是将器官浸入培养液中，并进行机械振动或旋转培养，以保证气体交换。目前对啮齿动物肢芽培养方法应用较为广泛，效果也比较好。

以小鼠肢芽为例，取12日龄小鼠胚胎，在体视显微镜下选用52～55体节数的胚胎，取下前肢，置于含受试物的培养液中，连续通气浸没旋转培养3天，Bouin液固定，阿利新蓝染色，制作肢体压片，检查肢体中软骨原基的发育与分化。

同时，此法可对较多的胚胎在体外进行发育过程的观察。一般利用妊娠10～11天鼠类胚胎进行悬浮培养，此发育阶段的胚胎肢芽尚未分化，仅具有芽基及上皮，胶原或葡糖胺聚糖含量极低，培养7天后，可出现软骨性骨结构，相当于肩胛骨、肱骨、尺骨、桡骨和手骨。肢芽可培养到9天，其间细胞的增殖和分化、核酸含量、蛋白质含量、肢芽大小和形状、软骨的形成、胶原和蛋白聚糖的生物合成都可以作为观察指标。

器官培养法太复杂，不适合作为预检方法，但可用于毒物作用机制和作用部位的研究。

3．细胞培养法

传代细胞株和原代细胞都曾用于外源化学物致畸作用评定，主要根据是致畸物可以干扰细胞的正常生长过程。但细胞株经长期传代培养，往往失去细胞原有特性，在致畸物的作用下，往往只能观察到细胞毒性作用，未见畸形，不适于进行致畸物的筛检。而原代细胞对致畸物较为敏感，与肌体细胞实际情况相符，所以，细胞培养法中主要应用原代细胞进行外源化学物致畸作用评定。常用的原代细胞有大鼠、小鼠和鸟类的肢芽细胞或神经元细胞。

以大鼠细胞为例，从 11 日龄大鼠胚胎取得原代中脑细胞微团、肢芽区或其他区细胞微团，置于含有不同浓度受试物的培养瓶中，培养 5 天，用中性红判断细胞存活，用苏木精判断 CNS 分化数量，用阿利新蓝判断肢芽软骨细胞的分化数量。

此方法观察指标多样、操作简便，可作为一项预筛测试。根据目前的经验，肢芽细胞培养法对外源化学物致畸作用预测准确度可达到 89％，神经元培养法可达到 85％。

体外致畸作用试验法虽使快速筛选致畸物成为可能，但它们缺乏发育过程的复杂性，也存在着将这些试验结果外推到人的问题，而且这些体外致畸作用试验法均有待标准化及进行可靠性研究。所以，目前此法仅用于机制的研究和筛查，尚未真正用于外源化学物的致畸性的危险性评价。

? 思考练习题

1. 什么是致畸作用？　什么是致畸物？
2. 胚胎毒性表现为哪几个类型？
3. 致畸试验指的是什么？
4. 致畸试验中选用大鼠的优缺点是什么？
5. 体外致畸试验的优点是什么？
6. 简述致畸作用的机制。

食品中化学毒物的化学致癌作用

1. 掌握致癌化学物质分类及与人类癌症发生率的关系。
2. 掌握致癌作用的评价方法。
3. 了解食品中化学毒物致癌作用的过程。

能力目标

1. 能正确区分常见化学致癌物的级别及来源。
2. 能比较良性肿瘤与恶性肿瘤的差异，领悟两者的关系，提出预防措施。

思政与职业素养目标

1. 讨论癌症发生率上升的原因，培养关爱国民健康的情怀，增强食品人的使命感。
2. 关注我国抗癌硼药研发状态，激励勇于探索，增强民族自豪感。

癌症是严重威胁人类健康和生命的最严重疾病之一。在很多国家，癌症死亡占死因顺序的第二位，甚至第一位。《2020 全球癌症报告》显示，2020 年全球确诊癌症的患者数达 1929 万人，近 1000 万人死于癌症。癌症的病因很复杂，主要是由化学、物理、生物等环境因素引起的，国际癌症研究所在 1970 年左右指出，80％～90％的人类癌症与环境因素有关，其中主要是化学因素，占 90％以上。食品中含有很多的化学致癌物，如含酒精的饮料可引发食管癌、肝癌、喉癌；烟草可诱发口腔癌、咽喉癌、肺癌、食管癌、膀胱癌；槟榔中含有槟榔碱可诱发口腔癌、食管癌；烘烤和熏制食品中含大量的苯并 [a] 芘，可诱发肺癌、胃癌和皮肤癌；黄曲霉毒素可引发肝癌等。因此，食品中化学致癌物的研究日益受到广泛的关注。

对于化学致癌作用的研究已有多年的历史，早在 1775 年，英国著名外科医生 Pott 首次发现，扫烟囱的工人患阴囊癌的较多，认为可能与接触煤焦油有关；100 年之后，Volkman 和 Bell 观察到长期与石蜡油和焦油接触的工人易患皮肤癌；1895 年，德国 Rehn 报道生产染料的工人由于接触芳香胺类化合物而导致膀胱癌的发生。这些早期的观察结果促进了化学诱癌的动物实验。1915 年，日本科学家 Yamagiwa 和 Ichikawa 通过反复用煤焦油涂擦兔耳实验，证实了煤焦油可以诱发皮肤癌。1933 年，J·W·库克等人从煤焦油中分离出致癌的多环芳烃化合物，并被最终确认为致癌物。近年来，人类在化学致癌物的鉴定、化学致癌过程发生与发展规律、肿瘤生物标记的发展与利用以及肿瘤化学预防等方面都取得了一定进展，为化学致癌问题的最终解决打下了良好基础。

第一节　化学致癌物

一、致癌作用的概念

致癌作用是指化学物质（有机、无机、天然或合成的化合物）引起正常细胞发生恶性转化并发展成肿瘤的过程。因为在实践中尚未发现只诱发良性肿瘤而不诱发恶性肿瘤的致癌物，而且良性肿瘤也有转变成恶性肿瘤的可能。因此，这里的"肿瘤"既包括恶性肿瘤，也包括良性肿瘤。

二、化学致癌物的概念及其分类

过去将化学致癌物简单地定义为引起正常细胞发生恶性转化并发展成肿瘤的化学物质。然而，按当今的标准，这个定义已经不够准确。将化学致癌物定义为当给从未染过毒的动物染毒一段时间后，和未染毒的对照组相比较时，能引起某种组织或细胞肿瘤显著性增加的任何化学物质。

因为很多致癌物是从动物实验中证明的，而动物实验又都是在特定的环境中完成的，所以当称某化学物质是致癌物时，必须给出致癌条件，如动物的种属、染毒的途径、剂量和染毒时间长短等。当这些条件改变时，原来有致癌作用的化学物质可能会失去它的致癌作用。

目前，已知有数百种的化学致癌物与人类密切相关，在日常生活中接触这些化学物质可引发癌症。一些主要致癌物引发肿瘤情况见表 7-1。

表 7-1　致癌物引发肿瘤情况

化学致癌物	易感人群	诱发的主要肿瘤
烷化剂	接受化学治疗的恶性肿瘤病人	白血病
多环芳烃	吸烟者、食用熏制鱼肉者	肺癌、胃癌
芳香胺	染料工人、橡胶工人	膀胱癌
亚硝胺	亚硝酸盐污染食物的食用者	食管癌、胃癌
黄曲霉毒素 B_1	污染食物的食用者	肝细胞性肿瘤
石棉纤维	矿工、接触者	肺癌、胸膜间皮瘤
氯乙烯	塑料厂工人	肝血管肉瘤
苯	橡胶工人、染料工人	白血病
砷	矿工、农药工人和喷洒者	皮肤癌、肺癌、肝癌
镍	炼镍工人	鼻癌、肺癌
铬	接触含铬气体者	鼻癌、肺癌、喉癌
镉	接触者	前列腺癌、肾癌

化学致癌物的分类标准有多种，但现在还没有一种在全球范围内均可接受的分类方法。

1. 国际癌症研究中心对致癌物的分类

1969 年，国际癌症研究中心开始评价化学因素对人类的致癌风险性，直到 2002 年，IARC 专家组对 878 种化学物质进行了评述，根据致癌作用的证据充分性将化学致癌物分为 4 组。

(1) Ⅰ组 对人类确实有致癌作用，即在人类流行病学及动物致癌试验中均有充分证据的致癌物，共有 87 种。

(2) Ⅱ组 对人类很可能或可能有致癌作用。其又分为两组，即Ⅱ组 2A 和Ⅱ组 2B。

① Ⅱ组 2A 对人类很可能有致癌作用，即对人类的致癌作用证据有限，对试验动物致癌性证据充足，共有 63 种。

② Ⅱ组 2B 对人类可能有致癌作用，即对人类的致癌作用证据有限，对试验动物致癌性证据并不充分，或者对人类致癌性证据不足，对试验动物致癌性证据充分，共有 234 种。

(3) Ⅲ组 可疑致癌物，即现有的证据不能对人类致癌性进行分类，共 493 种。

(4) Ⅳ组 非致癌物，即对人类可能是无致癌作用，共 1 种。

2. 根据化学致癌物致癌机制分类

根据化学致癌物的作用机制，Weisburger 和 William 将化学致癌物分为 3 大类。

(1) 遗传毒性致癌物 某些化学致癌物或其代谢物能与 DNA 共价结合，引起基因突变或染色体结构和数量的改变，最终导致癌变，因其作用靶分子是遗传物质，所以将这种化学致癌物称为遗传毒性致癌物。大多数化学致癌物属于此类致癌物。

根据遗传毒性致癌物作用于靶分子的方式不同可将遗传毒性致癌物分为以下几种。

① 直接致癌物 直接致癌物是指进入机体后不需要经过代谢活化即具有亲电子活性，能直接与亲核分子（DNA、RNA、蛋白质）作用而诱导细胞癌变的化学致癌物。直接致癌物的致癌力较强、致癌作用迅速，常用于体外细胞的恶性转化研究。例如各种烷化剂、亚硝酸胺类致癌物等。

② 间接致癌物 间接致癌物是指本身无生物活性，必须在体内经代谢活化成亲电子剂（终致癌物）后才具有致癌作用的化学致癌物。例如多环芳烃、芳香胺类化合物等。间接致癌物又分为以下 3 种。

a. 前致癌物：一般指未经代谢活化的、不活泼的间接致癌物。

b. 近致癌物：经过体内代谢转变为化学性质活泼、寿命极短的致癌物。

c. 终致癌物：近致癌物进一步转变成带正电荷的亲电子物质。

③ 无机致癌物 无机致癌物是指具有致癌作用的无机化学物质，如铬、镍、镉、砷、钛、铬、钴等，其中以镍和钛的致癌性最强。在无机致癌物中，有些能损伤 DNA，但有些可能通过改变 DNA 聚合酶的保真性而致癌。

(2) 非遗传毒性致癌物 化学致癌物或其代谢物没有直接与亲核分子共价结合的能力，所以不能直接作用于遗传物质，而是作用于遗传物质以外的生物大分子，这类致癌物称为非遗传毒性致癌物。

非遗传毒性致癌物分为以下几种。

① 促癌物　促癌物又称肿瘤促进剂。促癌物单独作用于机体无致癌作用，但能促进其他致癌物诱发肿瘤的形成。如巴豆油（佛波醇酯）是小鼠皮肤癌诱发试验的促癌物，苯巴比妥对大鼠或小鼠的肝癌有促癌作用，色氨酸和糖精对膀胱癌有促癌作用等。

值得注意的是，有些促癌物当与启动剂同时摄入时，则有可能减少肿瘤的发生，如苯巴比妥、DDT、BHT 等，可能是因为它们对代谢酶有诱导作用，使解毒过程增强，特别是结合反应增强。

② 内分泌调控剂　内分泌调控剂是指主要改变内分泌系统平衡及细胞正常分化，常起促癌剂作用的物质。如孕妇使用雌性激素（己烯雌酚）保胎可能使其女儿在青春期发生阴道透明细胞癌。有些物质不是激素，但可干扰内分泌系统而致癌，如 3-氨基三唑（除草剂）诱发大鼠甲状腺肿瘤与干扰甲状腺素的合成有关。

③ 免疫抑制剂　免疫抑制剂是指主要对病毒诱导的恶性转化起到增强作用的物质。如硫唑嘌呤、6-巯基嘌呤等免疫抑制剂或免疫血清均能使动物和人发生白血病或淋巴瘤，但很少发生实体肿瘤；器官移植中使用免疫抑制剂能使患者淋巴癌发生率增高，对小鼠可加速不明原因和化学诱发的白血病的发展。

④ 细胞毒剂　细胞毒剂是指能引起细胞死亡，导致细胞增殖活跃或癌发展的物质。如次氨基三乙酸（NTA）使锌进入肾脏，锌的毒性造成细胞死亡，结果引起增生和肾肿瘤。

⑤ 过氧化物酶体增殖剂　具有使啮齿动物肝脏中的过氧化物酶体增生这一共性的各种物质可诱发肝肿瘤，所以将这一类物质列为一类，称为过氧化物酶体增殖剂。如降血脂药安妥明、降脂异丙酯和有机溶剂 1,1,2-三氯乙烯等。

⑥ 固态物质　物理状态是关键性因素，可能涉及细胞毒性。如啮齿动物皮下包埋塑料后，经较长时间的潜伏期，可导致肉瘤形成。其化学成分不重要，只要是薄片，即使是金属也同样可导致肿瘤形成。其关键是形状和大小。石棉在人和动物的胸膜表面可引起胸膜间皮瘤。石棉致癌的关键在于其纤维状结构，经试验发现其他纤维也可以产生同样效果，如玻璃纤维。

(3) 暂未确定遗传性的致癌物　有不少致癌物未能证明能够损伤 DNA，但又对其作用所知有限，不足以归入非遗传毒性致癌物一类。如四氯化碳、氯仿、某些多氯烷烃和烯烃等，这些物质在致突变试验中为阴性或可疑，体外体内研究又未显示出能转化为活性亲电子性代谢产物。

3. 根据化学致癌物与人类肿瘤的关系分类

(1) 肯定致癌物　肯定致癌物是指经流行病学调查确定并且临床医师和科学工作者都承认对人和动物有致癌作用，其致癌作用具有剂量反应关系的化学致癌物。

(2) 可疑致癌物　可疑致癌物是指具有体外转化能力，而且接触时间与发癌率相关，动物致癌试验阳性，但试验结果不恒定的化学致癌物。此外，这类致癌物缺乏流行病学方面的证据。

(3) 潜在致癌物　潜在致癌物是指一般在动物试验中可获得某些阳性结果，但在人群中尚无资料证明对人具有致癌性的化学致癌物。

三、化学致癌物的活化与灭活

现已发现的 1000 多种化学致癌物中，除少数（如氮芥、环氧化物）有直接致癌作用，即可直接与靶分子起作用，不需经代谢活化即具有致癌活性外，大多数化学致癌物进入人体内后必须经体内的激活过程，变成一种化学性质活泼的形式即终致癌物后，才能发挥其致癌作用。反应发生在内质网内，由细胞色素 P450 混合功能氧化酶、还原酶及单胺氧化酶等催化。终致癌物可以与 DNA、RNA、蛋白质等生物大分子共价结合，使细胞中的基因物质发生结构上或表现形式上的变异，从而引发细胞癌变。

各种有活性的致癌物再经历不同的代谢过程转变为弱致癌性或无致癌性的极性化合物排出体外，此过程称作代谢灭活，发生在细胞质内。

不同致癌物的代谢活化与代谢灭活的过程存在一定的差异，以下是几种常见化学致癌物活化代谢举例。

1. 多环芳烃

多环芳烃是由四个或四个以上苯环稠合而成，包括 3，4-苯并［a］芘、3-甲基胆蒽、二甲基苯并蒽等，主要来源于工业废气、汽车废气及家庭烟道气体等，烧烤肉和鱼等食品中也含有较高量的多环芳烃。此类致癌物主要诱发肺癌和皮肤癌。

多环芳烃为间接致癌物，进入机体后需经代谢活化才呈现致癌作用。多环芳烃种类很多，以 3，4-苯并［a］芘为例，其在体内的代谢过程见图 7-1。

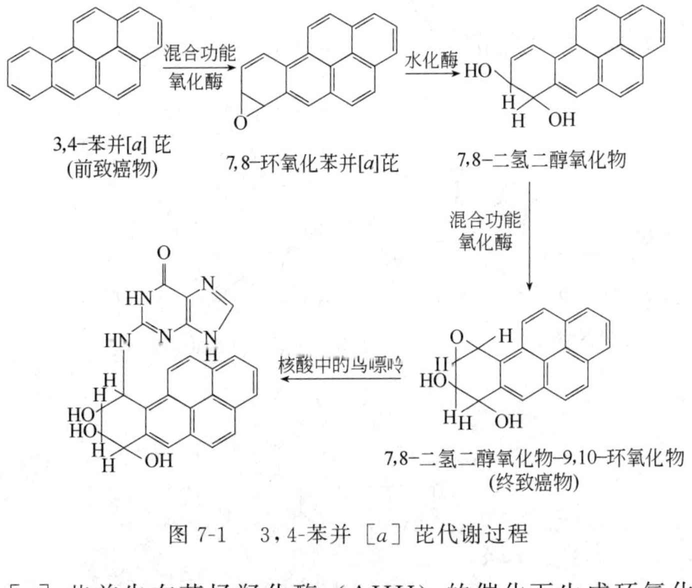

图 7-1　3，4-苯并［a］芘代谢过程

3，4-苯并［a］芘首先在芳烃羟化酶（AHH）的催化下生成环氧化物（4，5-环氧化物、7，8-环氧化物与 9，10-环氧化物），同时还生成酚类化合物（1—OH、3—OH、6—OH、7—OH 与 9—OH）。一部分环氧化物经环氧化物水解酶（EH）的作用，生成 4，5-二氢醇、7，8-二氢二醇与 9，10-二氢二醇。经 P450 的作用再次形成环氧化物。这些二氢二醇环氧化物有顺式与反式异构体，其中以 7，8-二醇-9，10-环氧化物最受注意，可以形成具有亲电子性的正碳离子，可与 DNA 分子鸟嘌呤的 N-2 结合，使 DNA 烷基

化，以至 DNA 的碱基三联体发生变化，使遗传密码发生改变，引起突变，构成癌变的基础，它是 3,4-苯并［a］芘的主要终致癌物。

在以上代谢过程中，还有一部分 3,4-苯并［a］芘生成的环氧化物，经过生物转化而排出体外。排泄主要方式是与谷胱甘肽、葡糖醛酸或硫酸发生结合反应，并以结合物方式排出体外，是一种灭活代谢。

2. 黄曲霉毒素

某些霉菌的有毒代谢产物，也是天然的致癌物，其中以黄曲霉毒素 B_1 的致癌性最强。研究表明，黄曲霉毒素在食物中的含量与肝癌的发生有着直接的关系，还与胃癌、肾癌、结直肠癌及卵巢癌的发生有关，食品中黄曲霉毒素含量越高，肝癌发病率也越高。黄曲霉毒素主要污染粮油，如花生、玉米、黄豆、大米、小麦、棉籽及果仁等。

黄曲霉毒素为间接致癌物，在体外并不能直接与 DNA、RNA 或蛋白质结合，必须在体内进行代谢激活。黄曲霉毒素进入人体后，在混合功能氧化酶的作用下，转变为 2,3-环氧化黄曲霉毒素，然后其环氧环状结构开环，在 2 位上形成正碳离子，并与细胞核酸鸟嘌呤的 N-7 结合，引起 DNA 发生突变。终致癌物可通过羟化与 O-去甲基化形成羟化产物 AFM_1、AFP_1、AFQ_1，使其致癌活性下降。黄曲霉毒素在体内经代谢后，大部分以结合方式排出体外。黄曲霉毒素 B_1 的代谢过程见图 7-2。

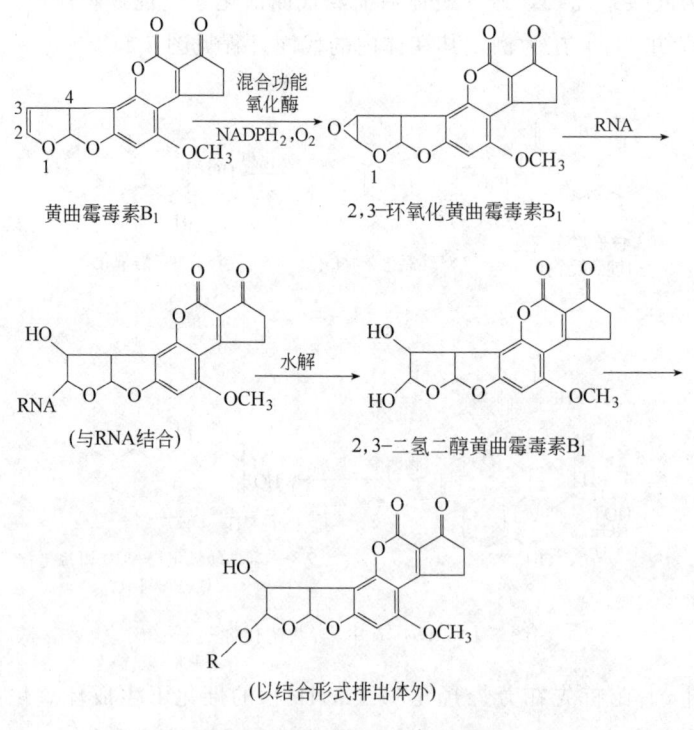

图 7-2 黄曲霉毒素 B_1 的代谢

R—葡糖醛酸基、硫酸根或谷胱甘肽

3. N-亚硝胺类

N-亚硝胺类（NOC）是一大类多方面的致癌物，经动物试验证明可诱发肝癌、食管癌、肾癌和鼻癌等。N-亚硝胺类是完全致癌物，即它们本身具有启动剂和促进剂的双重作用，其单独作用就可诱发癌症。

亚硝胺类化合物在自然界分布很广，可通过多种途径与人类接触，例如食品、烟草、化妆品（如冷霜和洗发香波）和某些药物等。除已形成的亚硝胺类化合物外，广泛存在于水、土壤及食物中的亚硝胺前体物硝酸盐、亚硝酸盐、胺类化合物在一定条件下也能转变为亚硝胺类化合物。如土壤中的亚硝酸盐可因水土流失而进入河流及水源；硝酸盐化肥施用后可在植物中积聚并很容易在植物体内转变为亚硝酸盐，或在细菌和唾液的还原作用下转变为亚硝酸盐，这样的食物进入胃中，在胃内酸性条件下，很容易合成亚硝胺类。

以二甲基亚硝胺（DMN）为例说明 NOC 的活化代谢。二甲基亚硝胺进入机体后，在混合功能氧化酶的作用下，使 α-碳出现氧化，生成一个不稳定的 α-羟化 NOC，可自行分解生成甲醛与甲基重氮氢氧化物，它是一种很强的 S-N$_1$ 型的烷化剂，最终生成甲基重氮甲醇，再经脱烷基作用而生成自由甲基，它是各种 NOC、肼类、三氮烯类共同的最终活性代谢产物。自由甲基可使细胞的核酸和蛋白质烷基化，尤其是使 RNA 和 DNA 的鸟嘌呤发生烷基化作用，核酸经烷基化作用后改变了细胞的遗传特性，通过体细胞突变或细胞的分化失常，而导致癌症的发生。其代谢过程见图 7-3。

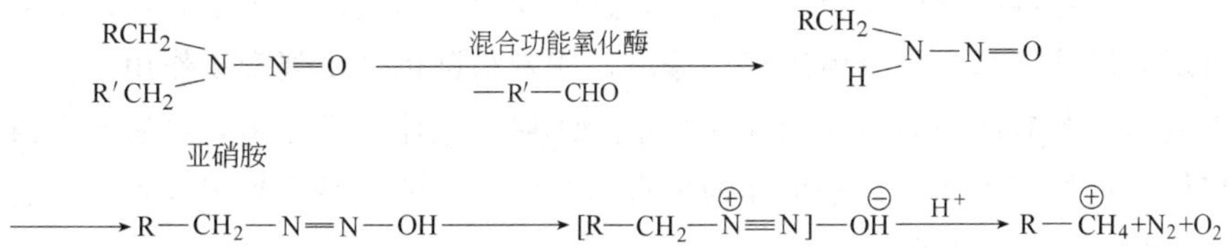

图 7-3　二甲基亚硝胺的代谢过程

四、化学致癌物作用的靶子

化学致癌物本身或其活性代谢产物在体内诱发肿瘤必先作用于有关的靶子。就目前所知的这类靶子可分为两大类，即 DNA 靶子与非 DNA 靶子。

1. DNA 靶子

各种类型的致癌物都可与 DNA 作用，导致加合物形成、碱基损伤、DNA 链断裂、DNA 链交联等不同形式的损伤，这在多种体内、体外模型的观察中都得到了充分的证实，这些损伤与肿瘤的发生有着密切的关系。人体内约有 10^{14} 个细胞，每个细胞内的 DNA 每日可能出现的损伤数达 4000 多个，在多数情况下，损伤可被修复，受损细胞被清除，如果损伤严重，可导致细胞死亡，少部分可能出现突变。一般认为，致癌物诱导生成 DNA 加合物的数量与致癌性有着密切的关系，DNA 上的前癌基因很可能是化学致癌物的靶子，当前癌基因被持续激活，过度表达将导致癌症的发生。

肿瘤抑制基因同样可能是致癌物的靶子。肿瘤抑制基因编码的蛋白质可抑制细胞分裂周期，突变的肿瘤抑制基因编码的蛋白质可能失去该功能。以 *p53* 基因为例，野生型 P53 蛋白在维持细胞正常生长、抑制恶性增殖中起着重要作用，*p53* 基因时刻监控着基因的完整性，一旦细胞 DNA 遭到损害，P53 蛋白与相应基因的 DNA 部位结合，起到特殊转录因子作用，活化 *p21* 基因转录，使细胞停滞于 G_1 期，抑制解链酶活性，并与复制因子 A 相互作用参与 DNA 的复制与修复，如果修复失败，P53 蛋白即启动程序性死亡过程诱导细胞自杀，阻止有癌变倾向突变细胞的生成，从而防止细胞恶变。*p53* 基因突变主要在第 5～8 个外显子的保守区域，G—C 碱基对出现转换引起错义突变。这类突变多见于多种人类肿瘤，亦见于实验用啮齿类动物的同类肿瘤。在部分结肠癌、肺癌、乳腺癌和胰腺癌等均发现有 *p53* 基因的点突变或丢失，从而引起异常的 P53 蛋白表达，使其丧失抑制肿瘤增殖功能，从而导致细胞增生和恶变。

2．非 DNA 靶子

非 DNA 靶子主要包括两类，即作用于纺锤丝系统和作用于与 DNA 修复或基因表达调控有关的酶系统。

作用于纺锤丝系统的化学物质本身不直接作用于遗传物质，具有诱变作用，但传统上认为它们不是诱变剂。如通过抑制微管蛋白聚合酶的作用，抑制微管聚合，使纺锤体无法形成，从而使细胞分裂停止在有丝分裂中期，或在进入间期后，促进微管聚合、抑制微管解聚而抑制细胞分裂，染色体不能做后期移动，使细胞内出现多倍体；染色体复制后，若纺锤丝功能丧失，不能进行有丝分裂，使同一细胞具有双份染色体，即出现内复制；有些纺锤丝毒物可造成纺锤丝异常，这些异常纺锤丝作用于中心粒，使染色体分离过程出现多极性，部分染色体出现不分离，或者是染色体受到毒物作用后，不能浓集或浓集不适当，此时即使有纺锤丝存在，也无法使染色体正常分离，最后导致染色体出现非整倍体。这类多倍体和非整倍体的出现与肿瘤发生的关系受到很大重视，有人认为可能是抑癌基因灭活的一种重要途径。

化学物质作用于与 DNA 修复有关的酶系统，会造成 DNA 损伤不能正常修复。DNA 损伤可能会造成两种结果，即细胞死亡和发生基因突变，或进而恶性转化为肿瘤细胞。化学物质作用于与基因表达调控有关的酶系统，会造成基因不能正常表达，而导致肿瘤的发生。如一些化学物质可使 DNA 甲基化，导致基因表达异常而形成肿瘤。

第二节　化学致癌过程

一、化学致癌物的特征

化学致癌物多数具有遗传毒性，其化学结构和性质不尽相同，但具有一共同的特点，即皆为亲电子剂，分子结构中含有正碳原子等亲电子基团。而细胞中的大分子化合物都具有亲核基团，即富含电子的部位，易与细胞大分子的亲核中心共价结合。DNA、RNA 和蛋白质等大分子化合物的亲核基团就是致癌物的结合位置。

二、化学致癌过程——多阶段基因突变学说

目前认为，正常细胞经过遗传学改变的积累，才能转变为癌细胞。癌症的发生是多阶段过程，至少包括启动期、促进期和恶性进展期三个阶段。表 7-2 列出了这三个阶段的详细生物学特点。

表 7-2 致癌过程中启动、促进和进展期的主要生物学特征

启动阶段	促进阶段	恶性进展阶段
不可逆,启动了的"干细胞"在形态学上与正常细胞相同的组织结构	在基因和细胞水平上均可逆	不可逆,在形态学上呈恶性肿瘤的细胞核型和组织结构
对外源性化学物和其他化学因素极其敏感	促进细胞的生存依赖于不断接触促进剂,对年龄、饮食、激素等很敏感	转变了的细胞增殖
自发性(内源性)启动细胞	内源性促进剂可能有"自发性"促进作用	在早期阶段对生长环境因素可能很敏感
需要细胞分裂来"固定"启动,剂量-反应可能检测不出	可检测出剂量-反应关系和最大作用剂量	在该阶段,良性或恶性细胞均可看到
启动剂的相对强度依赖于在一段促进阶段后癌前病变的细胞数量	促进剂的相对强度通过检测启动了的细胞生长速度来衡量	进展剂使促进了的细胞进入这个阶段

1. 启动阶段

启动阶段是指化学物质或其活性代谢物（亲电子剂）与 DNA 作用，导致体细胞突变成启动细胞的阶段。它是化学致癌过程的第一阶段，是不可逆地将正常细胞转变为肿瘤细胞的起始步骤。在启动阶段中，至少有三个细胞功能是重要的，即致癌物的代谢、DNA 修复和细胞增殖。

已确定的致癌剂包括致癌的化学物质、电离辐射、特殊病毒以及内源性代谢反应产生的氧自由基等，它们可以直接作用于 DNA 的初级序列，引起 DNA 损伤或基因突变，使单个细胞或少量细胞发生永久性的、不可逆的遗传性改变，这种细胞称作"启动细胞"，诱发细胞突变的化学物质称为启动剂。一般都认为启动剂具有基因毒性，可自然发生，受内源性因素影响，无明显剂量反应关系。

启动阶段比较短暂，一般是不可逆的。启动阶段具有诱变性质，即启动阶段涉及遗传突变。一般认为是细胞在增殖分裂过程中，基因受致癌因素作用发生突变，而这种突变需要一次或多次细胞分裂来"固定"，并能传代，所确定的基因型和/或表型是不可逆的。

2. 促进阶段

细胞在致癌作用的第一阶段变成启动细胞后，在某些因素作用下，以相对于周围正常细胞的选择优势进行克隆扩增，形成显微镜下能观察到的或有时肉眼可见的细胞群，即良性肿瘤，如乳头状瘤或腺瘤，这个阶段称为促进阶段。起促进作用的因素称为促进剂或促癌剂。

促进剂有多种类型，它们共同的运转特点：①促进剂通常是非致突变物，单独作用时无效，必须在启动之后间隔数周给予，才能使肿瘤加速生长；②促进剂的促癌作用具可逆性，存在剂量-效应关系及阈剂量；③促进剂是通过刺激细胞增生而不是诱发突变对肿瘤起作用，它本身无或仅有极微弱的致癌作用，但反复使用能增加细胞分裂，使启动细胞产生肿瘤发生早期所需的增生细胞群，并可形成良性肿瘤。最经典的例子是佛波醇酯，它们通过激活蛋白激酶 C 刺激细胞增生而起作用。癌症促进剂包括内部生长因

子、激素与外源非遗传毒物等。

现已证实巴豆油及其提纯的有效成分佛波醇酯、烟草中的儿茶酚类化合物、卤代烃等都是具有促癌作用的非遗传毒物。在某些情况下，人体内自然存在的某些内源性物质也具有促癌剂的作用，如雌激素对乳腺癌有促进作用，胆酸是结肠与肝脏的促癌剂。

促进阶段相对短暂，在细胞和组织水平上是可逆的，且对生理因素调节具有敏感性，年龄、饮食和激素均可影响其促进作用。

3. 恶性进展阶段

癌症的恶性进展阶段是指由良性肿瘤转变为恶性肿瘤，并进一步演变成更具有恶性表型的肿瘤的过程。该阶段出现在促癌阶段之中或之后，此时细胞表现出不可逆的基因组改变（包括基因扩增、癌基因抑制物丢失、抑癌基因失活、染色体重排等），并且在形态、功能代谢和细胞行为方面逐渐表现出肿瘤的特征，如自主性和异质性增加，生长加速，侵袭性加强，转移能力及生化、免疫性能改变，出现浸润和转移的恶性生物学行为及对抗癌药物的耐药性等。在某些情况下，恶变可能自发产生。

作用于促进阶段的细胞并使其转变成恶性进展期的化学物质称为进展剂，如砷酸盐、石棉纤维、苯过氧化苯甲酰、羟基脲等。进展剂可引起染色体畸变，但不一定具有引发活性。恶性进展阶段的主要特征是核型不稳定，肿瘤的染色体发生断裂和断片易位，存在多复本或部分/整个缺失。染色体结构改变伴有细胞癌基因和/或肿瘤抑制基因的突变，这些突变可能反映了适于恶性生长的细胞选择并也可能反过来增加了核型的不稳定性。

应该指出，虽然在动物实验性致癌模型中，致癌过程的划分较清楚，但在人的实际情况中，致癌过程的划分并不那么清楚。这是因为机体可同时或反复接触启动剂、促进剂或致癌剂，而且一种因素可以起多种作用，因此可能会有反复的 DNA 损伤、促进、细胞克隆性扩增等循环进行，造成肿瘤分期不那么清楚。

三、多阶段致癌过程中的遗传学改变

通常把致癌过程中的启动阶段看作是一次突变事件，这个结论得到了大鼠乳腺癌、小鼠皮肤乳头状瘤及小鼠肝癌中 *ras* 原癌基因突变等结果的支持。促进阶段是突变后由单克隆的启动细胞发展为肿瘤细胞的过程，通常有一起始损伤，这个过程涉及选择性地影响启动细胞增殖的某些非遗传学的改变，此阶段是否涉及遗传机制尚不清楚。但有研究结果表明，其中有一类作用依赖于促癌物的存在，在细胞转化中起促进作用的基因，称为促癌作用敏感基因或促癌基因。促癌基因可以将对促癌物（TPA）的敏感性传递给原先不敏感的细胞，结果导致良性肿瘤和癌前细胞灶，因此，良性肿瘤演化为恶性肿瘤的进展阶段，是致癌过程中明显区别于促进作用的另一个阶段。具有转移性是恶性肿瘤区别于良性肿瘤的主要特征，近年来有人认为，肿瘤细胞的转移也涉及一个转移基因和转移抑制基因遗传学改变的阶段。

1. 遗传学改变

致癌物引起细胞的遗传学改变包括基因突变、基因扩增、染色体重排和非整倍性。

已经观察到点突变和染色体重排在某些肿瘤中使原癌基因激活和肿瘤抑制基因失活；同样也观察到基因扩增和染色体数目改变对许多肿瘤是重要的。一般认为，化学物质通过诱发基因突变或染色体突变（如缺失、插入、易位、扩增和数目改变），导致某一关键靶基因的可遗传性改变对肿瘤的形成是必需的。在外源化学物的作用下，部分原癌基因发生突变，编码突变的蛋白质，若该蛋白质具有更强的活性，则可引起细胞癌变（称为癌基因），将癌基因的单拷贝转染细胞即可引起细胞的恶性转化。已发现的癌基因有100多种，虽然它们的功能各不相同，但大体上可归纳为生长因子、生长因子受体、信号转导物、蛋白激酶和转录激活物等几大家族。肿瘤抑制基因，又称抑癌基因或抗癌基因，是细胞内一类能对抗肿瘤作用的基因，已发现的有十几种。肿瘤抑制基因发生突变后，其编码的蛋白质不能抑制细胞的分裂周期，即不能再对抗肿瘤作用。已经证明外源化学物引起试验动物的致癌作用涉及这些原癌基因的活化和肿瘤抑制基因的灭活。

致癌物可直接诱发关键靶基因的遗传损伤，如DNA加合物；也可间接诱发遗传损伤，如干扰纺锤体功能或生成活性氧自由基，过氧化物酶体的过量增殖等。

2．非遗传学改变

有些化学物质不与DNA反应或诱发其突变，但在慢性接触后也会导致癌症的发生，而且常用致突变试验方法不能检出这些致癌物致突变性，因此推测非遗传学改变在肿瘤生成中也可能起着重要的作用。

在启动阶段，细胞增殖是DNA加合物不可逆地转变为肿瘤细胞的一个必要步骤。细胞复制会增强突变剂的效率。一般认为细胞增殖可以通过多种机制影响致癌作用。诱发与致癌过程有关的细胞增殖的机制主要有两种，一是再生细胞增殖，二是有丝分裂剂引起细胞增殖。再生细胞增殖是指某些因素导致细胞死亡事件继之出现的再生增殖。在某些再生增殖情况下，由于癌前损伤的细胞比正常细胞更能耐受毒性效应，癌细胞可优先生长增殖。有丝分裂剂引起的细胞增殖是指某些化学物质能直接诱导细胞增殖，并且常有组织特异性。有丝分裂剂包括外源性有丝分裂剂和内源性有丝分裂剂。癌前细胞灶优先生长，细胞数和细胞周期的增加，可能增加了发生进一步突变事件的可能性。除细胞增殖外，非遗传学改变还有基因表达的改变如DNA甲基化等。

四、致癌作用的某些生物学特征

1．致癌作用依赖于剂量

致癌作用与化学致癌物的剂量密切相关，增大化学致癌物的剂量可增加肿瘤发生率，缩短潜伏期。肿瘤的产生取决于化学致癌物性质和化学致癌物的总剂量，若几种化学致癌物同时作用于机体，对靶器官可能起协同或相加作用，也可能起拮抗作用。

2．致癌作用的表达需要时间

无论化学致癌物的剂量和性质如何，从接触化学致癌物到出现癌症的临床症状，总有一个最低限度的潜伏期。在细胞恶变以前，细胞存在着多阶段的癌前期变化，也需要一定时间才能恶变。如在化学致癌物对人的致癌过程中，从接触化学致癌物到出现癌症的临床症状，可长达4～30年之久，平均为15～20年，故大多癌症发生在生命的晚期。

3. 致癌作用的癌变细胞传代

人和动物的肿瘤常起源于单个细胞（单克隆）。暴露于小剂量化学致癌物的细胞，经过数代相传，仍存在着恶性转变的危险。

4. 致癌物可被非致癌因子所修饰

有些物质可改变化学致癌物的摄入、分布、代谢或改变靶组织的敏感性，从而增强化学致癌物的致癌作用。如促癌物能加速肿瘤前期的进程，诱导恶性表型的表达，并可使致癌物所改变的细胞克隆扩增；抗癌物能在细胞癌变的不同阶段抑制致癌作用；营养因素可改变酶对致癌物的活化或解毒的有效性等。

5. 细胞增殖是细胞癌变过程的重要阶段

细胞增殖可通过多种途径影响致癌过程。启动、促癌、发展以及转移各个过程，往往都有细胞增殖参与。若细胞暂时停止进入细胞分裂周期，细胞 DNA 就会有较充分的时间进行修复，突变就可能不出现。即使有启动细胞出现，没有细胞增殖，启动细胞的数目亦不会增加，发展成为可见肿瘤的机会亦越小。增生的组织和细胞对致癌物比较敏感，若能抑制癌变过程中的增生性变化，或是诱导细胞凋亡，也能阻止肿瘤形成。

第三节 致癌性的评价方法

一、致癌物的检测方法

人类所接触到的化学物质数以万计，且类别繁多，为减少人类接触化学致癌物，需要检测已有的化学物质及所有的新化学物质的潜在致癌性。目前所使用的检测系统大致可分为三大类，即短期致癌物筛选试验、动物体内试验及人群流行病学调查。它们在辨别化学物质致癌性方面各有长短，往往需要互为补充才能作出可靠结论。各种致癌试验结果定性的可外推到人类，但定量的不能进行外推。

1. 短期致癌物筛选试验

短期致癌物筛选试验是通过致突变试验进行致癌物筛检，目前已建立的短期试验有近百种。事实上，近半数人类致癌剂是致突变剂，但在两年动物试验中呈现阳性结果的化学物质，无论是未经代谢活化的还是经代谢活化的，并非全都是致突变剂。所以，非致突变剂致癌机制同样重要。

（1）遗传毒性检测方法 外源化学物的致癌强度与其化学活性有关，这可通过 ^{32}P 标记法检测 DNA 加合物而进行直接估计，也可通过遗传毒性检测进行间接估计。其依据是大多数致癌物具有遗传毒性，而大多数非致癌物无遗传毒性。

遗传毒性检测法虽可作为致癌性预测，但筛检阳性的受试物可能是具有遗传毒性的致癌物，也可能是具有遗传毒性的非致癌物；筛检阴性的受试物可能是非遗传毒性的非致癌物，还有可能是非遗传毒性的致癌物。况且癌症发生涉及多阶段过程，不仅仅限于致突变。

（2）细胞转化试验 细胞转化试验又称为恶性转化试验，是一种体外致癌试验，是一个多阶段过程，能检测某些具有遗传毒性的化学物质，其目的在于揭示体外培养细胞接触受试物后，细胞生长自控能力丧失的某些机制。

细胞转化是指对培养细胞诱发与肿瘤形成有关的表型改变，此种表型改变是因致癌物所致核型改变的结果，包括细胞形态、细胞生长能力、生化表型等变化，以及移植于动物体内形成肿瘤的能力的改变。如成纤维细胞体外转化的表型改变：在等基因宿主或裸鼠体内形成肿瘤；细胞的估计寿命无限长（永生化）；核型改变；细胞形态改变；生长杂乱；失去锚基依赖性生长特性，可在软琼脂中形成集落；能在低血清培养液生长；丢失某些表面蛋白；具有纤维蛋白溶解活性；可为刀豆球蛋白 A 及麦胚芽酯酶凝集；在半固体培养基中集落形成；细胞表面微绒毛增加等。其中最重要的特征是在敏感宿主中的成瘤性，在半固体培养基中形成集落及细胞交叉重叠、呈杂乱生长。细胞转化试验中，所用的细胞有如下 3 类。

① 原代或早代细胞　常用叙利亚仓鼠胚胎细胞（SHE 细胞）、人类成纤维细胞、小鼠皮肤或大鼠支气管上皮细胞等。

② 细胞系　常用 BALB/c-3T3、C3H10T1/2 和 BHK-21。

③ 病毒感染细胞　常用 RLV/RE 细胞，即劳舍尔白血病病毒感染的 Fisher 大鼠胚胎细胞和 SA7/SHE 细胞即猿猴腺病毒感染的 SHE 细胞。

这类转化试验不仅能检测化学物质的致癌强度，而且能识别遗传毒性致癌物、非遗传毒性致癌物及促癌物（TPA、TCDD）。令人费解的是，虽然啮齿类动物细胞在体外致癌物刺激下能发生转化，但人类细胞在体外培养时罕见转化发生。

2. 动物体内试验

（1）哺乳动物短期致癌试验　哺乳动物短期致癌试验又称为有限体内试验，是指时间（数月）有限、靶器官有限，即在有限的时间内，通过观察限定靶器官的肿瘤，初步判断受试化学物的致癌性。目前，动物短期致癌试验包括小鼠皮肤肿瘤诱发试验、小鼠肺瘤诱发试验、大鼠肝异变灶诱发试验和雌性大鼠乳腺癌诱发试验。

① 小鼠皮肤肿瘤诱发试验　在小鼠皮肤局部表面连续涂抹受试物，观察皮肤乳头瘤和癌的发生情况，一般试验期限为 9 个月左右，如在启动后加用佛波醇酯，则可缩短至 20 周左右。较敏感的小鼠为 SENCAR 小鼠。此试验也可设计为检测受试物的启动活性或促进活性。典型的启动剂为致癌性多环芳烃，促进剂为佛波醇酯（TPA），其特点是肿瘤位于皮肤表面或皮下，易于观察。

② 小鼠肺肿瘤诱发试验　一次或多次给予受试物，或一次给予受试物一至两周后持续多次给予促癌剂，染毒途径常用腹腔注射，也可灌胃或吸入，观察肺肿瘤的大小、颜色等，并进行组织病理学检查。一般试验期限为 30 周。如受试物具有诱发肿瘤作用，可在肺组织发现肿瘤。较敏感的小鼠为 A 系、SWR 系和 BALB/c 系小鼠。此试验也可设计检测受试物的启动活性或促进活性。典型的启动剂为乌拉坦，促进剂为丁基羟甲苯。

③ 大鼠肝异变灶诱发试验　肝癌发生过程有几种明显的肝细胞病灶。较早发现的是异变灶，进一步发展成为瘤性结节。对大鼠进行肝大部切除手术后，给予受试物，一般试验期限为 8～14 周，观察肝异变灶的生成。用酶组织化学和免疫组织化学方法将异

变灶和结节中的谷氨酰转肽酶和胚胎型谷胱甘肽转移酶染色，显色则表明有肝癌细胞生化表型的癌前细胞。此试验也可设计为检测受试物的启动活性或促进活性。典型的启动剂为二乙基亚硝胺（DEN），促进剂为苯巴比妥（PB）。

④ 雌性大鼠乳腺癌诱发试验 一般可用 SD 大鼠（或 Wistar 大鼠），试验周期为 6 个月。其优点是肿瘤在体表部位，通过观察能较准确地判断肿瘤发生时间，易于分析受试物剂量与潜伏期之间的关系。

由于肺和肝是最常见的发生肿瘤器官，也是许多致癌物的靶器官，因此小鼠肺肿瘤和大鼠肝异变灶试验的应用价值较高。这 4 个试验不是成组试验，应根据受试物的特点有选择地使用。这 4 个试验中的任一试验得到阳性结果的意义与长期动物致癌试验相似，但阴性结果并不能排除受试物的致癌性。除雌性大鼠乳腺癌诱发试验外，其他 3 个均可设计为检测受试物的启动活性或促进活性试验。

目前短期试验在预测致癌性方面所遇到的最大问题是如何检出非诱变性致癌物。一些化学物质可通过影响细胞的自稳状态或代谢，通过引起炎症或抑制修复过程，或者影响细胞增殖周期、细胞分化、基因表达程度等方面作用于致癌过程。这些作用利用现有的短期试验无法检出。迄今为止，只有动物诱癌试验可以准确判别这类致病物的致癌性。短期试验固然不可取代动物诱癌试验，但短期试验对于帮助选择适当的动物试验受试物具有重要的价值。

(2) 哺乳动物长期致癌试验 哺乳动物长期致癌试验亦称哺乳动物终生试验，是鉴定化学致癌物的标准体内试验，也是目前公认的确证动物致癌物的经典方法。用此法评定化学致癌性有许多优点：a. 所需时间短。因为化学致癌的一个最大特点是潜伏期长，在啮齿动物进行 1～2 年的试验即相当于人类大半生的时间，如果采用流行病学调查方法来确证一种新化学物质是否为致癌物，一般需要人类接触受试物 20 年后才能进行，所需时间比较长。b. 动物试验能严格控制实验条件，容易排除混杂因素的影响，试验结果较为可靠。

① 动物选择 在致癌试验中，要求选择两种实验动物。选择动物最重要的依据是对诱发肿瘤的易感性，因此，要考虑物种、品系、年龄和性别。不同物种对受试物有特定的靶器官，如大鼠对诱发肝癌敏感，小鼠对诱发肺肿瘤敏感。不同品系对受试物也有特定的靶器官，如同是小鼠，A 系及亚系诱发肺肿瘤敏感。实际工作中多使用断乳或断乳不久的动物，一般是雌雄各半。除非已证明该受试物结构近似的致癌物有易感性性别差异，才选择易感的性别。除此之外，还应考虑自发肿瘤率，应选择自发肿瘤率较低者。

常规选用大鼠和小鼠，也可用仓鼠。啮齿类动物对多数致癌物易感性较高，寿命相对较短，费用也较低，生理和病理学资料较完备，因此使用最广泛。

② 动物数量 致癌作用是严重损害健康的一种效应，因此试验中应尽量设法避免假阴性结果，所以每组动物数应较一般毒性试验为多。如对照组肿瘤自发率越高，而染毒组肿瘤发生率越低，则所需动物数越多。一般每组至少有雌雄各 50 只动物，希望在出现第一个肿瘤时，每组至少还有 25 只动物。为保证假阴性率在 5% 以下所需要每组最低动物数量见表 7-3。

表 7-3   为保证假阴性率在 5% 以下所需要每组最低动物数量

肿瘤发生率超过自发率/%	不同的肿瘤自发率所对应的最低动物数量		
	1%	10%	20%
0.1	226 747	1 958 629	3 471 874
1	3310	20 530	35 471
5	295	979	1645
10	121	289	423
15	74	147	202
20	52	92	121
25	40	65	82

注：基于 Fisher 精确检验（$P<0.05$）。

③ 剂量设计   为观察到剂量反应关系一般使用三个剂量，最少两个剂量。较低剂量为前一级较高剂量的 $1/4 \sim 1/3$，最低剂量最好相当于或低于人类实际可能接触的剂量。低剂量组应不影响动物的正常生长、发育和寿命，即不产生任何毒性效应。最高剂量应尽可能加大，但又不致死，也不引起可能缩短寿命的毒性表现和病理改变，与对照组相比体重下降不超过 10%，这样才不至于漏检致癌物。美国国家癌症研究所（ICH）推荐的最高剂量应为最大耐受剂量（MTD）。ICH（1995）提出，高剂量选择可以根据：a. 毒性终点，即最大耐受剂量；b. 药代动力学终点，啮齿动物血浆 AUC（时量曲线下面积）为人的 25 倍；c. 选择吸收饱和剂量；d. 药效学终点，不应产生生理学和内稳态紊乱；e. 最大可行剂量，受试物在饲料中最高含量为 5%，限制剂量为 1500mg/（kg 体重·天）。理想的 MTD 非但不应致死，也应不缩短寿命，与对照组相比，体重下降不大于 10%。因此，必须通过预试验来设计一个估计的最大耐受量（EMTD）。根据急性试验的 LD_{50} 或 LD_{01}，设计 14 天亚急性试验，以确定亚急性 MTD；之后再设计 90 天的亚慢性试验，确定亚慢性 MTD，然后选择稍低剂量作为终生试验的 EMTD。中剂量组介于高、低剂量之间，如有可能则按受试物的毒物动力学性质来确定。对照组除不给受试物外，其他条件均与试验组相同。

④ 试验期限   原则上试验期限要求长期或终生。所谓长期，因不同物种寿命长短不一，观察时间要求不同。ICH（1997）建议参考下面几条准则：a. 一般情况下，试验期限小鼠和仓鼠应为 18 个月，大鼠为 24 个月；然而对于某些生命期较长或自发肿瘤率低的动物品系，小鼠和仓鼠可持续 24 个月，大鼠可持续 30 个月。b. 当最低剂量组或对照组存活的动物只有 25% 时，也可以结束试验，对于有明显性别差异的试验，则试验结束的时间对不同的性别应有所不同，在某种情况下因明显的毒性作用，只造成高剂量组动物过早死亡，此时不应结束试验。

⑤ 染毒途径及染毒时间   染毒途径主要有经口、经皮和吸入三种，应根据受试物的理化性质和接触方式选择合适的染毒途径。

经口染毒是将受试物给予实验动物的常用途径，一般把受试物掺入饲料或饮水中连续给予动物（每周 5～7 天）。若掺入后的适口性不良，可采用灌胃法。掺入浓度要定期监测，观察其均匀性和稳定性，掺入的浓度一般不超过 5%。

经皮染毒，涂敷受试物的面积一般不少于动物体表总面积的10%。必须保证受试物与皮肤良好接触，并防止动物舔食。每天涂抹一次，每周3～7次。

吸入染毒，每天染毒4h，每周5～7天。染毒柜内受试物浓度应定期或连续监测，使其分布均匀、恒定。

其他注射途径可根据实际采用。

⑥ 结果的观察、分析和评定

a. 一般观察：试验过程中每天密切观察动物1～2次，主要观察其外表、活动、摄食情况等，在试验最初三个月每周称体重一次，以后每两周称体重一次。将饲料或饮水给予受试物时，应记录食物消耗量或饮水量，以计算受试物的摄入量。观察时要注意有无肿瘤出现、肿瘤出现时间及动物死亡时间。要及时发现濒死动物并进行病理学解剖。发现第一例肿瘤时存活的动物数，作为试验终结时的有效动物数，各种分析指标都以此为基数计算。老年动物多病易死，应加强巡视，防止动物死亡后没有及时检验，发生尸体组织的自溶。

b. 病理学检查：动物自然死亡或处死后必须及时进行病理学检查。病理学检查包括肉眼和组织切片检查。组织切片检查应包括已出现肿瘤或可疑肿瘤的器官以及肉眼检查有明显病变的器官，应注意观察癌前病变。通过病理检查确定肿瘤的性质和靶器官。主要分析指标：

（a）肿瘤发生率：肿瘤发生率是最重要的指标，需要计算肿瘤总发生率、恶性肿瘤总发生率、各器官或组织肿瘤发生率和恶性肿瘤发生率，以及各种类型肿瘤发生率。

肿瘤发生率(%)＝(实验结束时患肿瘤动物总数/有效动物总数)×100%

式中，有效动物总数是指最早发现肿瘤时存活动物总数。

（b）多发性：多发性是指一个动物出现多个肿瘤或一个器官出现多个肿瘤。一般计算每一组的平均肿瘤数。有时还可计算每一组中出现2个、3个或多个肿瘤的动物数或比例。

（c）潜伏期：从摄入受试物起到发现肿瘤的时间，这种办法只适用于能在体表观察的肿瘤，如皮肤肿瘤或乳腺肿瘤。对于内脏肿瘤的潜伏期，则需分批剖杀，计算平均潜伏期。因为内脏肿瘤不易觉察，通常将肿瘤引起该动物死亡的时间定为发生肿瘤的时间。同时要注意是否有剂量-反应关系。

分析以上三种指标时，应统计各种肿瘤的数量（包括良性和恶性肿瘤）及任何少见的肿瘤、患肿瘤的动物数、每只动物的肿瘤数及肿瘤潜伏期。

⑦ 结果的确定

a. 致癌试验阳性的判定标准［WHO(1969)］：ⓐ对于对照组也出现的一种或数种肿瘤，试验组肿瘤发生率增加；ⓑ试验组发生对照组没有的肿瘤类型；ⓒ试验组肿瘤发生早于对照组；ⓓ与对照组比较，试验组每个动物的平均肿瘤数增加。

在进行试验的两个物种两种性别动物中，有一种结果为阳性，即认为该受试物有致癌性。

阳性结果的评定应当慎重。在较高剂量才与对照组间出现显著差异，不如在较低剂量下或在人类可能实际接触的剂量出现显著差异的意义重大。

b. 致癌试验阴性的判定标准：要使长期动物致癌试验的阴性结果得到承认，一般应满足试验设计的最低要求。Ⅰ. 两个物种；Ⅱ. 两种性别；Ⅲ. 至少三个剂量水平且其中一个接近 MTD；Ⅳ. 每组有效动物数至少 50 只。

如将动物数增至每组 100 只，则假阴性概率可下降，继续增加每组动物数，可进一步降低假阴性概率。因此，即使符合最低要求得到阴性结果时，特别是当存在一定的剂量反应关系时，阴性结果不一定说明该受试物不致癌，仅能表明，该受试物在该特定染毒剂量下不引起肿瘤净增率超过染毒组的肿瘤净增率。

在进行试验的两个物种两种性别动物中，试验结果均为阴性时，方能认为未观察到致癌作用。

⑧ 结果报告

a. 应着重报告发现肿瘤的部位、数量、性质、癌前病变，以及其他毒性效应。

b. 应报告剂量-反应关系及统计学分析结果。

c. 如在动物组织中观察到良性和恶性肿瘤，并有良性肿瘤向恶性化进展的证据，在进行统计学分析之前将良性和恶性肿瘤合并是适宜的，但仍希望分别对良性和恶性肿瘤进行统计学处理。

d. 评价该试验不同剂量良性肿瘤和恶性肿瘤的相对数量可有助于确定该受试动物对受试物的剂量-反应关系。如果仅观察到良性肿瘤，并无恶性化进展的证据，则将此受试物认为是致癌物是不适宜的，此仅提示在该试验条件下需要进一步研究。

3. 人群流行病学调查

要判别人类致癌物，流行病学资料是具有决定意义的，甚至只根据完整的人类流行病学资料，即可判别某种物质是否为人类致癌物（砷化物即为一例）。流行病学调查结果为阳性，并且能够重复时，即另一同样调查也得出阳性结果并有剂量-反应关系，又可得到动物试验的验证，则其意义较大，该受试物较易被承认为人类致癌物。但完整、可信的流行病学材料来之不易。过去流行病调查都以肿瘤发病数或死亡作为观察单位，其判别的准确性是无疑的。但这是最后的结果，不能用于早期发现、早期阻断。近年在流行病学研究中引进了生物标记，其中包括一些早期、中期生物标记，特别是分子水平标记的方法，使分子流行病学在一定条件下应用于判别某些化合物对于人类的致癌性、致癌危险性评价以及肿瘤化学预防的干预试验等方面。目前已在使用的化学致癌生物标记有以下几类：

(1) 接触标记 一方面可检查在细胞、组织或体液内某些致癌物的含量，用以衡量接触的水平。例如，检测血液、尿液或唾液中的尼古丁代谢产物吡啶吡咯酮可以反映个体近期对烟草的接触水平；营养流行病学研究中除了使用饮食调查表外，还可以检测血清、血浆、红细胞、头发、指甲中的微量元素来反映个体的饮食接触状况；通过 PCR 技术测量个体宫颈阴道灌洗样本中疱疹病毒 16 型和 18 型的 DNA 序列，可以促进对宫颈癌与疱疹病毒感染间关系的研究等。这类标记测定结果只说明机体接触情况，不说明所接触物质对机体，特别是靶细胞是否已起作用。

另一方面可检查生物有效剂量，即检查致癌物到达细胞的剂量或反映与细胞大分子相互作用的程度。虽然所作用的细胞不一定是靶细胞而是它的替代物，但二者之间有一致的关系。目前常用的有各种致癌物-DNA 加合物或致癌物-蛋白质加合物。由于这是致癌物经历体内一系列吸收、分布、排泄以及生物转化后在靶分子上所呈现的结果，比一般内剂量有着更直接的生物学意义。近年已有使用这类标记观察接触环氧乙烷、氨基酚、黄曲霉毒素、多环芳烃、4-(甲基亚硝胺)-1-(3-吡啶)-1-丁氮酮（NNK）等物质后在体内作用于靶子上的水平。

（2）生物效应标记 反映致癌物对于靶子或相类似部位所造成的损害，这些损害可能与肿瘤有关。这类标记很多，可以是环境致癌剂作用于目标 DNA 或蛋白质的产物，如 DNA 的突变或损伤，有时，可通过外周组织如血液等来检测这种生物标志。例如，可以通过检测血红蛋白来获得与烟草致癌剂作用有关的 DNA 加合物水平，从而反映不同吸烟水平与肺癌发病的关系；在对酒精摄入与癌症关系的研究中，雌性激素浓度升高是一个重要的中间代谢指标，现有资料提示饮酒与雌性激素上升有关，而雌性激素上升可能是乳腺癌的一项危险因素，换言之，雌性激素水平升高可能是酒精和乳腺癌病因通道上的一个中间步骤。

这类标记常用的有姊妹染色体交换（接触多种工业毒物、电离辐射）、微核形成（有机溶剂、重金属、吸烟、咀嚼槟榔）、染色体畸变（工业毒物、电离辐射、大气污染物）、次黄嘌呤磷酸核糖转移酶（肿瘤化疗药物、电离辐射）、MN 血型糖蛋白（GPT）突变（肿瘤化疗药物、电离辐射）；肿瘤抑制基因（例如 $p53$ 基因突变、黄曲霉毒素）、癌基因活化（多环芳烃、吸烟）等。

（3）易感性标记 环境因素的致癌能力往往因宿主的遗传易感性而异。易感性标志可用于反映个体暴露于特异性致癌物质后的易感程度，即可用来衡量致癌物反应性个体差异，检出肿瘤高危个体。例如，先天性免疫缺陷病人、免疫抑制剂使用者和 HIV 感染者患非何杰金氏淋巴瘤的危险性明显升高，其原因可能在于激活了患者体内潜隐的 EB 病毒。对 HIV 感染者的研究发现，当正常的免疫功能丧失时，EB 病毒可引起机体细胞水平的一系列变化，导致肿瘤发生。又如动物试验结果提示乙醛是一种致癌剂，而乙醛又是酒精的代谢产物，2 型醛脱氢酶的功能之一是清除机体内的乙醛，当编码 2 型醛脱氢酶的基因发生突变时，可延长组织对致癌剂的暴露时间。流行病学研究发现，携带突变的 2 型醛脱氢酶基因的饮酒者发生食管癌的危险性远远高于携带正常基因的饮酒者。

尽管对生物标志的研究有助于加强对暴露水平的测量，但生物标志在肿瘤流行病学研究中的应用仍具有一定的局限性。首先，从最初对外部致癌剂的暴露至肿瘤发生往往需经历 10～30 年的潜伏期，而目前应用的大多数生物标志如 DNA 加合物、血清微量元素等仅能反映近期的暴露，而不是以往的暴露情况。即使是有较长半衰期的化学致癌剂，研究者也需要收集人或动物的暴露史，来确认在整个暴露至发病过程中人或动物对致癌剂的暴露水平稳定且没有新的暴露发生。其次，通过生物标志进行的流行病学研究往往样本较小，影响了研究的统计学效率，而且，研究的重复性可能会受到生物标志的长期变化和个体差异的影响。最后，在收集生物样本时，伦理学问题也是一个值得重点关注的问题。

二、肿瘤流行病学检测

分析性流行病学调查是确定人类致癌物主要的手段之一。进行分析流行病学调查时，一般是先通过动物肿瘤诱发试验，根据阳性结果检出潜在的人类致癌物，或先进行描述性流行病学调查或临床观察发现怀疑某种人类致癌物后再进行动物肿瘤诱发试验。可按不同情况酌情选用定群调查（或称队列调查）和病例对照调查。在两种调查中都可利用肿瘤患者的资料，对接触与不接触受试物人员的暴发肿瘤年龄和死于肿瘤年龄进行分析比较。队列调查包括前瞻性和回顾性队列调查。英国著名的流行病学家 Doll 和 Hill 在英国医生中进行的吸烟与肺癌的前瞻性队列研究已持续 50 余年，这项研究为证实吸烟与肺癌的病因学联系作出了重要贡献。病例对照调查是通过比较患某种肿瘤的病例和不患某种肿瘤的对照相对于所研究因素的暴露情况，提示该因素是否可能是相应肿瘤的可疑危险因素。肿瘤的病例对照调查已经发现了大量有价值的危险因素线索，如吸烟与肺癌、乙型肝炎病毒感染与肝癌、高脂肪膳食与大肠癌等。

若肿瘤流行病学调查的结果为阳性，能够重复，有剂量-反应关系，同时又可得到动物试验的验证时，则该受试物较易被承认为人类致癌物。若肿瘤流行病学调查结果为阴性，也不能完全确定受试物为非致癌物，仅能认为未观察到致癌作用的接触条件（剂量和时间）的上限。因此，当接触年限较短或剂量较低时，流行病学调查的阴性结果不能否定对同一受试物进行另一调查的阳性结果。任何肿瘤流行病学调查，必须设计周密严谨，否则无论阳性结果或阴性结果的意义均将大为降低。

三、致癌物的最终确定和评价

1. 致癌物的最终确定

由于通过动物致癌试验确定的致癌物，迄今只有极少数量（约 34 种）经过肿瘤流行病学调查证实，并在国际上得到公认对人类致癌，所以确定致癌物时应分为人类致癌物和动物致癌物。

确定人类致癌物主要根据：①能够重复的流行病学调查结果；②有剂量-反应关系；③动物致癌试验阳性。

对于动物致癌物的确定，各国认识不甚一致，甚至一个国家中的不同机构也有着不同的认识。国际抗癌联盟（IARC）对动物致癌物的概念较为严格，要求在多种或多品系动物试验中，或在几个不同试验中，特别是不同剂量或不同染毒途径的试验中见到恶性肿瘤发生率增高，或在肿瘤发生率、出现肿瘤的部位、肿瘤类型或出现肿瘤的年龄提前等各方面极为明显突出，才能确定为动物致癌物。

2. 致癌危险的定量评价

目前认为，一般毒性肯定有阈值，但致癌物特别是遗传毒性致癌物是否有阈值，至今尚未统一认识。在毒理学试验中，使用较敏感的观察指标或易感动物和增加动物数量均可降低阈剂量。主张化学致癌有阈值者则指出：①电离辐射穿透机体完全按照物理学法则，而化学致癌物进入机体必须经过吸收、分布、生物转化、排泄等过程的影响，才能到达靶器官击中细胞内的 DNA。②对 DNA 化学损伤的修复机制足以排除一定剂量造成的损伤。③化学致癌是一个多阶段过程，任一阶段受阻都可能中止肿瘤形成过程。化学致癌还需要多次突变，而一个遗传毒性致癌物分子不可能产生多次突变。④致癌物剂量越低，潜伏期越长。当剂量降低至一定程度，潜伏期即有可能超过接触群体每一个体的寿命，于是不可能有癌出现。

1977 年美国 FDA（食品与药品监督管理局）提出肿瘤诱发率为 10^{-6} 的剂量为实际安全剂量（VSD），要确定这样一个低诱癌率的剂量需要每组动物数达到 $(3\sim5)\times10^6$ 只，这绝对难以完成，因此多利用数学模型进行 VSD 推算。

所用数学模型可分为 3 种类型：①根据剂量-反应关系的频数分布建立的模型。如概率单位模型。②模拟致癌机制建立的模型。如单发击中线性模型、多发击中模型、分阶段模型和直线化多阶段模型。③根据发癌潜伏期建立的模型。

实验所得的剂量-反应关系数据与 VSD 相比是高发癌范围的资料，与上述任一模型拟合都会得到很好的拟合优度。但是目前的情况是，推算 VSD 时，实际上并不依据拟合优度来选择数学模型，而是由研究人员任意选择。但不同数学模型推算的 VSD 可相差甚远，因此，需要研究更合理的教学模型，真实反映致癌的剂量-效应关系和致癌物是否存在阈值。

？思考练习题

1. 什么是化学致癌作用？
2. 什么是化学致癌物？ 如何分类？
3. 简述化学致癌机制。
4. 化学致癌物的评价方法有哪些？
5. 在哺乳动物长期致癌试验中动物选择应考虑哪些方面？
6. 确定人类和动物致癌物主要依据是什么？

第八章
食品中化学物质的免疫毒性

◉ 知识目标

1. 掌握机体免疫系统的组成及相应的免疫功能。
2. 掌握化学毒物对免疫功能影响的表现及检测免疫毒性的常用方法。

⚡ 能力目标

1. 能识别常见过敏原引起的过敏反应的症状。
2. 能提出常见过敏反应的应对措施。

◎ 思政与职业素养目标

1. 调查常见过敏反应发生状况，培养关爱自己，关爱他人，增强感恩回报能力。
2. 回顾新冠抗疫，培养爱国情怀与民族自豪感。

免疫毒理学是毒理学与免疫学间的交叉学科，也是毒理学的一个新分支。它主要研究外源化学物和物理因素对人和实验动物免疫系统产生的不良影响及其机制。免疫毒理学是在免疫学和毒理学的基础上发展起来的一门十分年轻的学科。随着科学技术的发展，食品中外源化学物的免疫毒性也逐渐被人们重视。当机体在长期小剂量接触某种化学物质后，虽然不致引起明显的病理变化，但却可表现出对免疫系统的作用。所以研究外源性化学物（包括食品中化学物质）对免疫功能的影响，可对它们的毒性作出全面的评价，另外还可以从对免疫功能的检查中寻求外源性化学物对机体损害的早期指标。

第一节　机体的免疫系统及免疫功能

机体免疫系统由免疫器官、免疫细胞及免疫活性分子组成。免疫系统是人体内重要的防御性系统。免疫系统主要有三项免疫功能：①机体抵抗外界传染性因子的免疫防护功能；②机体清除损伤和死亡细胞、维持自身生理平衡的自身稳定功能；③对机体监视、发现并清除突变细胞的免疫监视功能。在正常情况下，机体的免疫系统依靠其先天具有的非特异性免疫力及后天获得的特异性免疫力共同发挥免疫作用，保持了机体的生理功能相对稳定。当机体免疫系统处于异常状态，可引起各种感染性疾病、自身免疫性疾病或肿瘤。

一、免疫器官

免疫器官是以淋巴组织为主的器官，分为中枢免疫器官和外周免疫器官。两类免疫器官通过血液和淋巴液的循环相互联结。中枢免疫器官由胸腺和骨髓组成，是免疫活性细胞发生、分化及成熟的场所，并具有控制和调节机体免疫应答的功能。骨髓是干细胞和B淋巴细胞（简称B细胞）发育分化的场所，也是产生抗体的重要部位。杀伤细胞和自然杀伤细胞等淋巴细胞直接在骨髓中分化成熟后进入外周血液，骨髓缺损可严重影响造血功能及导致联合免疫缺陷病。胸腺是T淋巴细胞（简称T细胞）发育分化的器官。胸腺参与自身稳定功能，它具有清除内部突变的细胞，控制自身免疫性疾病发生的功能。外周免疫器官由淋巴结、脾脏、呼吸道、消化道、相关的淋巴组织等组成。外周免疫器官是T细胞和B细胞生息繁衍的场所，也是贮存抗原并产生免疫应答的重要部位，同时也是免疫细胞再循环，并促进细胞接触抗原的环境。

二、免疫细胞

免疫细胞是所有参加免疫应答或与免疫应答有关的细胞。免疫细胞包括造血干细胞、淋巴细胞、单核吞噬细胞和中性粒细胞等。

1. T淋巴细胞（T细胞）

T细胞是胸腺依赖性淋巴细胞，在胸腺分化成熟后，经血液到达外周免疫器官，发挥细胞免疫和免疫调节作用。T细胞在外周血中占淋巴细胞总数的70%～80%，在淋巴结中占75%，在脾脏中占35%～50%。根据T细胞的功能，可分为细胞毒性T细胞（T_C），其效应是对病毒感染细胞及肿瘤细胞施加杀伤作用；调节T细胞，按其调节不同，又分为辅助性T细胞（T_H）和抑制T细胞（T_S），T_H通过其分泌的细胞因子，正反馈调节各种免疫细胞功能；T_S细胞通过释放抑制性细胞因子发挥抑制细胞免疫和体液免疫的效应，负反馈调节免疫应答。

2. B淋巴细胞（B细胞）

造血干细胞在骨髓中发育成B淋巴细胞，故B淋巴细胞称为骨髓依赖性淋巴细胞，简称B细胞。B细胞是体内唯一能产生抗体的细胞。B细胞在血液淋巴细胞中占20%～30%，淋巴结中约占25%，脾脏中占50%～65%。人类的B细胞在骨髓分化成熟后，经血液到达外周免疫器官的特定部位发挥体液免疫作用。

3. 单核吞噬细胞

单核细胞及由单核细胞演变而来的具有吞噬功能的巨噬细胞，称为单核吞噬细胞。单核细胞发生于骨髓的多能干细胞，循环于血液中，穿透血管内皮进入组织内，转变为巨噬细胞。单核吞噬细胞在体内分布广，细胞数量多，主要分布于疏松结缔组织、肝、脾、淋巴结、骨髓、脑、肺以及腹膜等处，并依其所在组织的不同而有不同的名称。单核吞噬细胞有很强的吞噬能力，能吞噬异物、细菌、衰老和突变的细胞等。此外，也吞噬抗原抗体复合物，并参与脂质与胆固醇代谢，可吞噬和蓄积脂质。吞噬的生理意义在于消除体内不需要的物质，其中巨噬细胞与淋巴细胞、粒细胞、肥大细胞在功能上，有互相促进和互相抑制的作用。当单核吞噬细胞系的生理功能失调时，可引起多种疾病。

4.自然杀伤细胞

自然杀伤细胞（NK 细胞）是一群具有自然杀伤能力的淋巴细胞，它们不需要经抗原刺激，也不需要抗体参与，就能杀伤肿瘤细胞、病毒感染细胞及移植的组织细胞，但对正常组织细胞无杀伤作用。杀伤方式是通过与杀伤的细胞直接接触并使它活化，释放细胞毒因子、穿孔素等物质破坏靶细胞。另有一种方式是通过抗体依赖性细胞介导的细胞毒作用杀伤靶细胞。它是机体抗肿瘤免疫和抗病毒免疫的重要效应细胞。另外还具有免疫调节作用，对 T 细胞、B 细胞和骨髓干细胞等有调节作用。NK 细胞来源于骨髓，主要存在于血液和淋巴组织。人体外周血中 NK 细胞占淋巴细胞总数的 5%～10%。

第二节 外源化学物对机体免疫功能的影响

外源化学物可以通过直接作用和间接作用的机制对机体免疫系统产生不良影响。直接作用表现在某些化学物质的细胞毒性作用，它们可以直接作用于免疫器官及免疫细胞。如四氯二苯对二噁英（TCDD）直接作用于胸腺，使胸腺萎缩可以对体液免疫、细胞免疫及宿主抵抗力产生抑制作用。外源化学物还可以直接作用于淋巴细胞、浆细胞以及辅助细胞，如许多金属对 B 细胞有直接作用，抑制体液免疫反应。间接作用主要是通过影响内分泌功能和食欲或代谢障碍产生营养缺乏而发挥作用。营养不良常常会增加对感染的易感性及降低免疫力。儿童缺乏蛋白质及大鼠营养缺乏时血清中肾上腺皮质激素常常升高，皮质激素升高则可抑制体液免疫功能，如内分泌失调而造成对免疫功能的影响。

一、外源化学物对免疫系统作用特点

1.反应的灵敏性

很多外源化学物对免疫系统造成不良反应的剂量往往低于它们的一般毒性作用剂量。如小鼠长期接触低剂量的甲基汞、四乙基铅和砷酸钠，在表现出明显中毒反应之前，却出现免疫功能改变。又如前苏联学者研究大气和水体中化学污染物的毒性时，发现许多污染物引起变态反应的浓度比出现一般毒性作用的浓度低若干数量级。

2.反应的复杂性

外源化学物对免疫系统影响的复杂性主要表现在免疫反应的双重性和作用的选择性。一种外源化学物对机体可产生免疫增强或免疫抑制两种效应，它取决于化学物质剂量大小、进入机体途径以及检测时间。如给抗原前给动物腹腔注射镉，可观察到动物抗体生成细胞（PFC）增加；但在给抗原后 2 天给镉，则 PFC 明显减少。氨基硫羰基咪唑啉酮在一定剂量下具有免疫抑制作用，但当剂量加大时抑制作用反而不明显。很多外源化学物可选择性地损伤免疫反应的一个方面或是某个免疫细胞的亚类。例如皮质类固醇损伤辅助 T 细胞，而环孢菌素对各类 T 细胞均有损伤作用。环磷酰胺主要对活化增殖的细胞有毒性，而且对 B 细胞的毒性比 T 细胞大。

二、外源化学物对免疫功能影响的表现

许多外源化学物（药物、食品添加剂）及物理因素（电离辐射、微波、高温）等，都会引起免疫功能改变。外源化学物对免疫系统的损伤表现在三个方面，即免疫抑制、超敏反应及自身免疫反应。

1. 免疫抑制

(1) 具有免疫抑制的外源化学物

① 多卤代芳香族：多氯联苯（PCB）、多溴联苯（PBB）、四氯二苯对二噁英（TC-DD）、六氯苯（HCB）等。

② 多环芳烃类：苯并[a]蒽(BA)、7,12-二甲基苯并[a]蒽（DMBA）、三甲基胆蒽（3-MCA）、苯并[a]芘等。

③ 有机氯和有机磷农药：DDT、敌百虫、甲基对硫磷等。

④ 金属：铅、镉、砷、汞、锌、铜、甲基汞等。

⑤ 其他：二氧化氮、二氧化硫、一氧化碳、臭氧、氯乙烯、苯、苯乙烯等。

(2) 外源化学物对免疫功能的抑制作用
外源化学物对免疫功能的抑制作用包括体液免疫功能、细胞免疫功能、巨噬细胞功能、NK 细胞功能及宿主抵抗力等。机体在接触外源化学物后，可以改变其对细菌、病毒、寄生虫以及可移植肿瘤和自发肿瘤的抵抗力，通常由于细胞介导免疫或体液免疫严重抑制而造成宿主对一些感染因子敏感性增加，抵抗力下降。如动物接触臭氧、二氧化硫、二氧化氮、光化学烟雾、汽车废气、铅尘、氧化镍等外来化合物会造成肺部防御能力受损，表现在死亡率和杀死细菌率、细菌的繁殖及侵入血循环等方面的变化。

2. 超敏反应

超敏反应是指机体对某些抗原初次应答后，再次接受相同抗原刺激时，发生的一种以机体生理功能紊乱或组织细胞损伤为主的特异性免疫应答。超敏反应又称变态反应或过敏反应。引起变态反应的抗原物质称为变应原或过敏原。变应原可能是完全抗原，如异种血清蛋白质、霉菌、植物、花粉、皮片、尘螨等；也可能是半抗原，即许多分子量较小的外来化合物如三硝基氯苯、氯化苦、镍和铂等某些金属、工业化学物氯乙烯等，它们本身没有抗原性，但当它们与某些蛋白质结合后就能起到抗原作用，毒物与蛋白质结合的能力与该物质化学结构中的某些活性基团有密切关系。有抗氧化剂、抗生素（新霉素、头孢菌素、青霉素等）、氯胺 T、二异氰酸酯、二氯酚、乙二胺、甲醛、金属（铂、镍、铍、汞）等。

化学物质引起的过敏反应有以下几个特点：①反应表现不同于该物质的一般毒性反应，组织病变不同于该物质的中毒变化，而是变态反应性炎症；②初次接触某种化学物质后经过 1~2 周，再次接触同一物质，反应即可出现；③不完全遵循毒理学的剂量-反应规律，很小的剂量进入机体即可致敏，再接触少量即可出现症状。

Gell 和 Coombs 根据超敏反应发生机制和临床特点，将其分为四型：Ⅰ型超敏反应，即速发型超敏反应；Ⅱ型超敏反应，即细胞毒型或细胞溶解型超敏反应；Ⅲ型超敏反应，即免疫复合或血管炎型超敏反应；Ⅳ型超敏反应，即迟发型超敏反应。超敏反应的类型见表 8-1。

表 8-1　Gell 和 Coombs 对超敏反应的分类

类　　别	靶 部 位	临 床 表 现	参与分子与细胞
Ⅰ型 速发型	胃肠道 皮肤 呼吸道 血管	胃、肠道变态反应 荨麻疹、特应性皮炎 鼻炎、哮喘 过敏性休克	IgE,可能有 IgG 肥大细胞、嗜碱性粒细胞
Ⅱ型 迟发型	红细胞 白细胞 血小板	溶血性贫血,输血反应 粒细胞减少 血小板性紫癜,肺-肾综合征	IgG 或 IgM,补体,巨噬细胞、K细胞
Ⅲ型 免疫复合物型	血管、细胞核 肾 关节	脉管炎、红斑狼疮 慢性肾小球肾炎 类风湿性关节炎	IgG、IgM 或 IgA 补体,中性粒细胞 嗜碱性粒细胞
Ⅳ型 迟发型	皮肤 肺 中枢神经系统 甲状腺 其他器官	接触性皮炎 结核 变态反应性脑炎 甲状腺炎 移植排斥	T 细胞

注：引自周宗灿，毒理学基础，北京医科大学出版社。

(1) Ⅰ型超敏反应　Ⅰ型超敏反应是由特异性 IgE 抗体介导产生，可发生于局部，亦发生于全身。其主要特征：①再次接触变应原后反应发生快，消退亦快；②通常使机体出现功能紊乱性疾病，而不发生严重组织损伤；③具有明显个体差异和遗传背景。第Ⅰ型超敏反应的机制是当过敏体质的机体，初次接触过敏原后，可产生 IgE 抗体，凭借 IgE Fc 段，抗体结合于肥大细胞或嗜碱性粒细胞表面，使机体产生致敏状态，可维持半年至数年。当致敏的机体再次接触相同的过敏原时，过敏原即与细胞表面的 IgE 结合，使细胞脱颗粒，并释放多种药理活性物质，引起毛细血管扩张、通透性增加、腺体分泌增多及平滑肌收缩为特点的病理变化。如果这种作用发生在支气管则产生支气管哮喘；如作用于皮肤可出现红肿、荨麻疹等；如作用于胃肠道则出现呕吐、腹痛、腹泻等症状。临床常见的Ⅰ型超敏反应性疾病见表 8-2。

表 8-2　临床常见的Ⅰ型超敏反应性疾病

种　　类	临　床　特　征	过　敏　原
全身过敏性反应	药物过敏性休克,血清过敏反应	青霉素、头孢菌素、链霉素、普鲁卡因,破伤风毒素、白喉抗毒素
呼吸道过敏反应	过敏性鼻炎、过敏性哮喘	花粉、尘螨、真菌、毛屑、呼吸道病原微生物
消化道过敏反应	过敏性胃炎	鱼、虾、蟹、蛋、奶
皮肤过敏反应	荨麻疹、湿疹、血管性水肿	药物、食物、肠道寄生虫、冷热刺激

（2）Ⅱ型超敏反应　Ⅱ型超敏反应是由 IgG 或 IgM 类抗体与靶细胞表面相应抗原结合后，在补体、吞噬细胞和 NK 细胞参与作用下，引起的以细胞溶解或组织损伤为主的病理性免疫反应。IgG 或 IgM 抗体与机体靶细胞表面的抗原结合，通过活化补体、巨噬细胞吞噬或 NK 细胞的抗体依赖细胞毒作用引起细胞的破坏死亡。常见的靶细胞有红细胞、粒细胞、血小板、肾小球血管基底膜、肝细胞、皮肤细胞、平滑肌细胞以及一些内分泌细胞等。

临床常见的Ⅱ型超敏反应性疾病有输血反应、新生儿溶血症、自身免疫性贫血、药物过敏性血细胞减少症、甲状腺亢进等五种。长期接触铅的工人以及慢性苯中毒患者和苯接触工人可发生溶血性贫血、白细胞减少症或血小板减少性紫癜。

（3）Ⅲ型超敏反应　Ⅲ型变态反应是由中等大小可溶性免疫复合物沉积于局部或全身毛细血管基底膜后，通过激活补体和在血小板、嗜碱性、嗜中性粒细胞参与作用下，以充血水肿、局部坏死和中性粒细胞浸润为主要特征的血管炎性反应和组织损伤。临床常见的Ⅲ型超敏反应有以下三种。

① 血清病：初次接受大剂量异种动物免疫血清治疗，在注射后 7～14 天，出现局部红肿、皮疹、关节肿痛、淋巴结肿大、发热及蛋白尿等症状。这是由于体内产生的抗异种动物血清抗体与尚未完全排除的动物血清结合形成中等大小可溶性循环免疫复合物所致。

② 链球菌感染后肾小球肾炎：一般发生于链球菌感染后 2～3 周，少数患者可发生肾小球肾炎。由于链球菌细胞壁抗原与相应抗体形成免疫复合物沉积于肾小球基底膜所致。

③ 系统性红斑狼疮和类风湿关节炎：病因尚未查明。有资料表明，接触高浓度氯乙烯工人也可以产生免疫复合物。有些超敏性肺炎如"农民肺"也属于Ⅲ型超敏反应。患者死亡后肺组织免疫荧光研究表明，有免疫球蛋白的沉积和补体的沉积。

（4）Ⅳ型超敏反应　Ⅳ型超敏反应是由效应 T 细胞与相应抗原作用后，引起的以单核细胞浸润和组织细胞损伤为主要特征的炎症反应。此超敏反应发生速度较慢，当机体再次接受相同抗原刺激后，通常需经 24～72h 才出现炎症反应，因此又称迟发型超敏反应。Ⅳ型超敏反应发生与抗体和补体无关，而与效应 T 细胞和吞噬细胞及其产生的细胞因子或细胞介质有关。临床常见疾病有传染性超敏反应和接触性皮炎两种。传染性超敏反应是由细胞内寄生菌、病毒和某些真菌感染所致。接触性皮炎是机体皮肤接触抗原刺激后，当再次接触相同抗原时发生的以皮肤损伤为主要特征的Ⅳ型超敏反应。引起这类皮肤病的化学物质有镍、铬、砷、汞、松节油、润滑油、硝基萘及苯胺染料、甲醛、鞣酸、二硝基氯苯、重铬酸盐、环氧树脂、酚醛树脂等。

3. 自身免疫

自身免疫是指机体对自身组织成分或细胞抗原失去免疫耐受性，导致自身免疫效应细胞或自身抗体产生，并造成自身损伤的病理过程。自身免疫病的本质属于超敏反应，与超敏反应的区别在于诱发自身免疫病的抗原来源于自身细胞或组织，并有明显的遗传倾向。目前已发现许多外源化学物可引起自身免疫病，其中多数是药物；此外还有多种环境污染物，见表 8-3。

表 8-3　与自身免疫疾病有关的化学物质

药　　物		
醋丁洛尔	别嘌醇	盐酸心得舒
胺碘酮	氨苄西林	博来霉素
立痛定	头孢霉素	氯丙嗪
氯噻酮	氨苯砜	苯妥英
乙琥胺	非诺洛芬	碘酒
异烟肼	锂	洛伐他汀
甲灭酸	甲基多巴	米诺环素
呋喃妥因	青霉胺	保泰松
丙基硫尿嘧啶	奎尼丁	磺胺类药物
环境和职业化学物质		
芳香胺类	镉	四氯乙烯
五氯苯酚	铬	三氯乙烯
多氯联苯	汞	肼
多溴联苯	金	甲醛
氯丹	铊	毒死蜱（chlorpyrifos）
百草枯	石英（硅）	
食品中化学物质或添加剂		
酒石酸	掺假的菜籽油	
L-色氨酸	L-刀豆氨酸	

注：引自张均田，现代药理实验方法，北京医科大学和中国协和医科大学联合出版社。

关于外来化合物引起自身免疫反应和自身免疫疾病，其基本病理特征为化学物质作为自身抗原，刺激机体免疫活性细胞，特别是辅助 T 细胞，进而激活 B 细胞，产生一种或多种抗自身抗体，与靶部位的自身抗原结合，形成抗原-抗体复合物，导致相应的组织或器官发生结构改变和功能障碍。如氯化汞引起的自身免疫性肾炎，可见染毒鼠血清 IgE 和 IgG 浓度显著升高，T 细胞依赖性淋巴结（PLN）明显增大，脾脏 IgG 分泌细胞增多，血清抗核抗体（ANA）、抗 DNA 抗体和抗肾小球基底膜（GBM）抗体阳性，病理切片可见肾小球基底膜和外周血管有线状或颗粒状免疫复合物沉积。

第三节　检测食品中化学物质免疫毒性的常用方法

一、病理学常规检查

病理学检查对于评价外源化学物对免疫功能的影响十分重要。病理学检查包括淋巴器官重量、病理检查及流式细胞术检测细胞表面标记。

1. 淋巴器官质量

实验动物在接触外源性化合物以后，对免疫系统的毒理性作用可表现为免疫器官重量变化。免疫毒理学的评价上，最常用来检测淋巴器官重量的是胸腺、脾脏、淋巴结。根据接触外源化学物的途径，对不同部位的淋巴结进行称重，如经口接触则对肠系膜淋巴结称重，经呼吸道接触对支气管淋巴结称重。进行肠系膜淋巴结称重时应注意将周围的脂肪组织去除干净，以保证称重的准确。

2. 病理检查

除对胸腺、脾脏及淋巴结进行病理检查外，根据暴露途径的不同，对黏膜免疫系统和皮肤免疫系统的组织病理也应进行检查。开始用常规的苏木素-伊红染色，进一步针对特殊的细胞类型可采用免疫酶染色法。

3. FACS 检测细胞表面标记

荧光激活的细胞分类仪（FACS）是用于流式细胞术的一种自动分析仪器，利用免疫荧光与细胞生物学、流体力学、光学和电子计算机等多种技术，进行细胞和分子水平研究。用 FACS 分析外源化学物对细胞表面标记的影响，是鉴定化学物质免疫毒性十分敏感的指标。

二、淋巴细胞增殖反应试验

淋巴细胞增殖反应试验是测定 T 细胞和 B 细胞功能活性的简便方法，重复性也较好。检测方法有形态学方法、同位素掺入法和颜色反应法。颜色反应法测定活细胞及增殖细胞转化程度简单、快速，在对一定数量细胞测定时，具有与同位素掺入法同样的灵敏度，是一种常用的方法。

三、体液免疫功能检测

有许多方法可用来检测体液免疫功能，包括抗体滴度、抗体形成细胞（PFC）及 B 细胞受体试验等。抗体形成细胞试验是一种敏感而且常用的方法。通常用的抗原有绵羊红细胞（SRBC）、牛血清白蛋白（BSA）、卵白蛋白、脂多糖（LPS）等。用琼脂单向扩散法测定人血清免疫球蛋白的含量，虽不很敏感，但却是很常用的方法。

四、细胞免疫功能检测

细胞免疫功能主要由 T 细胞完成,细胞免疫担负着迟发型变态反应、移植排斥、肿瘤免疫等。细胞免疫功能的测定方法有体内法和体外法。体内方法包括迟发型变态反应、移植物抗宿主反应、皮肤移植排斥反应;体外方法有淋巴细胞增殖、T 细胞毒性及淋巴因子的产生等。

体内检测迟发型变态反应的方法应用较广,通常迟发型变态反应可以反映机体细胞免疫状况。其原理是当致敏的 T 细胞再次接触相应的抗原后,就能引起局部的致敏淋巴细胞释放出多种淋巴因子,导致以单核细胞浸润为主的炎症反应,表现为皮肤红肿硬结。这种反应一般在抗原注射后 24~48h 可以见到。

在人体检测迟发型变态反应可采用皮试法。皮试法中所用的抗原有特异性病原微生物性抗原,如结核菌素、白喉病毒、腮腺炎病毒等;还有非特异性抗原,如二硝基氯苯、二硝基氟苯及植物血凝素等。结果判定是根据硬结的纵横直径平均值,一般在 5mm 以上为阳性反应。

动物迟发型变态反应检测常用的抗原有绵羊红细胞、牛血清白蛋白、卵白蛋白等。在用绵羊红细胞作为抗原时,一般致敏剂量为 1×10^8 个细胞,致敏注射部位可在背部皮下注射或腹腔注射,经过 5 天后用 1×10^8 个 $/20\mu L$ 的 SRBC 注射一侧足掌,另一侧足掌注射生理盐水。24h 后用精密卡尺测量双侧足垫的厚度,并以双侧足垫厚度的差值来表示。

五、巨噬细胞功能试验

巨噬细胞在免疫反应中具有很重要的作用,它不仅有非特异性吞噬功能,还参与细胞免疫和体液免疫。巨噬细胞有多种功能,例如吞噬作用、胞内杀伤、抗原摄取和处理、产生干扰素以及对感染细胞或恶变细胞的杀死和溶解等作用。在免疫毒理学的早期巨噬细胞的吞噬指数被广泛用作评价巨噬细胞的功能,然而这个方法是很不敏感的。目前常用来检测巨噬细胞功能的方法有巨噬细胞杀伤和破坏微生物的能力。巨噬细胞也能分泌各种单核因子,测定单核因子的产生和活性是检测巨噬细胞功能敏感的指标。

六、宿主抵抗力试验

机体在接触化学物质后,可以改变其对细菌、病毒、寄生虫及可移植肿瘤和自发肿瘤的抵抗力。一般认为 B 细胞缺损,机体对细菌敏感性升高;T 细胞缺损,则对病毒、寄生虫、肿瘤敏感性增高。宿主抵抗力试验是在动物身上进行的整体试验,它可将体内、外各项免疫功能测定结果间以及它们与整体间的联系作全面评价。

1. 肿瘤细胞攻击试验

本试验用纯系小鼠观察机体对同系基因的肿瘤细胞的抵抗力。攻击所用的肿瘤细胞量是使 10%~20% 正常动物发生肿瘤的量。观察指标为肿瘤发生率、死亡率、发生肿瘤的平均潜伏期、肿瘤大小、结节数目以及平均死亡时间等。

2. 对传染源的抵抗试验

在免疫毒性试验中常用的传染源有病毒、细菌、寄生虫。实验选用传染源时需考虑以下方面，它对人类或其他动物的危险性；动物是否易感；产生的病变是否有重复性；机体防御机制中是否需要 T 或 B 细胞参与；感染过程是否易于观察。最常用的指标是死亡率。接种剂量应相当于在正常小鼠产生死亡率为 $10\% \sim 20\%$ 的剂量。常用的病毒：脑炎-心肌炎病毒（EMC 病毒）、单纯疱疹性病毒（HSV）、流感 A 型病毒（FLU 病毒）等。常用的细菌有李斯特菌和铜绿假单胞菌。常用的寄生虫有毛线虫和疟原虫。

？ 思考练习题

1. 简述免疫系统的组成要素。
2. 外来化合物对免疫功能影响有哪些表现？
3. 超敏反应与自身免疫反应有何区别？
4. 检测食品中外源化学物的免疫毒性有哪些方法？

第九章
食品毒理学试验基础

◉ 知识目标

1. 掌握食品毒理学试验基本原则与局限性。
2. 掌握实验动物的选择及基本处置方法。

💡 能力目标

1. 能根据试验目的正确选择和饲养实验动物。
2. 掌握实验动物的基本处置技术。

◎ 思政与职业素养目标

1. 进行实验动物饲养及基本处置过程中，培养仁爱之心，强化生态环境的守法意识。
2. 了解生态环境对食品安全的影响，构建舌尖上的食品安全。

　　食品毒理学是通过动物实验来研究外源化学物对人体的有害作用及其机制。食品毒理学的动物实验可分为体内试验和体外试验。体内试验以实验动物为模型，研究外源化学物对实验动物的毒性作用，也称为整体试验。体内试验一般采用哺乳类动物，例如大鼠、小鼠、豚鼠、家兔、犬和猴等。体内试验多用于评价外源化学物的一般毒性，例如，急性毒性试验、亚急性毒性试验、亚慢性毒性试验和慢性毒性试验等。哺乳动物体内试验是食品毒理学的基本研究方法，其结果可以外推到人。体外试验是利用游离器官、培养的细胞或细胞器进行研究，多用于外源化学物对机体急性毒作用的初步筛选、作用机制和代谢转化过程的深入观察研究。体外试验缺乏整体毒物动力学过程，并且难以研究外源化学物的慢性毒作用。食品毒理学动物实验的设计、实施、结果观察和评价都离不开传统毒理学研究的基本方法。

第一节　食品毒理学试验的原则、局限性和目的

一、食品毒理学试验的原则

在毒理学的试验中，有三个基本的原则。
① 外源化学物对实验动物产生的作用，可以外推于人。

以单位体表面积计算对人产生毒作用的剂量和实验动物通常相近似，而以体重计算则人通常比实验动物敏感，差别可能达 10 倍。通常可以利用动物实验结果乘以安全系数来计算人的相对安全剂量。已知人致癌物都对某种实验动物具有致癌性；实验动物致癌物是否都对人有致癌性，还不清楚，但这已作为动物致癌试验的基础。一般认为，如果某一化学物质对几个物种实验动物的毒性是相同的，则人的反应也可能是相似的。

② 实验动物必须暴露于高剂量，这是发现对人潜在危害的必需的方法。

根据质反应的概念，随剂量或暴露增加，群体中效应发生率增加。毒理学试验中，一般要设 3 个或 3 个以上剂量组，以观察剂量-效应关系，确定受试化学物质的毒效应及其毒性参数。毒性试验的设计并不是为了证明化学品的安全性，而是为了发现化学品可能产生的毒作用。仅仅检测受试化学物质在人的暴露剂量是否引起毒效应是不够的。当引起毒效应的最低剂量与人的暴露剂量接近时，说明该化学物质不安全。当该剂量与人的暴露剂量有很大的距离（几十倍，几百倍或更大），才认为具有一定安全性，此距离越大，安全性越可靠。如果在研究中所用的一系列的剂量不能引起毒性效应，则认为所用剂量还不够高，应增加剂量，以确定受试化学品的毒性。在毒理学试验中实验模型所需的动物总是远少于处于危险中的人群。为了让少量动物得到有统计学意义的可靠结果，需要应用相对较高的剂量，以使效应发生的频率足以检测。例如，低达 0.01％ 的癌症发生率，这意味着在 100 万人群中有 100 人发生癌症，此发生率太高，不能为公众接受。在实验动物直接检测如此低发生率将至少需要 30 000 只动物。因此，别无选择，在毒理学试验中，对相对较少的实验动物必须以较高剂量进行试验，然后根据毒理学原则外推估计低剂量暴露的危险性。

③ 毒理学试验中染毒途径的选择，应尽可能模拟人接触该受试物的方式。

因为外源化学物以不同途径染毒，实验动物表现的毒性可有很大差异。这是由于染毒部位解剖生理特点不同，外源化学物吸收进入血液的速度和量不同所引起。

二、食品毒理学试验的局限性

用动物实验的毒理学试验资料外推到人群接触的安全性时，会有很大的不确定性。这是因为，外源化学物的毒性作用受到许多因素的影响。①实验动物和人对外源化学物的反应敏感性不同，有时甚至存在着质的差别。虽然在毒理学试验中通过用两种或两种以上的动物，并尽可能选择与人对毒物反应相似的动物，但要完全避免物种差异是不可能的。而且，实验动物不能述说涉及主观感觉的毒效应，如疼痛、腹胀、疲乏、头晕、眼花、耳鸣等，这些毒效应就难以或不可能发现。在动物实验中，可观察到体征，而没有症状。②动物实验的高剂量向低剂量外推的不确定性。因为，在毒理学试验中往往选用较大的染毒剂量，这一剂量通常要比人实际接触的剂量大得多。有些化学物质在高剂量和低剂量的毒性作用规律并不一定一致，如大剂量下出现的反应有可能是由于化学物质在体内超过了机体的代谢能力所致。③小数量实验动物到大量人群外推的不确定性。因为，毒理学试验是用小数量动物来观察化学物质的毒性反应，那些发生率很低的毒性反应，在少量动物中难以发现。而化学物质一旦进入市场，接触人群数量往往会很大。④实验动物一般都是实验室培育的品系，一般选用成年健康动物，反应较单一，而接触人群可以是不同的种族，而且包括年老体弱及患病的个体，在对外源化学物毒性反应的易感性上存在很大差异。以上这些都构成了从毒理学动物试验结果向人群安全性评价外推时的不确定因素。

三、毒理学毒性评价试验的基本目的

毒理学毒性评价试验的基本目的包括以下几个内容。

1. 受试物毒作用的表现和性质

在急性和慢性毒性试验中，观察受试物对机体的有害作用，对有害作用的观察应该是对每个实验动物进行全面的逐项的观察和记录。发现有害作用是进行剂量-效应研究的前提。

2. 剂量-反应（效应）研究

剂量-反应（效应）研究是毒性评价和安全性评价的基础。对不同有害作用的剂量-效应研究，可以得到该受试物的多种毒性参数。例如，在急性毒性试验中，应该得到 LD_{50}，也可以得到 LD_0（最大耐受量）和 MTD（最小致死量）。

3. 确定毒作用的靶器官

确定受试物有害作用的靶器官，是毒理学研究的重要目的，以阐明受试物毒作用的特点，并为进一步的机制研究和毒性防治提供线索。

4. 确定损害的可逆性

一旦确认有害作用存在，就应研究停止接触后该损害是否可逆和消失，器官和组织功能是否能恢复，还是像化学致癌作用那样停止接触后损害继续发展。毒性的可逆性关系到对人的危害评价，如果受损的器官组织能够修复并恢复正常功能，则可能接受较高危险性的接触水平。

第二节　实验动物的选择和处理

毒理学的动物实验是以实验动物作为研究对象的，为获得可靠的结果，先决条件是正确地选择实验动物。

一、实验动物物种的选择

外源化学物的固有毒性往往在人和不同物种实验动物之间表现不同，物种差别可以表现在量方面，也可以表现在质方面。物种间毒性反应差别的原因，有解剖与生理学差异，遗传与代谢的差异等。实验动物物种的选择遵循以下基本原则。

1. 选择对受试物在代谢、生物化学和毒理学特征与人最接近的动物

利用实验动物某些与人类相近似的特性，通过动物实验对人类疾病发生和发展的规律进行推断和探索。

2. 选择结构简单又能反映研究指标的动物

进化程度高或结构功能复杂的动物有时会给实验条件的控制和实验结果的获得带来

难以预料的困难。在能反映实验指标的情况下，选用结构功能简单的动物，例如果蝇具有生活史短（12 天左右）、饲养简便、染色体数少（只有 4 对）、唾腺染色体制作容易等诸多优点，所以是遗传学研究的绝好材料，而同样方法若以灵长类动物为试验材料，其难度是相当大。

3．选择适龄的实验动物

慢性实验或观察动物的生长发育，应选择幼龄动物。一般实验中应选用成年的动物，常用实验动物成年体重如表 9-1。

表 9-1　常用实验动物成年体重

动物	小鼠	大鼠	豚鼠	家兔	猫	犬
体重	18～28g	180～280g	350～650g	2～3kg	1.5～2.5kg	9～15kg

注：引自邵义祥，医学实验动物学教程，东南大学出版社。

4．选择易获得、经济、易饲养管理的动物

在不影响实验结果、保证正确可靠的前提下，尽量选用容易繁殖，比较经济实用的实验动物。尽量减少动物实验的次数和使用动物数量；尽可能使用替代物和善待动物，使实验设计尽善尽美。所以能用小动物的不用大动物，能用低等动物的不用高等动物。

二、实验动物品系的选择

品系是实验动物学的专用名词，指用计划交配的方法，获得起源于共同祖先的一群动物。实验动物按遗传学控制分类可分为以下三种。

① 近交系是指全同胞兄妹或亲子之间连续交配 20 代以上而培育的纯品系动物。如小鼠有津白Ⅰ、津白Ⅱ、615，DBA/1 和 DBA/2，BALB/c，C3H，C57B/6J，A 和 A/He 等。

② 杂交群动物（杂交 1 代，F_1），指两个不同的近交系之间有目的进行交配，所产生的第一代动物。

③ 封闭群是指一个种群在 5 年以上不从外部引进新血缘，仅由同一品系的动物在固定场所随机交配繁殖的动物群。如昆明种小鼠、NIH 小鼠、LACA 小鼠、F344 大鼠、Wistar 大鼠、SD 大鼠等。

根据实验动物遗传的均一性排序，近交系最高、杂交群次之、封闭群较低。不同品系实验动物对外源化学物毒性反应有差别，所以毒理学研究要选择适宜的品系，在某种外源化学物毒理学系列研究中应固定使用同一品系动物，以求研究结果的稳定性。遗传毒理学一般利用啮齿类动物，主要是小鼠或大鼠。在致癌试验中对实验动物的品系有一定的要求，特别重视有关病理损害的自发发生率。例如，某些大鼠品系垂体肿瘤发生率高，则不适用于靶器官为内分泌系统的毒性研究。又如 B6C3F1 雄小鼠肝肿瘤高发生率可能有碍于肝致癌反应的检测。

三、对实验动物微生物控制的选择

按微生物学控制分类，实验动物分为四个级别，见表 9-2。各级动物具有不同的特

点，分别适用不同的研究目的。普通动物具有价廉、易获得、饲养设施简便、容易管理等特点，但选用时应考虑微生物对实验结果的影响。对于毒性试验及毒理学研究应尽可能使用清洁级或清洁级以上动物。

表 9-2　实验动物微生物等级标准

级别	要求
Ⅰ 级	普通动物，应没有传染给人的疾病
Ⅱ 级	清洁动物，除 Ⅰ 级标准外，种系清楚，没有该动物特有的疾病
Ⅲ 级	无特定病原体动物（SPF），除 Ⅱ 级标准外，动物为剖宫产或子宫切除产、按纯系要求繁殖，在隔离器内或层流室内饲养，可有无致病细菌，没有致病病原体
Ⅳ 级	无菌动物，在全封闭无菌条件下饲养的纯系动物，动物体外不带有任何微生物和寄生虫（包括绝大部分病毒）

注：引自周宗灿，毒理学基础，北京医科大学出版社。

四、个体选择

实验动物对外源化学物的毒性反应明显存在个体差异，选择时应注意实验动物的个体差异。

1. 年龄、体重

不同品种和品系的实验动物其寿命各不同，但实验动物的生命全程大体上可分为三个阶段，即幼年期（从出生到性成熟之前）、成年期和老年期。在成年期，各种激素（包括性激素）、代谢酶都处于高峰稳定期，并对外源化学物的毒性反应差异较小，且有代表性。在幼年期和老年期，对外源化学物的生物转运和生物转化，靶器官和受体的敏感性均与成年期不同。毒理学试验选用实验动物的年龄取决于试验的类型。急性试验一般选用成年动物；慢性试验因试验周期长，应选用较年幼的或初断乳的动物，以使试验周期能覆盖成年期。动物的体重与年龄有一定的关系，也可按体重推算年龄。例如，昆明种小鼠 6 周龄时雄性约 32g，雌性约 28g；Wistar 大鼠 6 周龄时雄性为 180g，雌性约 160g。此外，动物体重还与动物品种、品系、营养状态、饲养管理等因素有关。同一试验中，动物体重尽可能一致，若相差悬殊，则易增加动物反应的个体差异，影响试验结果的正确性。同一试验中，组内个体间体重差异应小于 10%，各组间平均体重差异不应超过 5%。

2. 性别

同一物种、同一品系的实验动物雌雄两性对相同外源化学物毒性反应相似，但往往存在毒性敏感性上的差异。一般雄性动物体内微粒体细胞色素 P450 酶系活性大于雌性动物，所以外源化学物对雌性动物表现的毒性大，然而经该酶活化毒性增强的外源化学物却相反。通常试验若对动物性别无特殊要求，则宜选用雌雄各半。

3. 生理状况

在毒理学试验中动物如果怀孕、哺乳等对试验结果影响很大，不宜采用处于特殊生理状态下的动物进行试验。在试验过程中雌雄动物应分笼饲养。如在试验过程中发现动物怀孕，则体重及某些生理生化指标均可受到严重影响，应将怀孕动物剔除。

4. 健康状况

动物的健康状况对试验的结果有直接的影响。健康动物从外观看，体型丰满、发育正常、被毛浓密有光泽紧贴身体、眼睛明亮、活泼、行动迅速、反应灵敏、食欲良好。微生物检测符合等级要求。

5. 遗传背景

尽量选用遗传背景明确的品系动物，而不选用随意交配繁殖的杂种动物。采用遗传学控制方法培育出来的近交系动物、突变系动物、杂交系动物存在遗传均质性，反应一致性好，因而试验结果精确可靠，广泛用于各科研领域。

第三节　食品毒理学试验设计要点

食品毒理学试验设计要遵循随机、重复和对照三大原则。随机是指每一个体在试验中都有同等机会均衡地分配到各组。其目的是减少主观因素的影响，使样本的个体差异均衡地分配到各组中去。随机的手段可采用编号抽签法，随机数字表和计算器的随机数字键。近年提出"均衡下的随机"，即将可控制的因素（如体重、性别等）先均衡地归类分档，然后在每一档中随机地取出等量动物分到各组，使难控制的因素（如活泼、饥饱、疲劳程度及性周期等）得到随机化的分配。重复是指能在同样条件下，把试验结果重复出来，才算是可靠的试验。重复除可增加可靠性外，也可知道试验变异情况。重复次数多少要根据试验要求和性质，一般重复 2～3 次。对照比较研究是毒理试验不可少的条件，没有比较，就难以鉴别，也就缺乏科学性，所以试验设计必须设立对照组。毒理学试验常用的对照方法有 4 种。

1. 空白对照

在模拟试验组处理的"空白"条件下进行观察的对照。即除不用被研究的毒物外，对照组的动物要经过同样的处理，如给予生理盐水或不含毒物的溶媒。这种对照又可称"阴性对照"。

2. 标准对照

以标准值或正常值作为对照，在标准条件下，将已知经典毒物与试验毒物进行对照。又称"阳性对照"。

3. 同因素不同水平的对照

系在试验组分若干剂量组互为对照进行对比，说明量效关系的剂量依赖性，一般设 2～3 个剂量组。

4. 自身前后对照

上述三种对照组都属于组间对照。有的试验可在对象自身上进行给毒前后的对照比较，其前提是前后条件一致，且指标对时间稳定。这在急性毒性试验易于满足，但慢性毒性试验时，难以保证，故尚需作为组间对照来说明问题。

一、体内毒理学试验设计

1．剂量分组

在毒理学试验中，最重要的就是研究剂量-效应关系，也就是当外源化学物染毒剂量增加，实验动物的毒性效应随之而增强。剂量-效应关系的存在是确定外源化学物与有害作用的因果关系的重要依据，也可证明试验结果的可靠性。因此，在毒理学试验中，一般至少要设 3 个剂量组（即高剂量组、中剂量组、低剂量组），希望能得到满意的剂量-效应关系。一般要求，高剂量组应出现明确的有害作用。低剂量组应不出现任何可观察到的有害作用，但低剂量组剂量应当高于人可能的接触剂量，至少等于人可能的接触剂量。中剂量组的剂量介于高剂量组和低剂量组之间，应出现轻微的毒性效应。高、中、低剂量组剂量一般按等比例计算，剂量间距应为 2 或 $\sqrt{10}$，低剂量组剂量一般为高剂量组剂量的 $1/20\sim1/10$。

2．各组动物数

毒理学安全性评价试验各组动物数取决于很多因素，如试验目的和设计，要求的敏感度、实验动物的寿命、生殖能力，经济的考虑及动物的可利用性。各组动物数的设计应考虑到统计学的要求。

3．试验期限

某些试验（如致畸试验和多代生殖试验）的试验期限是由受试实验动物物种或品系而决定的。而其他毒性试验的期限在某种程度上由定义所决定。如急性毒性是一次或 1 天内多次染毒观察 14 天。亚慢性毒性试验规定为染毒持续至实验动物寿命的 10％，对大鼠和小鼠为 90 天，对犬应为 1 年。慢性毒性试验和致癌试验一般规定为持续至实验动物寿命的结束。

二、体外毒理学试验设计

体外毒理学试验设计主要讨论遗传毒理学体外试验的几个问题。

1．受试物溶解性

受试物溶解性是指受试物在试验介质中的溶解性。在不同的试验介质中受试物溶解性可以不同。

2．试验最高剂量的推荐

对可溶性受试物浓度高于 10mmol/L 时可因高渗透压在哺乳动物细胞引起损伤或人工假象，对细菌则无此影响。由于受试物的分子量并不一定知道（如聚合物或混合物），因此，在大多数情况下，可溶性受试物的试验剂量上限应该：①对哺乳动物细胞为 10mmol/L 或 5mg/mL；②对细菌试验为 5mg/平板。当受试物供应困难或非常昂贵（如生物药剂），最高剂量低于 10mmol/L 或 5mg/mL 是可以接受的。对不溶性受试物最高浓度的推荐有争论，日本学者的资料表明，有的受试物仅在沉淀剂量于细菌试验和染色体畸变试验中出现遗传毒性。哺乳动物细胞具有吞噬作用，细菌不具有吞噬作用。

一般认为无毒性的可溶于适当的溶剂而不溶于试验培养液中的受试物，最高浓度应是溶解性限制，即产生沉淀的最低浓度，但不应干扰终点的计数。对于有毒性的受试物，最高浓度在细菌试验中应该是明显显示毒性的剂量，对哺乳动物细胞试验最高剂量，基因突变试验应达到 10%～20% 存活率，而染色体畸变和非程序 DNA 合成（UDS）试验应达到 50% 存活率。对于没有适当溶剂，完全不溶的受试物，则可以按 5mg/平板或 10mmol/L(5mg/mL) 进行试验以检测杂质的致突变性，或者采用生理盐水提取物进行试验。

3. 代谢活化

代谢活化常规使用多氯联苯 1254 预处理的雄性成年大鼠肝匀浆 9000g 离心上清液（S9），及相应的辅因子（NADPH 再生系统）。由于各国禁用限用多氯联苯，可用苯巴比妥和 β-萘黄酮联合诱导制备 S9。对体外哺乳动物细胞试验，还可利用大鼠肝原代培养细胞等作为代谢活化系统。

4. 阳性对照

阳性对照的剂量应选择其剂量-反应的直线部分，并且构成历史性资料，并以其作为试验质量控制的措施之一。

5. 重复

由质控良好的试验得到明确的阴性结果和阳性结果，不强调要求重复。可疑结果则应重复试验，最好改变剂量范围和剂量间隔、改变 S9 浓度或改变试验方法进行重复。

第四节　实验动物的染毒和处置

实验动物的染毒和处置包括以下几个方面的内容。

一、动物实验前的准备

实验动物在购进之后，应雌雄分开饲养。一般应进行 5～7 天的检疫，在此期间应多次观察动物，及时剔除不健康的动物。观察期结束，将实验动物按实验设计的要求进行标记和分组。实验动物的标记方法对啮齿动物常用染色法，可用苦味酸（黄色）、品红（红色）的酒精饱和溶液在动物被毛上染色，不同的颜色和染色部位表示不同的编号，可标出 1～99 号。由于被毛上颜色会逐步消失，故需重复染色。对啮齿动物还可用剪耳法标记。对犬等大型动物一般用挂牌法。

实验动物分组时必须严格遵守随机原则，使所有的动物分配到各剂量组和对照组的机会均等，避免主观选择倾向，减少偏性，以保证结果的准确可靠。实验动物按性别、体重顺序编号，然后利用统计学的随机数字表，按完全随机分组法或配伍随机分组法，将实验动物分配到各剂量组和对照组。然后应计算各组实验动物体重的均值和标准差，必要时可将实验动物适当调组，以使各组实验动物体重的均值的差别不超过允许范围。

二、受试物和样品的准备

应了解受试物的纯度及杂质成分，了解受试物的化学结构和理化性质，特别是其挥发性和溶解性。查阅文献，检索与受试物化学结构和理化性质相似的化合物的毒性资料，以作参考。对各个毒理学试验应该用同一种、同一批号受试物。受试物成分和配方必须固定。如是异构体混合物，异构体比例必须固定。活性成分的百分含量和可检测的杂质的浓度也应固定。受试物在贮存期内稳定性和在饲料中的稳定性必须进行研究并报告。受试物应一次备齐全部实验的用量。

所需受试物总量＝$(A \times B \times C \times D) \times 1.2$

式中　A——每组动物数；

B——各处理组的剂量和，如 $0.1+0.3+1.0(mg/kg)=1.4(mg/kg)$；

C——染毒次数（通常以天计）；

D——动物的平均体重；

1.2——安全因子。

染毒前根据染毒途径的不同，应将受试物制备成一定的剂型。常用的是制备成水溶液、油溶液或混悬液。对溶剂和助溶剂的要求是，所用的溶剂或助溶剂应该是无毒的，与受试物不起反应，受试物在溶液中应稳定。对水溶性受试物，体内试验适当的溶剂为水（经口染毒）和等渗盐水（胃肠道外染毒）。水不溶性受试物应溶于或悬浮于适当的有机溶剂中。天然植物油（如玉米油、橄榄油）可以作为溶剂，有两个缺点，即不可能保证得到成分完全一致的植物油，植物油中的抗氧化剂成分等可影响受试物的毒性和遗传毒性。二甲基亚砜（DMSO）不适用于体内试验，因其毒性较高，并且溶于 DMSO 的受试物在染毒后出现沉淀。新药安全性评价推荐混悬液赋形剂为 0.5％羧甲基纤维素钠或 10％阿拉伯树胶；受试物溶液应新鲜配制，除非已证明贮存稳定。外源化学物用溶剂稀释，一般讲浓溶液比稀溶液毒性大，但是也有的外源化学物稀释之后毒性反而增加，即存在所谓"稀释毒性"，其原因尚不清楚。

对于各种染毒途径的最大容积，以受试的实验动物物种或制剂来确定。一般规定，染毒最大容积：①经口 20mL/kg（对空腹动物）；②经皮 2mL/kg（根据体表面积计算，限于染毒的准确性）；③静脉 1mL/kg（5min 以上）；④肌内注射 0.5mL/kg（一个部位）；⑤每眼 0.01mL；⑥直肠 0.5mL/kg；⑦阴道：大鼠 0.2mL，兔 1mL；⑧吸入 2mg/L；⑨鼻：猴或犬每鼻孔 0.1mL。染毒的通常容积（最大容积）：大鼠灌胃（以体重计）为 1.0(3.0) mL/100g，静注（以体重计）为 0.5(3.0) mL/100g；小鼠灌胃（以体重计）为 0.2(1.0) mL/20g，静注（以体重计）为 0.2(0.5) mL/20g；犬灌胃（以体重计）为 50(100) mL/10kg，静注（以体重计）为 30(50) mL/10kg。各种规范可能有不同的规定，应按规定进行。

三、染毒途径

毒理学试验中染毒途径的选择，应尽可能模拟人在接触该受试物的方式。最常用的染毒途径为经口、经呼吸道、经皮及注射途径。不同途径的吸收速率，一般是静脉注射＞吸入＞肌内注射＞腹腔注射＞皮下注射＞经口＞皮内注射＞其他途径（如经皮等）。

1. 经口（胃肠道）染毒

常用有灌胃、吞咽胶囊和喂饲等方式。

（1）灌胃 将受试物配制成溶液或混悬液，以注射器经导管注入胃内。一般灌胃深度从口至剑突下，最好是利用等容量灌胃法，即受试物配制成不同浓度，实验动物单位体重的灌胃容量相同。大鼠隔夜禁食，小鼠可禁食 4h（因小鼠消化吸收和代谢速度较快），均不停饮水。灌胃后 2～4h 提供饲料。经口多次染毒，一般不需要禁食，但应每日定时染毒。灌胃法优点是剂量准确，缺点是工作量大，并有伤及食管或误入气管的可能。

（2）吞咽胶囊 将一定剂量的受试物装入胶囊中，放至犬的舌后部，迫使动物咽下，此法剂量准确，适用于易挥发、易水解和有异味的受试物。

（3）喂饲 将受试物掺入动物饲料或饮水中供实验动物自行摄入。饲料中掺入受试物不应超过 5%，以免造成饲料营养成分改变而影响实验动物的生长发育。喂饲法符合人类接触受试物的实际情况，但缺点多，如适口性差的受试物，实验动物拒食；易挥发或易水解的受试物不适用。而且，实验动物应单笼喂饲，以食物消耗量计算其实际染毒剂量。

2. 经呼吸道染毒

经呼吸道染毒可分为吸入染毒和气管内注入。

（1）静式吸入染毒 将一定数量的啮齿类动物放在密闭的染毒柜中，加入易挥发的液态受试物或气态受试物使成一定浓度。一般 50L 的染毒柜接触 2h，可放小鼠 6～10 只或大鼠 1 只。静式吸入染毒简易，但缺点较多，主要是随试验进行氧分压降低（因此，实验动物数量有限制），柜内受试物浓度也逐渐下降（由于动物吸入消耗、为被毛及染毒柜壁吸附所致），而且实验动物有经皮吸收的可能。静式吸入染毒多以计算方法得到染毒柜内受试物浓度，以 mg/m^3 表示。

（2）动式吸入染毒 由染毒柜、机械通风系统和配气系统三部分构成，对设备的要求较高。其优点是在染毒过程中染毒柜内氧分压及受试物浓度较稳定，缺点是消耗受试物的量大，并易于污染环境。动式吸入染毒又分为整体接触和口鼻接触两种。动式吸入染毒柜中受试物的浓度应实时监测。

（3）气管内注入 实验动物在麻醉后，将受试物注入气管，使之分布至两肺。此法用于建立急性中毒模型及尘肺研究。

3. 经皮肤染毒

经皮肤染毒的目的有两种。一种是经皮染毒毒性试验，如经皮 LD_{50} 测定常用大鼠，皮肤致癌试验常用小鼠。另一种是皮肤刺激和致敏试验，皮肤刺激试验常用兔和豚鼠，皮肤致敏试验用豚鼠。试验前用机械法（剃毛）或化学法（硫化钠或硫化钡）脱毛。要求是不应损伤脱毛区的表皮，脱毛区面积不大于动物体表面积的 10%～15%。脱毛后 24h 涂抹一定量受试物，盖上一层塑料薄膜，再用无刺激性的胶布固定，接触规定的时间。

4．注射染毒

注射用药品，应以注射途径染毒，对大小鼠可用静脉注射，对非啮齿类可模拟临床用药途径，如犬可用后肢隐静脉注射，而啮齿类的尾静脉和肌内注射难以多次染毒，必要时可改为皮下注射。注射染毒，应调整受试物的 pH 及渗透压，pH 应 5～8，最好是等渗溶液，动物对高渗的耐受力比低渗强。静脉注射应控制速度，大鼠尾静脉注射最好控制在 10s 以上。腹腔注射在遗传毒理学试验中有时也用，但在致畸试验、肝 UDS 研究不应该用腹腔注射，以避免可能的损伤和局部高浓度对靶器官的影响。

四、实验动物处死及生物标本采集

(1) 实验动物处死方法　应尽量减少因处死方法不当而影响对病理及其他指标的检查。大小鼠可用颈椎脱臼法，然后股动脉放血。兔、豚鼠、犬等一般用股动脉放血处死。应尽量采用适当的处死方法，减少实验动物的痛苦。

(2) 血液采集　大小鼠如需血量小可用鼠尾采血，如需血量较多可用眼眶静脉丛采血或处死时股动脉放血采血。犬可用后肢隐静脉抽血。不影响动物生理功能的最大取血量为其总血量（50mL/kg 体重）的 10%。

(3) 尿液采集　对大小鼠可用代谢笼，下部有粪尿分离器。对犬可用接尿法或导尿法。

(4) 病理解剖和标本留取　毒性病理学检查是毒理学试验重要的组成部分，病理学研究有助于确定有害作用和靶器官。毒性病理学检查包括大体解剖和组织病理学检查两部分。急性毒性试验中在试验期死亡或试验结束处死的动物都应进行尸体解剖，因为急性毒性试验的目的是得到有关可能的靶器官信息以及进行重复染毒试验剂量设计的信息。亚慢性、慢性、致癌试验，病理学是一个重要的终点。

第五节　毒理学试验结果处理和分析

试验设计和统计学分析与毒理学试验工作的关系极为密切，试验前应进行周密、合理的试验设计，试验后则应将所有数据进行归纳整理和统计分析，以便排除试验中偶然因素的干扰，提高毒理学试验的效率，用较短的时间、较少的人力物力，取得确切恰当的研究结论。

一、毒理学试验的统计学

毒理学试验数据可以用多种统计方法处理，见表 9-3。一般常用的是 t 检验和卡方检验。t 检验用于量反应性毒理学资料，卡方检验用于质反应性毒理学资料。量反应资料的试验数据可通过测量数字的多少来表示，如血压、心率、血细胞数、血中毒物浓度等，均为量反应资料。质反应的数据是通过阳性反应动物的百分率来表示，如死亡有否、痊愈与否、惊厥与否等。下面着重介绍量反应资料的统计分析（t 检验）。

表 9-3　各处理组与阴性对照组两两比较和多个比较的统计学方法

类型	连续性数据，方差齐	正态分布方差不齐	离散性数据		分布未知
			二项分布	泊松分布	
处理组与阴性对照组两两比较	t 检验	t' 检验	卡方检验，Fisher 确切概率法，u 检验	u 检验	非参数法，如 Wilcoxon 秩和检验
多个处理组与阴性对照组比较	Dunnett 检验 (1955)	改进的 Dunnett 检验(1980)	平方根反正弦转换，再用 Dunnett 检验，或者 Simes 法 (1986)	Suissa 和 Salmi 法(1989)	非参数法，如多重比较秩和检验（Steel，1959)

注：引自周宗灿，毒理学基础，北京医科大学出版社。

t 检验在毒理学中应用很广，主要用于两组间均数，标准差，LD_{50}、ED_{50}，回归系数，以及自身对比或配对对比的差值均数等数据的显著性测验。

应用 t 检验的前提是数据为常态分布，两组方差相同。但在实际应用中难以满足这一要求，只要数据并无明显偏态，方差大致相齐，t 检验的误差不大，不会影响统计结果。t 测验的基本公式为：

$$t = \frac{|\overline{x}_1 - \overline{x}_2|}{S_{\overline{x}}}$$ (9-1)

其意义是两均数差值比总标准误差大多少倍。t 值就是这个倍数，t 越大，便是差值的统计意义越大，批判两值有差别的可能性也就越小。表 9-4 列出了对应于 $P = 0.05$ 或 $P = 0.01$ 的 t 值，比较计算所得的 t 值与查表 t 值，就可以判断 P 的大小，得出 $P > 0.05$、$P \leqslant 0.05$ 或 $P \leqslant 0.01$ 的统计结论。

表 9-4　t 检验的批判标准

单 双 侧	t 值	P 值	统计意义
双侧 t 测验	$t < t_{0.05}$	$P > 0.05$	两组差别无显著意义
	$t \geqslant t_{0.05}$	$P \leqslant 0.05$	两组差别有显著意义
	$t \geqslant t_{0.01}$	$P \leqslant 0.01$	两组差别有非常显著意义
单侧 t 测验	$t < t_{0.1}$	单侧 $P > 0.05$	甲不大于乙的可能性超过 5%
	$t \geqslant t_{0.1}$	单侧 $P \leqslant 0.05$	甲不大于乙的可能性小于 5%
	$t \geqslant t_{0.02}$	单侧 $P \leqslant 0.01$	甲不大于乙的可能性小于 1%

$t_{0.05}$，$t_{0.01}$，$t_{0.1}$，$t_{0.02}$ 等值可按自由度（两组时 $df = n_1 + n_2 - 2$，自身或配对对比时 $df = n - 1$）查 t 表。

毒理试验中比较两组均数的大小时，以下式最为实用，可以由原始数据列表后直接代入公式，无论例数是否相等，方差是否相齐均可使用。

$$t = \frac{\overline{x}_1 - \overline{x}_2}{\sqrt{\dfrac{\sum x_1{}^2 - \dfrac{(\sum x_1)^2}{n_1} + \sum x_2{}^2 - \dfrac{(\sum x_2)^2}{n^2}}{n_1 + n_2 - 2}\left(\dfrac{n_1 + n_2}{n_1 n_2}\right)}}$$

$$\left[df = (n_1 + n_2 - 2) \left(\frac{1}{2} + \frac{S_1^2 \cdot S_2^2}{S_1^4 + S_2^4} \right) \right] \qquad (9\text{-}2)$$

在合理的试验设计下，两组例数相等，两组标准差相差不到一倍时，上式可简化为

$$t = \frac{\overline{x}_1 - \overline{x}_2}{\sqrt{S_{\overline{x}_1}{}^2 + S_{\overline{x}_2}{}^2}} \qquad [df = (n_1 + n_2 - 2)] \qquad (9\text{-}3)$$

例：某次试验，甲组动物体重增长值为 108，90，98，101，108，132，110，113，107，123（$n_1 = 10$），乙组者为 96，92，98，86，88（$n_2 = 5$），给予统计分析。

已知 $n_1 = 10$，$n_2 = 5$，$\overline{x}_1 = \dfrac{1090}{10} = 109$，$\overline{x}_2 = \dfrac{460}{5} = 92$

代入式（9-2）

$$t = \frac{109 - 92}{\sqrt{\dfrac{120\,104 - \dfrac{(1090)^2}{10} + 42\,424 - \dfrac{(460)^2}{5}}{10 + 5 - 2} \left(\dfrac{10 + 5}{10 \times 5} \right)}} = 2.993$$

$$S_1^2 = \frac{120\,104 - \dfrac{(1090)^2}{10}}{9} = 143.78, \quad S_2^2 = \frac{42\,424 - \dfrac{(460)^2}{5}}{4} = 26.0, \text{相差 1 倍以上,}$$

$$df = (10 + 5 - 2) \left(\frac{1}{2} + \frac{143.78 \times 26}{143.78^2 + 26^2} \right) = 8.8$$

当自由度为 8.8（≈ 9）时，双侧 $t_{0.05}$ 值为 2.26，$t_{0.01}$ 为 3.25，现 $t > t_{0.05}$，故 $P < 0.05$，两组均数的差异有显著意义。

本例两组例数不等，方差不齐（两 s^2 相差 1 倍以上），不宜式（9-3）计算，否则 $t = 3.84$（$t_{0.01} = 3.01$）与式（9-2）算得的 $t = 2.99$（$t_{0.01} = 3.25$）相差很大，统计结论也不相同。

二、统计学意义和生物学意义

在分析毒理学试验数据时，要结合毒理学方面的知识全面考虑问题。在处理毒理学试验数据时可能遇到四种情况，见表 9-5。其中，第Ⅰ种和第Ⅳ种情况最为常见，第Ⅰ种情况是无统计学意义也无生物学意义，第Ⅳ种情况是有统计学意义也有生物学意义。但有时在试验结果中会出现第Ⅱ种和第Ⅲ种情况。

表 9-5　毒理学试验结果的统计学意义和生物学意义

生物学意义	统计学意义	
	无	有
无	Ⅰ	Ⅲ
有	Ⅱ	Ⅳ

注：引自周宗灿主编，毒理学基础，北京医科大学出版社。

第Ⅲ种情况是有统计学意义但无生物学意义，例如在某个亚慢性毒性试验中，中剂量组动物血液白细胞计数低于阴性对照组，有显著性差别（$P < 0.05$），而高剂量组和低剂量组动物血液白细胞计数与阴性对照组比较，无显著差别（$P > 0.05$）。由于在此试验结果中没出现量-效关系，因此中剂量组血液白细胞计数降低可能是由于偶然因素

造成的，没有生物学意义。但是，如果仅在高剂量组动物血液白细胞计数降低，与阴性对照组比较差别有显著性（$P<0.05$）时，必须仔细地核实高剂量组的资料。如果资料无任何疑问，可认为此变化可能具有生物学意义。最好是重新进行一个亚慢性毒性试验，并加大受试物的剂量，如果能够观察到量-效关系，则说明此剂量组血液白细胞计数降低是有生物学意义的；如果加大受试物剂量没有观察到量-效关系，才可以说此剂量组血液白细胞计数降低没有生物学意义。因此，在判断试验结果的生物学意义时，有无剂量-反应关系是关键。有统计学意义但无生物学意义的情况，更常见的是因为试验设计和实施不良所致。

第Ⅱ种情况是具有生物学意义但无统计学意义，这可能是因为该事件的发生是极其罕见的，例如在哺乳动物致癌试验中，在染毒组中出现对照组中没有的肿瘤类型，尽管从统计学上此种肿瘤的发生率很低，与对照组比较无显著差别（$P>0.05$），但还是有生物学意义的。

？ 思考练习题

1. 食品毒理学试验的原则、局限性各包括有哪些内容？
2. 食品毒理学中选择实验动物时应遵循的原则有哪些？
3. 食品毒理学试验设计时遵循什么原则？
4. 食品毒理学试验中怎么处理量反应和质反应试验数据？

第十章
食品安全性评价

知识目标

1. 掌握食品安全性毒理学评价的内容和程序。
2. 掌握转基因食品安全性评价的原则。
3. 了解食品安全性评价的发展历程。
4. 掌握风险分析相关概念和风险评估的基本步骤。
5. 掌握风险管理和风险交流的基本内容。

能力目标

1. 能进行毒理学试验前的一些准备工作。
2. 掌握试剂盒检测转基因农产品的技术。
3. 能进行化学物质的膳食暴露评估。
4. 能做好风险交流的准备和参与风险。

思政与职业素养目标

1. 辩论转基因食品安全性，培养辩证思维能力，增强食品安全意识，珍爱生命。
2. 搜集和分析保健品事故资料，培养遵纪守法，形成正确的膳食观。
3. 交流如何处理假冒伪劣产品，加强自我保护意识，增强责任感。
4. 在进行化学物质膳食暴露评估过程中，强化团队合作意识。

第一节　食品安全性毒理学评价

一、食品安全和安全性的概念

食品安全问题已远远超出传统的食品卫生或食品污染的范围而成为人类生存和健康发展的整个食物链的管理和保护问题。1974 年，联合国粮农组织在罗马召开的世界粮食大会上正式提出，食品安全指的是人类一种基本生存权利，应当保证任何人在任何地方都能得到为了生存与健康所需要的足够食品。1996 年，世界卫生组织将食品安全界定为"对食品按其原定用途进行制作、食用时不会使消费者健康受到损害的一种担保"，国际标准化组织在食品安全管理体系标准 ISO 22000—2005 中对食品安全定义为"食品在按照预期用途进行制备和（或）食用时不会伤害消费者"。国际食品卫生法典委员会对食品安全的定义：消费者在摄入食品时，食品中不含有害物质，不存在引起急性中毒、不良反应或潜在疾病的危险性。较完整的食品安全定义：国家或社会供给足够的食物，并且食物的种植、养殖、加工、包装、贮藏、运输、销售、消费等活动符合国家强制标准和要求，不存在可能损害或威胁人体健康的有毒有害物质以导致消费者病亡或者危及消费者及其后代的隐患。在我国，已确立食品安全的法律地位，2009 年 2 月 28 日国家颁布了《食品安全法》替代原有的《食品卫生法》，2015 年 4 月 24 日颁布了《食品安全法》修订版，并已于 2015 年 10 月 1 日开始实施，2018 年进行了第一次修正，2021 年进行了第二次修正。《食品安全法》制定了食品安全风险监测和评估、食品安全标准、食品生产经营、食品检验、食品进出口、食品安全事故处理、监督管理应遵守的相关条款。

食品安全包含两层含义：绝对安全和相对安全。绝对安全是指不因食用某种食品而危及健康或造成损害，也就是食品绝对没有风险，这几乎是不可能的；相对安全是指一种食品或成分在合理食用方式和正常食量情况下不会对健康导致损害的实际确定性。

从科学上所提出的食品安全性是指在一定条件下（如摄入量、摄入途径和期限等）不产生有害效应，是一种相对的、实用意义上的安全概念，属于统计学概念，指化学毒物在特定条件下不引起机体出现损害效应的概率。

二、食品安全性毒理学评价的概念

食品安全性毒理学评价是通过毒理学试验或对人体的观察，研究食品或食品中存在的某种物质的毒性，阐明其潜在危害的科学过程。一般先进行动物实验，获得未观察到有害作用剂量或观察到的最小有害作用剂量，毒作用性质、特点、剂量-反应关系等对物质进行毒理学评价。

1. 食品安全性评价

根据有害物质的毒理学研究资料、在食品中的含量、在各类食品中的分布状况、人的膳食结构、人体暴露量等综合评价食品或食品中有害物质对人体可能造成的危害及其危害程度。食品中的危害因素通常称为食源性危害，食源性危害主要分为物理性、化学性以及生物性危害 3 类。食品安全性评价为制定预防措施和食品安全标准提供依据，达到控制食源性危害的目的。

2. 风险分析

1995 年国际食品法典委员会在食品安全性评价中提出风险分析的概念。风险分析是控制生物、系统或人群暴露于某种危害的过程。风险分析分为风险评估、风险管理、风险交流三个部分。

3. 风险评估

风险评估在食品安全性评价中占重要地位，指对食品、食品添加剂中生物性、化学性和物理性危害对人体健康可能造成的不良影响所进行的科学评估，包括危害识别、危害特征描述、暴露评估和风险特征描述四个步骤。

食品安全性毒理学评价解决风险评估中的前两个步骤，即危害识别和危害特征描述。因此，毒理学评价是进行食品安全风险评估的必要步骤，也是进行风险分析、控制食源性危害的前提和基础。

三、制定《食品安全性毒理学评价程序》的意义

随着工业的发展，越来越多的化学物质进入市场，我国发布的《中国现有化学物质名录》2013 版共收录 45612 种化学物质，2020 年 5 月，又增补了 156 种。至今仍在增补。这些化学物质的应用在为人类创造效益的同时也给人类的健康带来了许多负面影响。现代食品工业的发展使食品的种类和产量日益增加，直接应用于食品的化学物质（如食品添加剂）、混入食品的化学物质（如食品污染物）、农药残留、兽药残留等也日益增多，食品安全已成为全球首要问题。对已经投入生产和使用的新资源食品、辐照食品及食品相关产品进行安全性评价，制定相关的法律、法规、标准或条例进行有效的管理，最大限度地减少对消费者的损害，保护人体健康是一项十分重要的任务。《食品安全性毒理学评价程序》的实施为制定食品安全标准及对新产品上市前安全性评价提供了科学依据。随着科学技术的发展，此程序将不断修改完善，为我国食品安全性毒理学评价工作提供一个统一的评价程序和各项具体的实验方法，为制定食品添加剂的使用限量标准和食品中污染物及其他有害物质的限量标准等提供毒理学依据。

四、食品安全性毒理学评价的适用范围

我国最新版的《食品安全国家标准 食品安全性毒理学评价程序》（GB 15193.1—2014）规定，该程序适用于评价食品生产、加工、保藏、运输和销售过程中所涉及的可能对健康造成危害的化学、生物和物理因素的安全性，检验对象包括食品及其原料、食品添加剂、新食品原料、辐照食品、食品相关产品（用于食品的包装材料、容器、洗涤剂、消毒剂和用于食品生产经营的工具、设备）以及食品污染物。

五、受试物的要求

① 应提供受试物的名称、批号、含量、保存条件、原料来源、生产工艺、质量规格标准、性状、人体推荐（可能）摄入量等有关资料。

② 对于单一成分的物质，应提供受试物（必要时包括其杂质）的物理、化学性质（包括化学结构、纯度、稳定性等）。对于混合物（包括配方产品），应提供受试物的组成，必要时应提供受试物各组成成分的物理、化学性质（包括化学名称、化学结构、纯度、稳定性、溶解度等）有关资料。

③ 若受试物是配方产品，应是规格化产品，其组成成分、比例及纯度应与实际应用的相同。若受试物是酶制剂，应该使用在加入其他复配成分以前的产品作为受试物。

六、食品安全性毒理学评价试验的内容

① 急性经口毒性试验。

② 遗传毒性试验。

③ 28 天经口毒性试验。

④ 90 天经口毒性试验。

⑤ 致畸试验。

⑥ 生殖毒性试验和生殖发育毒性试验。

⑦ 毒物动力学试验。

⑧ 慢性毒性试验。

⑨ 致癌试验。

⑩ 慢性毒性和致癌合并试验。

七、对不同受试物选择毒性试验的原则

① 凡属我国首创的物质，特别是化学结构提示有潜在慢性毒性、遗传毒性或致癌性或该受试物产量大、使用范围广、人体摄入量大，应进行系统的毒性试验，包括急性经口毒性试验、遗传毒性试验、90 天经口毒性试验、致畸试验、生殖发育毒性试验、毒物动力学试验、慢性毒性试验和致癌试验（或慢性毒性和致癌合并试验）。

② 凡属与已知物质（指经过安全性评价并允许使用者）的化学结构基本相同的衍生物或类似物，或在部分国家和地区有安全食用历史的物质，则可先进行急性经口毒性试验、遗传毒性试验、90 天经口毒性试验和致畸试验，根据试验结果判定是否需进行毒物动力学试验、生殖毒性试验、慢性毒性试验和致癌试验等。

③ 凡属已知的或在多个国家有食用历史的物质，同时申请单位又有资料证明申报受试物的质量规格与国外产品一致，则可先进行急性经口毒性试验、遗传毒性试验和28 天经口毒性试验，根据试验结果判断是否进行进一步的毒性试验。

④ 食品添加剂、新食品原料、食品相关产品、农药残留和兽药残留的安全性毒理学评价试验的选择。

八、食品安全性毒理学评价试验的目的和结果判定

1. 毒理学试验的目的

(1) 急性毒性试验 了解受试物的急性毒性强度、性质和可能的靶器官，测定LD_{50}，为进一步进行毒性试验的剂量和毒性观察指标的选择提供依据，并根据 LD_{50} 进行急性毒性剂量分级。

(2) 遗传毒性试验 了解受试物的遗传毒性以及筛查受试物的潜在致癌作用和细胞致突变性。

(3) 28 天经口毒性试验 在急性毒性试验的基础上，进一步了解受试物毒作用性质、剂量-反应关系和可能的靶器官，得到 28 天经口未观察到有害作用剂量，初步评价受试物的安全性，并为下一步较长期毒性和慢性毒性试验剂量、观察指标、毒性终点

的选择提供依据。

(4) 90 天经口毒性试验 观察受试物以不同剂量水平经较长期喂养后对实验动物的毒作用性质、剂量-反应关系和靶器官，得到 90 天经口未观察到有害作用剂量，为慢性毒性试验剂量选择和初步制定人群安全接触限量标准提供科学依据。

(5) 致畸试验 了解受试物是否具有致畸作用和发育毒性，并可得到致畸作用和发育毒性的未观察到有害作用剂量。

(6) 生殖毒性试验和生殖发育毒性试验 了解受试物对实验动物繁殖及对子代的发育毒性，如性腺功能、发育周期、交配行为、妊娠、分娩、哺乳和断乳以及子代的生长发育等。得到受试物的未观察到有害作用剂量水平，为初步制定人群安全接触限量标准提供科学依据。

(7) 毒物动力学试验 了解受试物在体内的吸收、分布和排泄速度等相关信息；为选择慢性毒性试验的合适实验动物种、系提供依据；了解代谢产物的形成情况。

(8) 慢性毒性试验和致癌试验 了解经长期接触受试物后出现的毒性作用以及致癌作用；确定未观察到有害作用剂量，为受试物能否应用于食品的最终评价和制定健康指导值提供依据。

2．各项毒理学试验结果的判定

(1) 急性毒性试验 如 LD_{50} 小于人的推荐（可能）摄入量的 100 倍，则一般应放弃该受试物用于食品，不再继续进行其他毒理学试验。

(2) 遗传毒性试验

① 如遗传毒性试验组合中两项或以上试验阳性，则表示该受试物很可能具有遗传毒性和致癌作用，一般应放弃该受试物应用于食品。

② 如遗传毒性试验组合中一项试验为阳性，则再选两项备选试验（至少一项为体内试验）。如再选的试验均为阴性，则可继续进行下一步的毒性试验；如其中有一项试验阳性，则应放弃该受试物应用于食品。

③ 如三项试验均为阴性，则可继续进行下一步的毒性试验。

(3) 28 天经口毒性试验 对只需要进行急性毒性、遗传毒性和 28 天经口毒性试验的受试物，若试验未发现有明显毒性作用，综合其他各项试验结果可做出初步评价；若试验中发现有明显毒性作用，尤其是有剂量-反应关系时，则考虑进行进一步的毒性试验。

(4) 90 天经口毒性试验 根据试验所得的未观察到有害作用剂量进行评价，原则是：

① 未观察到有害作用剂量小于或等于人的推荐（可能）摄入量的 100 倍表示毒性较强，应放弃该受试物用于食品。

② 未观察到有害作用剂量大于 100 倍而小于 300 倍者，应进行慢性毒性试验。

③ 未观察到有害作用剂量大于或等于 300 倍者则不必进行慢性毒性试验，可进行安全性评价。

（5）致畸试验 根据试验结果评价受试物是不是实验动物的致畸物。若致畸试验结果阳性则不再继续进行生殖毒性试验和生殖发育毒性试验。在致畸试验中观察到的其他发育毒性，应结合28天和（或）90天经口毒性试验结果进行评价。

（6）生殖毒性试验和生殖发育毒性试验 根据试验所得的未观察到有害作用剂量进行评价，原则是：

① 未观察到有害作用剂量小于或等于人的推荐（可能）摄入量的100倍表示毒性较强，应放弃该受试物用于食品。

② 未观察到有害作用剂量大于100倍而小于300倍者，应进行慢性毒性试验。

③ 未观察到有害作用剂量大于或等于300倍者则不必进行慢性毒性试验，可进行安全性评价。

（7）慢性毒性和致癌试验

① 根据慢性毒性试验所得的未观察到有害作用剂量进行评价的原则

a. 未观察到有害作用剂量小于或等于人的推荐（可能）摄入量的50倍者，表示毒性较强，应放弃该受试物用于食品。

b. 未观察到有害作用剂量大于50倍而小于100倍者，经安全性评价后，决定该受试物可否用于食品。

c. 未观察到有害作用剂量大于或等于100倍者，则可考虑允许使用于食品。

② 根据致癌试验所得的肿瘤发生率、潜伏期和多发性等进行致癌试验结果判定的原则（凡符合下列情况之一，可认为致癌试验结果阳性。若存在剂量-反应关系，则判断阳性更可靠）

a. 肿瘤只发生在试验组动物，对照组中无肿瘤发生。

b. 试验组与对照组动物均发生肿瘤，但试验组发生率高。

c. 试验组动物中多发性肿瘤明显，对照组中无多发性肿瘤，或只是少数动物有多发性肿瘤。

d. 试验组与对照组动物肿瘤发生率虽无明显差异，但试验组中发生时间较早。

（8）其他 若受试物掺入饲料的最大量（原则上最高不超过饲料的10%）或液体受试物经浓缩后仍达不到未观察到有害作用剂量为人的推荐（可能）摄入量的规定倍数时，综合其他的毒性试验结果和实际食用或饮用量进行安全性评价。

九、进行食品安全性评价时需要考虑的因素

1. 试验指标的统计学意义、生物学意义和毒理学意义

对实验中某些指标的异常改变，应根据试验组与对照组指标是否有统计学差异、其有无剂量-反应关系、同类指标横向比较、两种性别的一致性及与本实验室的历史性对照值范围等，综合考虑指标差异有无生物学意义，并进一步判断是否具毒理学意义。此外，如在受试物组发现某种在对照组没有发生的肿瘤，即使与对照组比较无统计学意义，仍要给予关注。

2. 人的推荐（可能）摄入量较大的受试物

应考虑给予受试物量过大时，可能影响营养素摄入量及其生物利用率，从而导致某

些毒理学表现，而非受试物的毒性作用所致。

3．时间-毒性效应关系

对由受试物引起实验动物的毒性效应进行分析评价时，要考虑在同一剂量水平下毒性效应随时间的变化情况。

4．特殊人群和易感人群

对孕妇、乳母或儿童食用的食品，应特别注意其胚胎毒性或生殖发育毒性、神经毒性和免疫毒性等。

5．人群资料

由于存在着动物与人之间的物种差异，在评价食品的安全性时，应尽可能收集人群接触受试物后的反应资料，如职业性接触和意外事故接触等。在确保安全的条件下，可以考虑遵照有关规定进行人体试食试验，并且志愿受试者的毒物动力学或代谢资料对于将动物试验结果推论到人具有很重要的意义。

6．动物毒性试验和体外试验资料

本标准所列的各项动物毒性试验和体外试验系统是目前管理（法规）毒理学评价水平下所得到的最重要的资料，也是进行安全性评价的主要依据，在试验得到阳性结果，而且结果的判定涉及受试物能否应用于食品时，需要考虑结果的重复性和剂量-反应关系。

7．不确定系数

不确定系数即安全系数。将动物毒性试验结果外推到人时，鉴于动物与人的物种和个体之间的生物学差异，不确定系数通常为100，但可根据受试物的原料来源、理化性质、毒性大小、代谢特点、蓄积性、接触的人群范围、食品中的使用量和人的可能摄入量、使用范围及功能等因素来综合考虑其安全系数的大小。

8．毒物动力学试验的资料

毒物动力学试验是对化学物质进行毒理学评价的一个重要方面，因为不同化学物质、剂量大小，在毒物动力学或代谢方面的差别往往对毒性作用影响很大。在毒性试验中，原则是应尽量使用与人具有相同毒物动力学或代谢模式的动物种系来进行试验。研究受试物在实验动物和人体内吸收、分布、排泄和生物转化方面的差别，对于将动物试验结果外推到人和降低不确定性具有重要意义。

9．综合评价

在进行综合评价时，应全面考虑受试物的理化性质、结构、毒性大小、代谢特点、蓄积性、接触的人群范围、食品中的使用量与使用范围、人的推荐（可能）摄入量等因素，对于已在食品中应用了相当长时间的物质，对接触人群进行流行病学调查具有重大意义，但往往难以获得剂量-反应关系方面的可靠资料；对于新的受试物质，则只能依靠动物试验和其他试验研究资料。然而，即使有了完整和详尽的动物试验资料和一部分人类接触的流行病学研究资料，由于人类的种族和个体差异，也很难做出能保证每个人都安全的评价。所谓绝对的食品安全实际上是不存在的。在受试物可能对人体健康造成的危害以及其可能的有益作用之间进行权衡，以食用安全为前提，安全性评价的依据不仅仅是安全性毒理学试验的结果，而且与当时的科学水平、技术条件以及社会经济、文化因素有关。因此，随着时间的推移，社会经济的发展、科学技术的进步，有必要对已通过评价的受试物进行重新评价。

第二节　食品风险分析

一、食品风险分析的由来和发展

"风险分析"概念首先出现在环境科学危害控制中，20世纪80年代出现在食品安全领域，其根本目标在于保护消费者的健康和促进公平的食品贸易。1991年，联合国粮农组织（FAO）/世界卫生组织（WHO）召开的"食品标准、食品中的化学物质及食品贸易会议"建议食品法典委员会（CAC）在制定政策时，以适当的科学原则为基础并遵循风险评估原理。在1991年的19届、1993年的20届CAC大会上同意采纳上述会议的程序，提出在CAC框架下，各分委员会及其专家咨询机构应在各自的化学物质安全性评估中应用风险分析方法。后来，FAO/WHO在1995～1999年逐渐召开了有关"风险分析在食品标准中的应用""风险管理与食品安全"以及"风险信息交流在食品标准和安全问题上的作用"的专家咨询会议，提出了风险分析的定义、框架及3个要素的应用原则和应用模式，从而基本构建了一套完整的风险分析理论体系。自此以后，风险分析作为食品安全领域的一项重要技术在全球范围内不断得到应用、推广和发展。

二、食品风险分析的相关概念

食品危害：食品中或食品本身可能对健康产生不良效果的生物、化学或者物理因素。

风险：某种特定危险事件发生的可能性和后果的组合。实际上风险是由危险发生的可能性（危险概率）和危险事件（发生）产生的后果两个因素组合而成。

食品风险：由食品危害产生的不良效果的可能性及强度。

风险分析：对风险进行分析，并根据风险程度采取相应的风险管理措施去控制或者降低风险。

食品风险分析：风险分析在食品安全管理中的应用，是分析食源性危害、确定食品安全性保护水平、采取风险管理措施，使消费的食品在食品风险方面处于可接受的水平。

三、食品风险分析的基本内容

食品风险分析包括三个部分：风险评估、风险管理与风险交流，它的总体目标在于确保公众健康得到保护。其中风险评估是整个风险分析体系的核心和基础，也是有关国际组织今后工作的重点。风险评估由四个部分组成：危害识别、危害特征描述、暴露评估和风险特征描述。风险评估体现了风险分析的科学性，风险管理注重管理决策的实用性，风险交流则强调风险分析过程中的信息互动，三者的关系如图10-1。

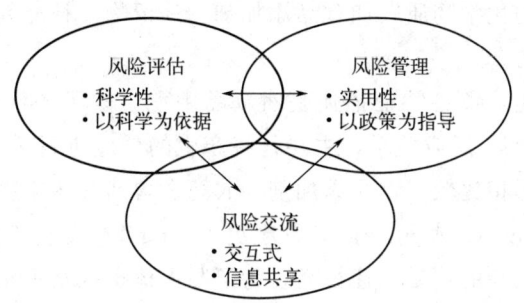

图 10-1　风险评估、风险管理与风险交流三者的关系

四、风险评估

风险评估是利用现有的科学资料，就食品中某些生物、化学或物理因素的暴露对人体健康产生的不良后果进行识别、确认和定量，以此确定某种食品有害物质的风险。这里主要介绍食品中化学物质的风险评估。

1. 风险评估的原则

① 依赖动物模型确定潜在的人体效应。

② 采用体重进行种间比较。

③ 假设动物和人的吸收大致相同。

④ 采用 100 倍的安全系数来调整种间和种内可能存在的易感性差异，在特定的情况下允许偏差的存在。

⑤ 对发现属于遗传毒性致癌物的食品添加剂、兽药和农药，不制定 ADI 值，对这些物质不进行定量的风险评估。实际上，对具有遗传毒性的食品添加剂、兽药和农药残留还没有认可的可接受风险水平。

⑥ 允许污染物达到"尽可能低的水平"。

⑦ 在等待提交要求的资料期间，对食品添加剂和兽药残留可制定暂定的 ADI 值。

2. 风险评估的过程

(1) 危害识别　危害识别又称危害鉴定，主要是识别有害作用，即对食品中的某种生物性、化学性或物理性因素可能对健康产生不利作用的确定，属于定性评估的范畴。用于危害识别的资料来源于流行病学的研究、动物毒理学研究、体外试验以及定量结构与活性关系研究。流行病学研究包括实验研究和观察性研究，人群实验研究的优点是能够较好地控制混杂因素，并且说服力强，但是由于存在伦理道德、经济方面和实验条件的限制，用人群进行有害作用的实验研究经常是不可行的，甚至是不必要的。利用动物实验研究进行危害鉴定并不是一种理想的方法，但目前仍然认为是现有方法中最好的一种，由于用于风险评估的绝大多数毒理学数据来自动物实验，这就要求这些动物实验必须遵循国际上广泛接受的标准化试验程序。体外试验被广泛应用于化学物质的筛选和分级，涉及的食品化学物质不仅包括食品制备的天然成分，也包括暴露后在体内产生的化学物质以及批准使用的化学物质，如食品添加剂、残留物、补充剂以及来源于食品、包装的化学物质和污染物。

（2）危害特征描述 危害特征描述是对食品中危害因子的性质进行定性或定量描述，主要内容是研究剂量-反应关系，主要是将产生的效应进行量化，以便使剂量-反应关系能够与可能的暴露相比较。食品添加剂、农药、兽药和污染物在食品中的含量一般很低，通常为微量（mg/kg 或 μg/kg），甚至更少（ng/kg 或 pg/kg），为了能观察到毒性反应，动物毒理学试验的剂量往往很高。为了与人体摄入水平相比较，需要把高剂量条件下的动物试验数据经过处理外推到低得多的人体实际可能暴露剂量，因此，对剂量-反应关系的研究也就成为危害特征描述的核心。在无阈值剂量的假设之下，这种由高至低的外推是必要的，也是可行的。

（3）暴露评估 暴露评估也称摄入量评估，是对通过食物或其他途径可能摄入体内的生物性、化学性、物理性成分进行定性和/或定量评价。暴露评估主要根据膳食调查和各种食品中化学物质暴露水平调查的数据进行，通过计算可以得到人体对于该种化学物质的暴露量。进行暴露评估需要有关食品的消费量和这些食品中相关化学物质浓度两方面的资料，因此进行膳食调查和国家食品污染监测计划是准确进行暴露评估的基础。膳食暴露评价以 mg/kg 体重或 μg/kg 体重表示，例如膳食农药残留暴露评价应以农药残留水平和膳食消费结构为基础进行，农药残留水平主要通过检测分析得出食品中的具体残留量，膳食消费主要通过总膳食研究获得数据。农药残留的膳食暴露评价等于每种食品残留暴露量之和。

$$膳食暴露 = \frac{\sum(食品中化学物质浓度 \times 食品消费量)}{体重(kg)}$$

（4）风险特征描述 风险特征描述是在危害识别、危害特征描述和暴露评估的基础上，对特定人群发生已知的或潜在的不良健康效应的可能性和严重程度进行定性和（或）定量估计，包括对随之产生的不确定性的描述。

对于有阈值的化学危害物，食品添加剂联合专家委员会和农药残留联席会议设置健康指导值（HBGV），包括每日允许摄入量（ADI）、每日可耐受摄入量（TDI）、暂定每日最大耐受摄入量（PMTDI）等。对这类物质的风险特征描述是将估计的或计算出的人体暴露水平（$EXPOSURE_{human}$）与 HBGV 进行比较，如果 $EXPOSURE_{human} <$ HBGV，该危害物不会产生觉察的风险或其风险可以接受；如果 $EXPOSURE_{human} >$ HBGV，该危害物的风险超过了可以接受的限度，应当采取适当的管理措施。

对于传统观点认为既有遗传毒性又有致癌性的物质没有阈值剂量，在任何暴露水平都有不同程度的风险。对其进行风险特征描述建议的类型包括：①推荐的暴露量应在合理可行的前提下尽可能低；②对不同暴露水平的风险进行定量；③将产生相似危害的化合物根据对其估计的风险大小进行分级。

五、风险管理

风险管理是根据风险评估的结果，选择和实施适当的预防和监测措施，尽可能有效地控制食品风险，从而保障公众健康和促进公平贸易。

1．风险管理的内容

风险管理可以分为四个部分：风险评价、风险管理选择评估、执行风险管理决定以及监控和审查。

(1) 风险评价 基本内容包括确认食品安全问题，描述风险概况，就风险评估和风险管理的优先性对危害进行排序，制定风险评估政策，管理决定，以及对风险评估结果的审议。

(2) 风险管理选择评估 包括确定现有的管理选项、选择最佳的管理选项、做出最终的管理决定。

(3) 执行风险管理决定 即制定和实施控制措施，包括制定最高限量，制定食品标签标准，实施公众教育计划，通过使用其他物质或者改善农业或生产规范以减少某些化学物质的使用等。

(4) 监控和审查 对实施措施的有效性进行评估，以及在必要时对风险管理或评估进行审查、补充和修改。

2．风险管理的一般原则

① 风险管理应当采用一个具有结构化的方法，即风险评价、风险管理选择评估、执行风险管理决定以及监控和审查。在某些情况下，这些方面并不都须包括在风险管理活动之中。

② 在风险管理决策中应当首先考虑保护人体健康。对风险的可接受水平应主要根据对人体健康的影响决定，采取措施时，应适当考虑其他因素（如经济费用、效益、技术可行性和社会风俗）。这些考虑不应是随意性的，而应当保持清楚和明确。

③ 风险管理的决策和执行应当透明。风险管理应当包含风险管理过程（包括决策）所有方面的鉴定和系统文件，从而保证决策和执行的理由对所有有关团体是透明的。

④ 风险评估政策的决定应当作为一个特殊的组成部分包括在风险管理中。风险评估政策是为价值判断和政策选择制定准则，这些准则将在风险评估的特定决定点上应用，因此最好在风险评估之前，与风险评估人员共同制定。从某种意义上讲，制定风险评估政策往往成为进行风险分析实际工作的第一步。

⑤ 风险管理通过保持风险管理和风险评估二者功能分离，确保风险评估过程的科学完整性，减少风险评估和风险管理之间的利益冲突。但是应当认识到，风险分析是一个循环反复的过程，风险管理人员和风险评估人员之间的相互作用在实际应用中是至关重要的。

⑥ 风险管理决策应当考虑风险评估结果的不确定性。如有可能，风险估计应包括将不确定性量化，并且以易于理解的形式提交给风险管理人员，以便他们在决策时能充分考虑不确定性的范围。如果风险估计很不确定，风险管理决策将更加保守。决策者不能以科学上的不确定性和变异性作为不针对某种食品风险采取行动的借口。

⑦ 在风险管理过程中都应当与消费者和其他有关团体进行清楚的交流。在所有有关团体之间进行持续的相互交流是风险管理过程的一个组成部分。风险情况交流不仅仅是信息的传播，而更重要的功能是将对有效进行风险管理至关重要的信息和意见并入决

策的过程。

⑧ 风险管理应当是一个考虑在风险管理决策的评价和审查中所有新产生资料的连续过程。在应用风险管理决定之后，为确定其在实现食品安全目标方面的有效性，应对决定进行定期评价。为进行有效的审查，监控和其他活动是必需的。

六、风险交流

风险交流是指风险评估者、风险管理者及社会相关团体公众之间各个方面的信息交流，包括信息传递机制、信息内容、交流的及时性、所使用的资料、信息的使用和获得、交流的目的、可靠性和意义。

1. 风险交流的目的
① 通过所有的参与者，在风险分析过程中提高对所研究的特定问题的认识和理解。
② 在达成和执行风险管理决定时增加一致化和透明度。
③ 为理解建议的或执行中的风险管理决定提供坚实的基础。
④ 改善风险分析过程中的整体效果和效率。
⑤ 制定和实施作为风险管理选项的有效信息和教育计划。
⑥ 培养公众对于食品供应安全的信任和信心。
⑦ 加强所有参与者的工作关系和相互尊重。
⑧ 在风险信息交流过程中，促进所有有关团体的适当参与。
⑨ 就有关团体对于与食品及相关问题的风险知识、态度、估价、实践、理解进行信息交流。

2. 风险交流的原则
（1）科学客观原则 在风险交流过程中，科学客观是最基本的原则。科学原则是指风险交流的所有过程都得以科学为准绳，以维护公众健康利益为出发点；客观性主要表现在风险交流的过程中，得尊重不同对象的不同特性，不能以主观意愿去完成风险交流工作；以科学客观原则贯穿风险交流工作才能使食品安全管理工作不偏离科学的主体，更好地服务于食品安全工作大局。

（2）公开透明原则 公开不仅对于风险沟通和交流过程是必不可少的，而且对于国家建立一个较高的公众信赖度也是至关重要的。如果关于食品安全管理过程或风险分析过程具有一定的开放性，产业链上的利益攸关者参与或知情，有利于公众信任政府官方部门。透明与开放是紧密相连的，在建立自信和信心方面与开放是同等重要的。透明的决策会拉近公众对政府的亲近感，使公众对政府更加信任。

（3）及时有效原则 及时性不仅是新闻的基本属性，也应是风险交流工作的基本原则。特别是在这个信息化时代，谣言很容易在网络沃土上疯长。风险交流在强调及时性的同时也应该强调有效性。总的来说，在风险交流过程中，及时和准确地进行沟通有助于确保信息资源的有效性和可信赖性。

（4）多方参与原则 风险交流作为一个交互式信息共享环节，做的不只是给公众传递信息，而是结合食品安全利益相关方的一个综合交流，这些利益相关方包括政府监督

者、消费者、生产经营者、媒体、风险评估人员、科学家、非政府组织、行业协会等。我国目前风险交流工作中多方参与的原则覆盖不是很全面。我们做得更多的是信息发布，即由政府来发布信息，而没有做到一个双向、多方面的交流。

3. 风险交流的要素

(1) 风险的性质 即危害的特征和重要性、风险的大小和严重程度、情况的紧迫性、风险的变化趋势、危害暴露的可能性、暴露量的分布、能够构成显著风险的暴露量、风险人群的性质和规模、最高风险人群。

(2) 利益的性质 即与每种风险有关的实际或者预期利益、受益者和受益方式、风险和利益的平衡点、利益的大小和重要性、所有受影响人群的全部利益。

(3) 风险评估的不确定性 即评估风险的方法、每种不确定性的重要性、所有资料的缺点或不准确度、估计所依据的假设、估计对假设变化的敏感度、有关风险管理决定估计变化的效果。

(4) 风险管理的选择 即控制或管理风险的行动、可能减少个人风险的个人行动、选择一个特定风险管理选项的理由、特定选择的有效性、特定选择的利益、风险管理的费用和来源、执行风险管理选择后仍然存在的风险。

为了确保风险管理政策能够将食源性风险减少到最低限度，在风险分析的全部过程中，相互交流都起着十分重要的作用。许多步骤是在风险管理人员和风险评估人员之间进行的内部的反复交流。其中两个关键步骤，即危害识别和风险管理方案选择，需要在所有有关方面进行交流，以改善决策的透明度，提高对各种可能产生结果的接受能力。

? 思考练习题

1. 简述食品安全性、食品安全性毒理学评价概念。
2. 简述食品安全性毒理学评价试验内容。
3. 进行食品安全性评价应考虑的因素有哪些？
4. 简述食品风险分析的概念。
5. 食品风险评估的过程包括什么？
6. 食品风险交流的原则有哪些？

第十一章
食品中常见化学毒物毒性

👁 **知识目标**

1. 掌握常见化学物质的毒性。
2. 掌握重点化学物质的检测方法。

💡 **能力目标**

1. 掌握重点化学物质的检测技术。
2. 能进行检测结果的分析和检测报告的撰写。

◎ **思政与职业素养目标**

1. 在化学物质检测过程中，培养规范操作、追求精益求精的工匠精神。
2. 在数据处理学习中，培养实事求是、不弄虚作假的态度，增强行业素质。

目前，已知的化学物质有一千多万种，在全世界广泛使用的有几十万种，其中绝大多数化学物质对人体的毒性，尤其是对人体长期的慢性毒性作用并没有完全了解。化学污染可能发生在食物链——食品原料生产（种植或养殖）、加工、贮藏、运输、消费过程中的任何一个阶段。因此，学习食品中常见化学毒物毒性及其检测具有特别重要的意义。

第一节　动植物类食品中的天然毒素

植物类食品中的天然毒素是指植物类食品中存在的或者因贮存方法不当在一定条件下产生的，对食用者有毒害作用的成分，不包括那些污染和吸收入植物体内的外源化合物，如农药残留和重金属污染物等。动物性食品由于其营养丰富、味道鲜美，很受人们欢迎。但是某些动物性食品中含有天然毒素，若处理不当会引起食用者中毒。

一、致甲状腺肿物

地方性甲状腺肿大多起因于碘缺乏和某种食物成分的共同作用，以十字花科的甘蓝属植物为主要膳食成分就是一个重要的致病因素。甘蓝属植物含有一些致甲状腺肿的物质。这些物质的前体是黑芥子硫苷，黑芥子硫苷有 100 多种，主要分布在甘蓝属植物的种子中，含量为 2～5mg/g。该物质对昆虫、动物和人均具有某种毒性。

甘蓝属食品中抑制甲状腺功能的物质可分为两类——致甲状腺肿大素和硫氰酸酯。致甲状腺肿大素主要抑制甲状腺素的合成，硫氰酸酯和腈类化合物却抑制甲状腺对碘的吸收。硫氰酸盐也是黑芥子硫苷和异硫氰酸酯的裂解产物。该物质可抑制甲状腺对碘的吸收，降低了甲状腺素过氧化物酶（将碘氧化的酶类）的活性，并阻碍需要游离碘的反应。碘缺乏反过来又会增强硫氰酸盐对甲状腺肿大的作用，从而造成甲状腺肿大。

二、生氰糖苷

生氰糖苷是由氰醇衍生物的羟基和 D-葡萄糖缩合形成的糖苷，广泛存在于豆科、蔷薇科、稻科的 10 000 余种植物中。生氰糖苷物质可水解生成高毒性的氰氢酸，从而对人体造成危害。含有生氰糖苷的食源性植物有木薯、杏仁、枇杷和豆类等，主要是苦杏仁苷和亚麻仁苷。

生氰糖苷的毒性很强，对人的致死量为 18mg/kg 体重。生氰糖苷的毒性主要是氰氢酸和醛类化合物的毒性。氰氢酸被吸收后，随血液循环进入组织细胞，并透过细胞膜进入线粒体，氰化物通过与线粒体中细胞色素氧化酶的铁离子结合，导致细胞的呼吸链中断。生氰糖苷的急性中毒症状包括心律紊乱、肌肉麻痹和呼吸窘迫。氰氢酸的最小致死口服剂量为0.5～3.5mg/kg 体重。

生氰糖苷引起的慢性氰化物中毒现象也比较常见。在一些以木薯为主食的非洲和南美洲地区，至少有两种疾病是由生氰糖苷引起的：一种疾病称之为热带神经性共济失调症；另一种是热带性弱视。

三、生物碱

生物碱是一类具有复杂环状结构的含氮有机化合物，在植物中有 120 多个属的植物含有生物碱。已知的生物碱有 2000 种以上。存在于食用植物中的主要是茄碱、秋水仙碱及吡咯烷生物碱。

1. 茄碱

茄碱又名龙葵碱，是一类胆甾烷类生物碱，由葡萄糖残基和茄啶组成的生物碱苷，广泛存在于马铃薯、番茄及茄子等茄科植物中。龙葵碱对胃肠道黏膜有较强的刺激性和腐蚀性，对中枢神经有麻痹作用，尤其对呼吸和运动中枢作用显著。对红细胞有溶血作用，可引起急性脑水肿、胃肠炎等。

2. 秋水仙碱

秋水仙碱是不含杂环的生物碱，主要存在于黄花菜（金针菜）等植物中。秋水仙碱本身无毒性，但当其进入人体并在组织间被氧化后，迅速生成毒性较大的二秋水仙碱，对人体胃肠道、泌尿系统具有毒性，才可引起中毒；进食鲜黄花菜后，一般在 4h 内出现中毒症状，轻者口渴、喉干、心慌胸闷、头痛、腹泻（水样便）；重者出现血尿、血便与昏迷等。成年人如果一次食用 0.1～0.2mg 秋水仙碱（相当于 50～100g 鲜黄花菜），即可引起中毒。对人经口的致死剂量为 3～20mg。

四、动物肝脏中的毒素

动物肝脏含有丰富的蛋白质、维生素、微量元素等营养物质而常作为食品。此外，肝脏还具有防治某些疾病的作用，因而常将其加工制成肝精、肝粉、肝组织液等，用于治疗贫血、营养不良等症。但是，肝脏是动物的最大解毒器官，动物体内的各种毒素，大多要经过肝脏来处理、排泄、转化、结合。事实上，肝脏是动物重要的代谢废物和外源毒物的处理工厂。

1. 胆酸

熊、牛、羊、山羊和兔等动物肝中主要的毒素是胆酸、脱氧胆酸和牛磺胆酸的混合物，以牛磺胆酸的毒性最强，脱氧胆酸次之。当大量摄入动物肝，特别是处理不当时，可能会引起中毒症状。除此之外，许多动物研究发现，胆酸的代谢物——脱氧胆酸对人类的肠道上皮细胞癌如结肠癌、直肠癌有促进作用。实际上，人类肠道内的微生物菌丛可将胆酸代谢为脱氧胆酸。

2. 维生素A

维生素A主要存在于动物的肝脏和脂肪中，尤其是鱼类的肝脏中含量最多。维生素A对动物上皮组织的生长和发育具有十分重要的影响。维生素A也可提高人体的免疫功能。人类缺乏维生素A可引起夜盲症及鼻、喉和眼等上皮组织疾病，婴幼儿缺乏维生素A会影响骨骼的正常生长。但当人摄入量超过$2\,000\,000 \sim 5\,000\,000$IU时，就可引起中毒。大剂量服用维生素A会引起视力模糊、失明和损害肝脏。维生素A在人体血液中的正常水平为$5 \sim 15$IU/L。普遍认为，人每天摄入100mg（约3000IU/kg体重）维生素A可引起慢性中毒。

五、一般鱼类毒素

一般鱼类毒素主要有组胺、雪卡鱼毒素、鱼卵毒素和鱼胆毒素。组胺是鱼组织中的游离组氨酸在链球菌、沙门菌等细菌中的组氨酸脱羧酶作用下产生的。

（1）组胺 组胺是鱼体中的游离组氨酸在组氨酸脱羧酶催化下，发生脱羧反应而形成的一种胺类。这一过程受很多因素的影响，鱼类在存放过程中，产生自溶作用，先由组织蛋白酶将组氨酸释放出来，然后由微生物产生的组氨酸脱羧酶将组氨酸脱去羧基，形成组胺。

组氨酸脱羧酶的来源是污染鱼类的微生物，如链球菌、沙门菌、摩氏摩根菌等。来自污染鱼类微生物的蛋白质分解酶也可将游离组氨酸由蛋白质中释放出来，但肌肉本身的蛋白酶更为重要。大多是由于食用不新鲜或腐败变质的鱼类而引起，国内外均有报道。

组胺中毒的特点是发病快、症状轻、恢复迅速，偶有死亡病例报道。潜伏期一般为$0.5 \sim 1$h，最短可为数分钟，最长可达数小时，以局部或全身毛细血管扩张、通透性增强、支气管收缩为主，主要症状为脸红、头晕、头痛、心慌、脉快、呼吸窘迫等，部分病人出现眼结膜充血、瞳孔散大、视物模糊、脸发胀、唇水肿、口和舌及四肢发麻、恶心、呕吐、腹痛、荨麻疹、全身潮红、血压下降等。

（2）雪卡鱼毒素 存在于雪卡鱼中，目前已从雪卡鱼中分离到至少 4 种毒性物质，它们的分子量和化学性质都不同，其中包括雪卡毒素、刺尾鱼毒素和鹦嘴鱼毒素等。雪卡毒素对小鼠的 LD_{50} 为 $0.45\mu g/kg$ 体重，毒性比河鲀毒素强 20 倍。刺尾鱼毒素对小鼠的 LD_{50} 为 $0.17\mu g/kg$ 体重。雪卡鱼中毒主要影响人类的胃肠道和神经系统。

（3）鱼卵毒素 一类毒性球蛋白，具有较强的耐热性，100℃约 30min 的条件使毒性部分被破坏，120℃约 30min 的条件能使毒性全部消失。一般而言，耐热性强的鱼卵蛋白毒性也强，其毒性反应包括恶心、呕吐、腹泻和肝脏损伤，严重者可见吞咽困难、全身抽搐甚至休克等现象。

（4）鱼胆毒素 存在于鱼的胆汁中，是一种细胞毒和神经毒，可引起胃肠道的剧烈反应、肝肾损伤及神经系统异常。

六、河鲀毒素

河鲀毒素来源于河鲀鱼，在大多数河鲀鱼的品种中，毒素的浓度由高到低依次为卵巢、鱼卵、肝脏、肾脏、眼睛和皮肤，肌肉和血液中含量较少，是一种毒性强烈的非蛋类神经毒素。河鲀毒素系无色针状结晶，难溶于水，易溶于稀酸，在碱性溶液中易分解；对热相当稳定，100℃ 7h、120℃ 60min、220℃ 10min 的加热才被破坏；盐腌或日晒、烧煮等方法均不能破坏毒素。用 4%NaOH 溶液处理 20min 或 2%Na_2CO_3 溶液浸泡 24h 可去毒。

河鲀毒素主要作用于神经系统，它对神经细胞膜的 Na^+ 通道具有高度专一性作用，即在很低浓度下能选择性地抑制 Na^+ 通过神经细胞膜，从而阻断神经与肌肉间的传导，使神经末梢和中枢神经发生麻痹。初为感觉麻痹，继而运动神经麻痹，同时使血管神经麻痹，因外周血管扩张而血压急剧下降，最后出现呼吸中枢麻痹而死亡。河鲀毒素对胃肠道也有局部刺激作用。由于极易从胃肠道与口腔黏膜吸收，故重度患者可于发病后 30min 内死亡。0.5mg 的河鲀毒素就可毒死一个体重为 70kg 的人。对人经口的致死剂量为 $7\mu g/kg$。

发病急速而剧烈，潜伏期一般 10min～5h。起初先感觉手指、唇、舌尖等部位刺痛发麻，并出现呕吐、腹泻等胃肠道症状，随后感觉消失而四肢肌肉麻痹，失去运动功能。而后言语不清、发绀、血压和体温下降，最后常因呼吸麻痹、循环衰竭而于 4～6h 内死亡，最快者发病后 10min 死亡。

中毒原因主要是由于未能识别河鲀而误食。亦有少数国家，如日本的居民因喜食河鲀肉而又未将其毒素去除干净，食入后中毒死亡。此外，我国一些沿海地区曾发生因食麦螺而引起河鲀毒素中毒。由于河鲀产卵时需硬物磨破肚皮，卵籽和毒液一起破口而出，而麦螺是一种海洋生物，可吸吞河鲀毒液和软体卵籽。因此，人们在食用麦螺的同时，亦摄入了河鲀毒素，故在河鲀产卵繁殖季节不能食麦螺。

七、贝类毒素

贝类是人类动物性蛋白质食品的来源之一。全世界可作食品的贝类约有 28 种，已知的大多数贝类均含有一定数量的有毒物质。贝类自身并不产生毒物，当它们通过食物链摄取海藻或与藻类共生时就变得有毒了，足以引起人类食物中毒。直接累及贝类使其变得有毒的藻类包括原膝沟藻、涡鞭毛藻、裸甲藻及其他一些未知的海藻。这些海藻主要感染牡蛎、蛤、扇贝、紫鲐贝和海扇等贝类软体动物。主要的贝类毒素包括麻痹性贝类毒素和腹泻性贝类毒素两类。

1. 岩蛤毒素和膝沟藻毒素

岩蛤毒素和膝沟藻毒素是麻痹性贝类毒素，专指摄食有毒的涡鞭毛藻、莲状原膝沟藻、塔马尔原膝沟藻被毒化的双壳贝类所产生的生物毒素。麻痹性贝类毒素毒性与河鲀毒素相似，主要表现为摄取有毒贝类后 15min 到 2~3h，人出现唇、手、足和面部的麻痹，接着出现行走困难、呕吐和昏迷，严重者常在 2~12h 之内死亡，死亡率一般为 5%~18%。1mg 岩蛤毒素即可使人中度中毒，岩蛤毒素对人的最小经口致死剂量为 1.4~4.0mg/kg 体重，对小鼠的经口 LD_{50} 为 0.263mg/kg 体重，腹腔注射的 LD_{50} 为 10mg/kg 体重。岩蛤毒素不会因洗涤而被冲走，热对其也不起作用，而且没有已知的解毒药。

2. 蟹类毒素和螺类毒素

全世界可供食用的蟹类超过 20 个品种，所有的蟹或多或少都含有有毒物质。蛾螺科贝类（接缝香螺、间肋香螺和油螺）唾液腺毒素的主要成分是四甲胺。四甲胺为箭毒样神经毒，其中毒的症状是后脑部头痛、眩晕、平衡失调、眼痛、呕吐和荨麻疹，通常几小时后可恢复正常。一般香螺的唾液腺中每克腺体含 7~9mg 四甲胺。乌贼和章鱼的唾液腺是其捕食工具和防御性武器，含有一种神经性蛋白毒素——头足毒素，对神经有阻断和麻痹作用。

3. 鲍鱼毒素

鲍鱼的内脏器官含有的一种毒素，是海草叶绿素的衍生物，一般在春季聚集在鲍鱼的肝脏中。这种毒素具有光化活性，是一种光敏剂。如果有人吃了含有这种化合物的鲍鱼（如日本北部居民有吃盐腌鲍鱼的习惯），然后又暴露于阳光中的话，该物质会促使人体内的组氨酸、酪氨酸和丝氨酸等脱羧基产生胺类化合物，从而引起皮肤的炎症和毒性反应。鲍鱼毒素的中毒症状为脸和手出现红色水肿，但不致死。

4. 蛋白眼

海兔体内的毒腺又叫蛋白眼，能分泌一种略带酸性的乳状液体，具有令人恶心的气味，从中提取出的海兔毒素是一种芳香异环溴化合物。在海兔皮肤组织中所含的有毒物质是一种挥发油，对神经系统有麻痹作用。所以，误食其有毒部位，或皮肤有伤口时接触海兔，都会引起中毒。

第二节 食品中的生物毒素

一、曲霉属及曲霉毒素

大多为腐生菌，分布极为广泛，土壤、空气、谷物和各类生物中均存在，在适当的湿热条件下，引起食品霉变，有机质分解能力很强。曲霉属中有些种如黑曲霉等被广泛用于酿酒、制酱等食品工业。曲霉属也是重要的食品污染霉菌，可导致食品特别是粮食及其制品发生腐败变质，有些菌种还产生毒素。曲霉毒素主要由曲霉属中的黄曲霉、赭曲霉、杂色曲霉、寄生曲霉等产生，是真菌毒素中最早发现的一类，主要有黄曲霉毒素、赭曲霉毒素等。

1. 黄曲霉毒素

黄曲霉毒素是已知的真菌毒素中毒性最强、污染最普遍的一类毒素。黄曲霉毒素是黄曲霉菌和寄生曲霉菌污染食物后生长繁殖产生的毒素，此外曲霉属的黑曲霉、灰绿曲霉、赭曲霉等，青霉属的橘青霉、扩展青霉、指状青霉等，毛霉、镰孢霉、根霉、链霉菌等也能产生黄曲霉毒素。黄曲霉毒素是一类结构类似的化合物，其基本结构均含有一个双呋喃环和一个氧杂萘邻酮（香豆素）。已确定结构黄曲霉毒素及其衍生物有 20 多种，自然界中通常存在的是 B_1、B_2、G_1、G_2，而 M_1、M_2 是人类或动物摄入黄曲霉毒素 B_1、B_2 后，通过肝微粒体酶作用而生成的毒素，主要存在于动物的代谢产物中，如乳汁、尿液和排泄产物。

黄曲霉毒素属于剧毒毒物，其毒性比氰化钾还高，并有强烈的致癌性。国际癌症研究机构（IARC）将黄曲霉毒素划定为 1 类致癌物。在动物实验中，大剂量摄入会造成死亡；亚致死剂量产生慢性中毒；长期接受低剂量则导致癌症，主要是肝癌。急性毒性是氰化钾的 10 倍，幼年动物比同种老年动物更不敏感。急性中毒时动物主要病变在肝脏，表现为肝细胞变性、坏死、出血、胆小管增生等，人也能引起急性中毒。

在天然污染的食品中，以黄曲霉毒素 B_1 最常见，而且毒性也最强，是真菌毒素中致癌力最强的一种，黄曲霉毒素的靶器官是动物肝脏，它既可引起肝脏组织的损伤也可导致肝癌的发生。黄曲霉毒素产生的最适温度在 25～32℃，相对湿度 80％以上，食品的含水量要在 15％以上。对粮食及其制品的污染非常广泛而且存在地区和种类的差别，主要容易受污染的食品有：玉米、大米、小麦、大麦、豆类及其制品。

2. 赭曲霉毒素

赭曲霉毒素是继黄曲霉毒素后又一个引起世界广泛关注的霉菌毒素。赭曲霉毒素有 A、B、C、D 等 7 种异香豆素联结 L-苯丙氨酸在分子结构上类似的化合物，其中毒性最大、分布最广、产毒量最高、对农产品的污染最重、与人类健康关系最密切的是赭曲霉毒素 A。能产生赭曲霉毒素的菌种有：曲霉属的赭曲霉、碳黑曲霉等；青霉属的纯绿青霉等。

赭曲霉毒素可损害人和动物的肾脏和肝脏，造成肾小管间质纤维结构和功能异常而引起肾营养不良性病以及肾小管炎症、免疫抑制，长期摄入赭曲霉毒素有致癌作用，国际癌症研究机构（IARC）将其定为 2B 类致癌物。此外，赭曲霉毒素还具有致畸、致突变毒性。当浓度超过 5mg/kg 时，会对肝脏组织和肠产生破坏，引起肠炎、肝肿大等。

赭曲霉毒素主要污染玉米、大豆、燕麦、大麦、花生、火腿、柠檬类水果等，在发热霉变的粮食和饲料中赭曲霉毒素含量很高，主要是赭曲霉毒素 A。粮食中的产毒菌株在 28℃ 下，产生的赭曲霉毒素 A 含量最高；在温度低于 15℃ 或高于 37℃ 时产生的毒素极低。

二、镰刀菌属及镰刀菌毒素

镰刀菌属也称镰孢菌属，在自然界广泛分布，侵染多种作物，包括的种很多，其中大部分是植物的病原菌，并能产生毒素。其产毒霉菌主要包括串珠镰刀菌、禾谷镰刀菌等。镰刀菌属产生的毒素主要有单端孢霉烯族化合物、串珠镰刀菌素、玉米赤霉烯酮和伏马菌素等。

1. 单端孢霉烯族毒素

单端孢霉烯族毒素是谷物中最常见的天然毒素，这类毒素共包括了近 100 种化合物，它们的基本结构是具有四环状骨架结构。粮食中的单端孢霉烯族毒素主要有脱氧雪腐镰刀菌烯醇（呕吐毒素，DON）、T-2 毒素等。它们的共同特点是对消化系统、免疫系统、造血系统和神经系统具有强烈的毒性。该组毒素具有强烈的免疫毒性。

单端孢霉烯族化合物的主要毒性作用为细胞毒性、免疫抑制和致畸作用，可能有弱致癌性。单端孢霉烯族化合物中毒的主要临床表现为消化系统和神经系统症状。主要症状有恶心、呕吐、头痛、头晕、腹痛、腹泻等，有些患者还有乏力、全身不适、颜面潮红、步伐不稳等似酒醉样症状。

单端孢霉烯族化合物引起的人畜中毒，均与摄食赤霉病麦、赤霉病玉米或霉变谷物有关。谷物赤霉病的流行除造成严重减产和品质降低外，谷物中存留镰孢菌种的代谢产物可引起人畜中毒。单端孢霉烯族化合物涉及的产毒菌种很多，产毒的条件较为复杂，所以在食品中出现的机会较多，其主要污染大麦、小麦、玉米等。

2. 玉米赤霉烯酮

玉米赤霉烯酮又名 F-2 毒素，是一种二羟基苯酸的内酯，有多种衍生物。由镰刀菌属的菌种如禾谷镰刀菌、三线镰刀菌、木贼镰刀菌及串珠镰刀菌等产生的代谢产物，以禾谷镰刀菌产生为主。

玉米赤霉烯酮具有雌激素作用，同时有生殖发育毒性、致畸作用，可引起动物发生雌激素亢进症，导致动物不孕或流产，对家禽特别是猪和羊的影响较大，对肿瘤发生也有一定影响。玉米赤霉烯酮进入动物体内，由于雌激素水平过高而造成对神经系统、心、肾、肝和肺有一定的毒害作用，主要是造成神经系统的亢奋，在脏器产生很多出血点，使动物突然死亡。玉米赤霉烯酮广泛存在于自然界中，尤其是植物体内，主要污染玉米，也可污染大麦、小麦、大米、小米、燕麦等粮食作物。一般玉米赤霉烯酮中毒的直接原因是玉米等有霉变，特别是由赤霉污染的玉米、小麦、大豆等。所以，在使用这些原料作为食品原料或者饲料时应当注意检测，一旦发现有霉变就不应再使用。

三、青霉属及青霉毒素

青霉属分布广泛，种类很多，经常存在于土壤和粮食及果蔬中。有些青霉菌种具有很高的经济价值，能产生多种酶及有机酸，而青霉也可引起水果、蔬菜、谷物及其他食品的腐败变质。有些种及菌株同时还可产生毒素，如岛青霉、展青霉等。其中岛青霉可产生岛青霉毒素、展青霉可产生展青霉素。

展青霉素又称棒曲霉素，是一种广谱抗生素，可以抑制 70 多种革兰氏阳性、阴性细菌，还抑制典型真菌、原生生物和各种细胞培养物的生长。但展青霉素有较强的毒性，不能作为药物用于临床。展青霉素污染食品和饲料后产生的毒性作用远大于其药用价值。能产生展青霉素的真菌有曲霉、青霉、丝衣霉共 3 属 16 种，主要有展青霉等，扩展青霉生长和产毒的温度范围为 0～40℃，最佳温度为 20～25℃，最适产毒的 pH3～6.5。

展青霉素对人及动物均具有较强的毒性作用，对呼吸有妨害作用。摄入体内的展青霉素，通过细胞膜的通透性变化，使膜的物质移动发生异常，从而间接地引起呼吸异常。展青霉素的毒性以神经中毒症状为主要特征，具有致癌性，同时具有致畸性和致突变性。展青霉素主要污染水果及其制品，尤其是苹果、山楂、梨、苹果汁和山楂片等。苹果原料随着腐烂面积的增加，展青霉素含量呈增长趋势。

第三节　食品中污染物及加工中形成的有毒物质

随着工业化步伐的加快，环境污染日趋严重。各种供食用的动植物在生长过程中以及食品在加工、贮运、销售等各个环节都可能受到工业"三废"的污染，使进入食品中的各种有毒及致畸、致癌物质大量增加，从而严重危害消费者的身体健康。对全球的大气、土壤和水源造成污染的工业污染物主要是多环芳烃（PAH）、多氯联苯（PCB）和二噁英等，这些物质在人类周围环境中的聚集和循环具有全球性的污染作用。其他如铅、汞、镉等重金属及农药、兽药、美拉德反应产物和杂环胺也是比较主要的工业污染物。

一、苯并[a]芘

苯并 [a] 芘是已发现的 200 多种多环芳烃中最主要的环境和食品污染物。它是含碳燃料及有机物热解的产物，煤、石油、天然气、木材等不完全燃烧都会产生。由于苯并[a]芘致癌性强、分布广、性质稳定，与其他多环芳烃有一定的相关性，因此，常将苯并[a]芘作为多环芳烃类化合物的代表。苯并 [a] 芘是一种较强的致癌物，主要导致上皮组织产生肿瘤，如皮肤癌、肺癌、胃癌和消化道癌。用含 $25\mu g/kg$ 苯并 [a] 芘的饲料饲喂小鼠 140 天，除使小鼠产生胃癌外还可诱导其白细胞增多和产生肺腺瘤。苯并 [a] 芘具有致畸性和遗传毒性，在小鼠和家兔试验中发现，苯并 [a] 芘能转运胎盘致癌活性，引发子代动物肺肿瘤和皮肤乳头状瘤，可降低生殖能力，破坏卵母细胞。

食品中多环芳烃化合物主要来源于以下几个方面：

（1）食品加工过程中形成　烟熏食品时的熏烟中含有大量多环芳烃，也包括苯并[a]芘；烧烤时滴于火上的油脂焦化时发生热聚合反应形成苯并 [a] 芘而附着于食品表面；高温烹调时，油脂因高温裂解产生自由基，并发生热聚合反应生成苯并 [a] 芘。

（2）包装材料污染　在包装材料上的油墨和不纯的石蜡油中含有多环芳烃，如果食品接触到未干的油墨和不合格的包装材料则会被多环芳烃污染。

（3）环境污染　大气、水和土壤如果含有多环芳烃，可污染粮食作物、蔬菜和水果等食品原料，进而带入食品中。

（4）意外污染　食品加工机械设备中使用的机油发生遗漏，可能污染食品，进而使食品受到多环芳烃的污染。

二、二噁英

二噁英是一类三环芳香族化合物，含氯化合物的生产和使用，垃圾的焚烧，煤、石油、汽油、沥青等的燃烧都会产生二噁英。

（1）急性与慢性毒性 二噁英可使动物中毒死亡，也可表现为迟发型反应，通常在暴露数周后死亡；毒性的出现有性别差异，雌性的敏感性大于雄性；出现毒性反应的脏器主要有肝脏、胸腺、性腺、甲状腺、肾上腺等；二噁英毒性的一个特征标志是氯痤疮，它使皮肤发生增生或角化过度、色素沉着，以痤疮形式出现，并伴随胸腺萎缩及废用综合征（短期内出现严重的体重减轻，伴随肌肉和脂肪组织的急剧减少等）。

（2）致癌性 二噁英对动物具有极强的致癌性，有关致癌性在大白鼠和小白鼠进行了众多的经口长期实验，证明该类化合物致癌作用的主要脏器有肝脏、甲状腺和肺。此外还有皮肤和软组织，且存在着种系和性别差异。世界卫生组织（WHO）国际癌症研究所（IARC）于1997年将二噁英定为Ⅰ类致癌物。

（3）生殖毒性 二噁英表现为抗雄性激素和抗雌性激素作用，尤其以男性雌性化突出，进而影响生殖功能。在妊娠和哺乳期给予二噁英时，其对胎儿及子代的生殖毒性大于对母体的毒性。同时还表现为发育毒性和致畸性。

（4）免疫毒性 二噁英对体液免疫和细胞免疫均有抑制作用，表现为胸腺萎缩、体液免疫及细胞免疫的抑制、抗病毒能力的降低、抗体产生能力的抑制等。

三、N-亚硝胺

N-亚硝基化合物种类很多，根据分子结构的不同，N-亚硝基化合物可分为N-亚硝胺和N-亚硝酰胺两大类，是亚硝酸与胺类特别是仲胺合成的一大类化学物质。亚硝酰胺的化学性质活泼，在酸性和碱性条件中均不稳定，在紫外线作用下也可发生分解反应。由于亚硝酰胺的化学性质极其活泼，因此在自然界中存在的N-亚硝基化合物主要是N-亚硝胺类。

亚硝胺是一类很强的致癌物质。目前，在已经检测的100种亚硝胺类化合物中，已证实有80多种至少可诱导一种动物致癌，在100种亚硝胺类化合物中乙基亚硝胺、二乙基亚硝胺和二甲基亚硝胺至少对20种动物具有致癌活性。亚硝胺化合物不仅可诱发各种部位的癌症，而且不分剂量大小。一次给予大剂量或长期小剂量皆可诱发癌症。人体中N-亚硝基化合物的来源有两种，一是由食物摄入，二是体内合成。无论是食物中的亚硝胺，还是体内合成的亚硝胺，其合成的前体物质都离不开亚硝酸盐和胺类，因此减少亚硝酸盐的摄入是预防亚硝基化合物危害的有效措施。

四、铅

铅（Pb）是地壳中发现的含量最丰富的重金属元素，土壤中通常含有$2\sim200\text{mg/kg}$的铅，平均含量为16mg/kg。铅广泛分布和利用，以及铅的半衰期较长（4年），在食物链中产生生物富集作用，对食品造成严重的污染。

急性铅中毒现象比较少见。铅的毒性主要是由于其在人体的长期蓄积所造成的神经性和血液性中毒。慢性铅中毒的第一阶段通常无相关的行为异常或组织功能障碍，其特征在于血液中的含量变化。在相对较轻的铅中毒中，低色素性贫血是易出现的早期症状。铅降低了红细胞的寿命并抑制了血红素的合成。此外，铅也使红细胞膜的脆性增加，导致溶血和红细胞寿命缩短，使血细胞比体积及血红蛋白价值降低；在慢性铅中毒的第二阶段，贫血现象非常常见，出现中枢神经系统失调，并诱发多发性神经炎。患者的症状包括机能亢进、冲动行为、知觉紊乱和学习能力下降。在许多严重病例中，症状包括坐立不安、易怒、头痛、肌肉震颤、运动失调和记忆丧失；如果继续摄入大量的铅，患者将进入第三阶段，症状为肾衰竭、痉挛、昏迷以致死亡。

儿童对铅特别敏感，对食品中铅的主要形式——无机铅的吸收率要比成人高很多，可达到 $40\%\sim50\%$（成人仅为 $5\%\sim10\%$）。当饮用水中的铅含量达 $0.1mg/L$ 时，儿童的血铅含量可超过 $300\mu g/L$。儿童连续摄入低水平铅可诱发各种神经性症状，表现出明显的注意力分散、方向不明和冲动增加等症状。铅对实验动物有致癌、致畸和致突变作用，目前还没有证据显示铅可使人致癌。

五、汞

汞是重要的工业原料，汞及其化合物在皮毛加工、制药、选矿、造纸、电解、电镀工业和催化剂制造等方面有广泛的应用。许多形式的有机汞也是常用的防腐剂，通常用作医疗器材的消毒溶液。这些汞特别是化学工业产生的废水中的汞是导致环境污染的重要因素。

人类的无机汞中毒主要影响肾脏，饮食中汞盐的含量超过 $175mg/kg$ 体重时可引起急性肾反应，造成尿毒症。急性无机汞中毒的早期症状是胃肠不适、腹痛、恶心、呕吐和血性腹泻，而甲基汞中毒主要影响神经系统和生殖系统。对水俣病患者的观察显示，这种疾病的早期症状是协调性丧失、言语模糊、视觉范围缩小和听力消失，其后期症状包括进行性失明、耳聋、缺乏协调性和智力减退。怀孕的妇女暴露于甲基汞可引起出生婴儿的智力迟钝和脑瘫。水俣病结束后 4 年间，日本水俣湾出生的胎儿先天性痴呆和畸形的发生率大大增加。

六、镉

镉在自然界中常与锌、铜、铅并存，是铅、锌矿的副产品。镉主要通过对水源的直接污染以及通过食物链的生物富集作用对人类的健康造成危害。

镉在体内相当稳定，其摄入后与金属硫蛋白结合，故生物半衰期较长。镉/金属硫蛋白结合物实际上比单独的镉更具有毒性。镉为有毒金属，其化合物毒性更大，尤其是氧化镉的毒性非常大，镉对小鼠的经口 LD_{50} 为 $72mg/kg$ 体重，氯化镉为 $93.7mg/kg$ 体重，硬脂酸镉为 $590mg/kg$ 体重。急性中毒症大多表现为呕吐、腹痛、腹泻，继而引发中枢神经中毒。镉的慢性毒性主要表现在使肾中毒和骨中毒方面，并对生殖系统造成损害。肾脏是对镉最敏感的器官，剂量为 $0.25mg/kg$ 体重时就可引起肾脏中毒症状的发生，包括尿中蛋白质的排出增加和肾小管功能障碍。高剂量时（$2mg/kg$ 体重）可引起人前列腺萎缩、肾上腺增生伴随肾上腺素和去甲肾上腺素的水平升高，并引起高血糖。对日本镉中毒患者的研究发现，镉能引起肾损害和骨骼损伤，可导致严重的骨萎缩和骨质疏松。

镉有致癌性。实验动物无论皮下注射或口服硫酸镉、氯化镉，均可诱发恶性肿瘤的发生。美国对近万名接触镉的工人进行流行病学调查，发现他们患肺癌和前列腺癌的危险性比一般人高 2 倍。饮食中的某些成分，如锌、硒、铜、铁和抗坏血酸可减低和排出镉的部分毒性。

七、农药

农药是指用于预防、消灭或者控制危害农业、林业的病、虫、草和其他有害生物以及有目的地调节植物、昆虫生长的化学合成的或者来源于生物、其他天然物质的一种或者几种物质的混合物及其制剂。农药分为杀虫剂、杀菌剂、除草剂、杀螨剂、杀鼠剂和植物生长调节剂等。

1. 有机氯农药

有机氯农药曾广泛用于杀灭农业、林业、牧业和卫生害虫。绝大部分有机氯农药因其残留严重，并具有一定的致癌性而被禁止使用。目前仅有少数有机氯农药用于疾病（如疟疾）的预防。但由于这类农药在环境中具有很强的稳定性，不易降解，易于在生物体内蓄积，目前仍对人类的食物造成污染，是食品中重要的农药残留物质之一。

(1) DDT DDT 自 20 世纪 40 年代人类开始使用，到 1987 年全球停止生产 DDT。DDT 为中度危害性农药。DDT 等有机氯杀虫剂属于神经毒剂，对哺乳动物的急性毒性主要表现为中枢神经系统中毒，DDT 对人的急性毒性不强，对人的危害主要是由于其较强的蓄积性所造成的慢性毒性。慢性毒性表现在其对肝、肾和神经系统的损伤，不仅可引起肝脏和神经系统细胞的变性，而且常伴有不同程度的贫血、白细胞增多等病变。DDT 对生殖系统、免疫和内分泌系统也有明显的影响，可引起动物的性周期和胚胎发育障碍，可引起子代死亡和发育不良。研究表明，早产婴儿血液中 DDT 代谢产物 DDE 的浓度明显高于足月婴儿。

有研究表明，以 800mg/kg 体重的大剂量 DDT 饲喂大鼠可诱发肝癌，而低剂量不能诱导癌的发生。DDT 对小鼠的致癌活性较强。用 3mg/kg 体重的低剂量 DDT 饲喂小鼠，第二代和第三代小鼠肿瘤和白血病发病率明显增加，而第五代小鼠肺癌发病率增加 25 倍。

(2) 艾氏剂和狄氏剂 艾氏剂和狄氏剂属氯化环戊二烯类杀虫剂，这类化合物大部分根据 Diels-Alder 反应原理合成，故而得名。氯化环戊二烯杀虫剂还包括异艾氏剂、异狄氏剂、七氯和氯丹等化合物。

氯化环戊二烯类杀虫剂具有很强的急性毒性，其中异狄氏剂按 FAO/WHO 农药分类标准列为 I a 类极度危害性农药。FDA 将异狄氏剂和异艾氏剂列为重要的检控农药，并停止了其使用。哺乳动物摄入氯化环戊二烯类杀虫剂可产生严重的神经中毒症状，如痉挛等。研究显示其慢性毒性引起的病变同 DDT 中毒相似，肝实质性坏死等。氯化环戊二烯杀虫剂的中毒剂量范围为 5～150mg/kg 体重。和 DDT 一样，氯化环戊二烯类杀虫剂具有高脂溶性且相当稳定，可在动物组织中积累，通过食物链的生物富集作用而增加其浓度。氯化环戊二烯杀虫剂的慢性毒性包括生殖毒性和致癌性。

2. 有机磷农药

有机磷农药是较早被合成而且仍在使用的一类杀虫剂，也是目前我国主要的农药，被广泛应用于各类食用作物。有机磷农药早期发展的大部分是高效高毒品种，如对硫磷、甲胺磷、毒死蜱和甲拌磷等；而后逐步发展了许多高效、低毒、低残留品种，如乐果、敌百虫、马拉硫磷、辛硫磷和杀螟松等，成为农药的一个大家族。

有机磷农药的溶解性较好，易被水解，在环境中可被很快降解。在动物体内的蓄积性小，具有降解快和残留低的特点，目前成为我国主要的取代有机氯的杀虫剂。但是由于有机磷农药的使用量越来越大，而且对农作物往往要反复多次使用，因此，对食品的污染比 DDT 还要严重。

有机磷农药主要包括有机磷酸酯类和酰胺类，有机磷酸酯类农药有水溶性和脂溶性两种，可以通过消化道、呼吸道和皮肤被吸收。吸收后的有机磷酸酯类农药随血液分布于全身，会被迅速代谢和排出，一般不会在生物体内蓄积。在哺乳动物体内代谢的快慢与其化学结构有关。例如，马拉硫磷很容易被酯酶水解，所以，对哺乳动物具有极低的毒性；而对硫磷含有芳香族磷脂，对酯酶的水解作用很稳定，故具有很高的毒性。

有机磷酸酯为神经毒素，主要是竞争性抑制乙酯胆碱酯酶（AchE）的活性，导致神经突触和中枢的神经递质——乙酰胆碱（Ach）的累积，从而引起中枢神经中毒。AchE 在平滑肌接头处的蓄积导致持续的刺激，如胸廓紧张、流涎、流泪增加、出汗增多、肠蠕动提高（可导致恶心、呕吐、痛性痉挛和腹泻）、心动过缓和眼睛瞳孔特征性的缩小等，严重者可形成对呼吸中枢的抑制，呼吸肌麻痹，支气管平滑肌痉挛，导致人体缺氧和窒息死亡。一般而言，喷施有机磷农药的施药人员容易产生有机磷急性中毒。在蔬菜采摘、销售前大量喷施有机磷农药也可造成消费者的急性中毒症状。

有机磷酸酯类农药也具有一定的慢性毒性。根据动物实验和人群调查资料，长期反复摄入有机磷农药可造成肝损伤，一般急性中毒者的肝功能也有明显的下降。某些有机磷酸酯类农药如马拉硫磷和敌敌畏在 Ames 实验中也呈现致突变性，马拉硫磷可促进动物肿瘤的产生。

3. 氨基甲酸酯农药

氨基甲酸酯类杀虫剂是 20 世纪 40 年代美国加州大学的科学家研究卡立巴豆时发现的毒性生物碱——毒扁豆碱的合成类似物，是人类针对有机氯和有机磷农药的缺点而开发出的新一类杀虫剂。氨基甲酸酯杀虫剂具有选择性强、高效、广谱、一般对人畜低毒、易分解和残毒少的特点。氨基甲酸酯农药已有 1000 多种，使用量较大的有速灭威、西维因、涕灭威、克百威、叶蝉散和抗蚜威等。氨基甲酸酯类杀虫剂在酸性条件下较稳定，遇碱易分解，暴露在空气和阳光下易分解，在土壤中的半衰期为数天至数周。

氨基甲酸酯的杀虫范围较有机磷更窄，而且它对有益昆虫如蜜蜂也具有高毒性。氨基甲酸酯经口饲喂时对哺乳动物产生很高的毒性，而经皮肤吸收所产生的毒性较低。尽管氨基甲酸酯的残留较有机氯和有机磷农药少，但随着其使用量和应用范围的扩大、使用时间的延长，残留问题也逐渐突出，并引发了多起食物中毒事件。如涕灭威具有高度水溶性，可以在含水分多的食物中富集至危险的水平。

氨基甲酸酯杀虫剂的毒性机制和有机磷一样，都是哺乳动物 AchE 的阻断剂。氨基甲酸酯是 AchE 的直接阻断剂，但与有机磷不同的是它们不能让使神经中毒的酯酶钝化，因此与迟发的神经疾病的症状无关。中毒症状是特征性的胆碱性流泪、流涎，瞳孔缩小，惊厥和死亡。氨基甲酸酯具有致突变、致畸和致癌作用。将西维因以各种方式处理小鼠和大鼠，均可引起癌变，并对豚鼠、犬、小鼠、猪、鸡和鸭有致畸作用。西维因等氨基甲酸酯进入人体后，在胃的酸性条件下可与食物中的硝酸盐和亚硝酸盐生成 N-亚硝基化合物，在 Ames 实验中显示出较强的致突变活性。

4. 拟除虫菊酯农药

拟除虫菊酯杀虫剂对人和哺乳动物的毒性均很低，也具有低残留和低污染的优势，因此许多以这些天然除虫菊酯结构为模型的合成剂已得到广泛使用。目前，有近 20 种拟除虫菊酯杀虫剂投入使用，约占世界杀虫剂市场总份额的 25%。拟除虫菊酯杀虫剂主要的品种有氯氰菊酯、氰戊菊酯、溴氰菊酯和甲氰菊酯等。

除虫菊酯和拟除虫菊酯杀虫剂在光和土壤微生物作用下易转化为极性化合物而分解，不易造成污染。例如，天然除虫菊酯在土壤中的残留期不足 1 天，拟除虫菊酯在作物中的残留期一般为 3～20 天。拟除虫菊酯在喷施时与果实、谷物直接接触，是造成其污染的主要原因。

拟除虫菊酯在生物体内基本不产生蓄积效应，对哺乳动物的毒性不强。拟除虫菊酯主要为中枢神经毒剂，能改变神经细胞膜的钠离子通道功能，而使神经传导受阻，出现痉挛和共济失调等症状。

八、兽药

兽药残留是指动物产品的任何可食部分所含兽药的母体化合物及其代谢物，以及与兽药有关的杂质的残留。兽药残留既包括原药，也包括药物在动物体内的代谢产物和兽药生产中所伴生的杂质，主要残留兽药有抗生素类、磺胺药类、呋喃药类、激素药类和驱虫药类。

人们食用残留兽药的动物性食品后，虽不表现为急性毒性作用，但如果经常摄入低剂量的兽药残留物，经过一定时间后，残留物可在人体内慢慢蓄积而导致各种器官的病变，对人体产生一些不良反应，主要表现在以下几方面。

(1) 一般毒性作用　人长期摄入含兽药残留的动物性食品后，药物不断在体内蓄积，当浓度达到一定量后，就会对人体产生毒性作用。如磺胺类药物可引起肾损害，特别是乙酰化磺胺在酸性尿中溶解降低，析出结晶后损害肾脏；氯霉素可以造成再生障碍性贫血；β-氨基糖苷类的链霉素可以引起药物性耳聋等。特别应指出，一些兽药具有急性毒性，如 β-受体阻断剂、β-受体激动剂、镇静剂、血管扩张剂以及致敏药物如青霉素等，在污染食品后带来的健康危害更应引起关注。

(2) 过敏反应和变态反应　经常食用一些含低剂量抗菌药物残留的食品能使易感的个体出现变态反应，这些药物包括青霉素、四环素、磺胺类药物以及某些氨基糖苷类抗生素等。它们具有抗原性，刺激机体内抗体的形成，造成过敏反应，严重者可引起休克，短时间内出现血压下降、皮疹、喉头水肿、呼吸困难等严重症状。

(3) 细菌耐药性　动物在经常反复接触某一种抗菌药物后，其体内的敏感菌株可能会受到选择性抑制，从而使耐药菌株大量繁殖。在某些情况下，经常食用含药物残留的动物性食品，动物体内的耐药菌株可通过动物性食品传播给人体，当人体发生疾病时，会给临床上感染性疾病的治疗带来一定的困难，耐药菌株感染往往会延误正常的治疗过程。

（4）菌群失调 在正常条件下，人体肠道内的菌群由于在多年共同进化过程中与人体能相互适应，不同菌群相互制约而维持菌群平衡，某些菌群能合成 B 族维生素和维生素 K 以供机体使用。过多应用药物会使这种平衡发生紊乱，造成一些非致病菌死亡，使菌群的平衡失调，从而导致长期的腹泻或引起维生素缺乏等反应，造成对人体的危害。菌群失调还容易造成病原菌的交替感染，使得具有选择性作用的抗生素及其他化学药物失去效果。

（5）致畸、致癌、致突变作用 苯并咪唑类药物是兽医临床上常用的广谱抗蠕虫药，可持续地残留于肝内并对动物具有潜在的致畸性和致突变性。丁苯咪唑对绵羊有致畸作用，多数为骨骼畸形胎儿。苯咪唑、丙硫咪唑和苯硫苯氨酯有致畸作用，同时，洛硝哒唑通过 Ames 试验表明有很高的致突变性，因此，其残留对人将具有潜在的毒性。另外，残留于食品中的克球酚和某些雌激素具有致癌作用。

（6）内分泌及其他影响 儿童食用给予促生长激素的残留兽药食品导致性早熟；一些属于类甲状腺素药物的 β 受体激动剂，如盐酸克伦特罗，可导致嗜睡、心动过速甚至强直性惊厥等不良反应。20 世纪后期，发现环境中存在一些影响动物内分泌、免疫和神经系统功能的干扰物质，称为"环境激素样物质（或环境内分泌干扰物质）"，这些物质通过食物链进入人体，会产生一系列的健康效应，如导致内分泌相关肿瘤、生长发育障碍、出生缺陷和生育缺陷等，给人体健康带来深远影响。

第四节　食品添加剂

食品添加剂是指为改善食品品质和色、香、味，以及为防腐、保鲜和加工工艺的需要而加入食品中的人工合成或天然物质。由于食品工业的快速发展，食品添加剂已经成为现代食品工业的重要组成部分，并且已经成为食品工业技术进步和科技创新的重要推动力。在食品添加剂的使用中，除保证其发挥应有的功能和作用外，最重要的是应保证食品的安全卫生。

目前，全世界发现的各类食品添加剂有 9 万多种，国际上使用的食品添加剂种类已达 25000 多种，香精香料占 80％左右。我国许可使用的食品添加剂品种，在 20 世纪 70 年代仅有 14 类100 多种，目前已达 2300 多种，其中包括食品用香料及其他（不包括复合食品添加剂）。事实上，在现代工业社会中，几乎所有的加工食品均含有或多或少的食品添加剂。

食品添加剂毕竟不是食品的基本成分。尽管添加剂在用于食品之前，其安全性已在实验室中进行了多次测试，但其使用还是在公众中引起广泛关注。尽管添加剂的剂量极其微小，但是要考虑到有些食品业添加剂的持续使用在人体内有累积效应并长期作用于人体，即具有慢性毒性，如致癌性、致突变性和致畸性等，对人类健康具有潜在的威胁。另外，多种食品添加剂混合使用还有叠加毒性的问题。当它们和其他物质如农药残留、重金属等一起摄入时，使原本无致癌性的化学物质转化为致癌物质。事实上，在我国，除了基本的食品被农药残留等许多有毒的物质所污染外，在加工食品中还存在食品添加剂严重超标的情况。因此，研究目前普遍使用的食品添加剂的慢性毒性及其叠加毒性十分必要。

一、食品添加剂的毒性

1．急性和慢性中毒

20 世纪 50 年代初期，普遍使用 β-萘酚、罗达明 B、奶油黄等防腐剂和色素，而后证实它们存在致癌物质。饼干、点心中使用硼砂也较普遍，天津、江苏、新疆等地皆因使用含砷的盐酸、食碱及过量食用添加剂如亚硝酸盐、漂白剂、色素而发生急、慢性中毒。

2．引起变态反应

① 糖精可引起皮肤瘙痒症，日光性过敏性皮炎（以脱屑性红斑及浮肿性丘疹为主）。

② 苯甲酸及偶氮类染料皆可引起哮喘等一系列过敏症状。

③ 香料中很多物质可引起呼吸道器官发炎、咳嗽、喉头浮肿、支气管哮喘、皮肤瘙痒、皮肤划痕症、荨麻疹、血管性浮肿、口腔炎等。

④ 柠檬黄等可引起支气管哮喘、荨麻疹、血管性浮肿等。

3．体内蓄积

国外在儿童食品中加入维生素 A 作为强化剂，如蛋黄酱、奶粉、饮料中加入这些强化剂，经摄食 3~6 个月总摄入量达到 250 000~840 000IU 时，则出现食欲不振、便秘、体重停止增加、失眠、兴奋、肝脏肿大、脱毛、脂溢、脱屑、口唇龟裂、痉挛，甚至出现神经症状，头痛、复视、视神经乳头水肿，四肢疼痛，步行障碍。动物实验大量饲用，则会发生畸形。维生素 D 过多摄入也可引起慢性中毒。

4．食品添加剂转化

制造过程中产生的一些杂质，如糖精中产生杂质邻甲苯磺酰胺；用氨法生产的焦糖色中的 4-甲基咪唑等；食品贮藏过程中添加剂的转化，如赤藓红色素转内荧光素等；同食品成分起反应的物质，如焦碳酸二乙酯，形成强烈致癌物质氨基甲酸乙酯，亚硝酸盐形成亚硝基化合物等，又如偶氮染料形成游离芳香族胺等，都是已知的有害物质。某些添加剂共同使用时能否产生有害物质尚待进一步研究。

5．禁止使用的食品添加物

① 甲醛，②硼酸、硼砂，③β-萘酚，④水杨酸，⑤吊白块，⑥硫酸铜，⑦黄樟素，⑧香豆素。

二、食品添加剂的有关法案和规定

世界各国对食品添加剂的使用都有严格的规定。美国是最早对食品添加剂的安全性进行监控的国家。在 20 世纪 20 年代，美国农业部开展了食品添加物质生物毒性的研究，在此基础上，美国国会于 1938 年通过了《联邦政府食品、药物和化妆品法案》。1956 年，WHO 和 FAO 组成的食品添加剂联合专门委员会（JECEA）对食品中使用的添加剂进行了毒理学评价，并制定了《使用食品添加剂的一般原则》。1958 年，美国国会又通过了《食品添加剂修正案》，对美国的食品制造业产生了巨大的影响。1960 年，美国又通过了《着色添加剂修正案》，它将天然和人工合成的着色添加剂加以区分，并将其分为"一般认为是安全的"和"毒性已证明"两类。一般而言，除非是"一般认为是安全的"类的物质或已有明确规定其安全使用条件的食品添加剂，其他所有物质一律不得直接添加在食品中。

我国于 1981 年由国家标准局、卫生部提出《食品添加剂使用卫生标准》（GB 2760—1981），先后于 1986 年、1996 年、2007 年、2011 年和 2014 年进行了增补和修订。现行的《食品安全国家标准　食品添加剂使用标准》（GB 2760—2014）具有以下特点：

① 该标准为强制性添加剂使用标准，规定了食品添加剂的使用原则、允许使用的食品添加剂品种、使用范围及最大使用量或残留量，适用于所有使用食品添加剂的生产、经营和使用者。

② 该标准规定我国许可使用的食品添加剂品种已达 23 个类别，包括 2325 个食品添加剂品种，食品用香料和等同香料 1870 种，不限用量的加工助剂 38 种，限定使用条件的助剂酶制剂及其他共计 417 种。

③ 与 2011 版相比，该食品添加剂标准增补了原卫生部 2010 年 16 号公告至 2014 年 17 号公告的食品添加剂规定，将食品营养强化剂和胶基糖果中基础剂物质及其配料名单调整由其他相关标准进行规定，同时增加了"附录 A 中食品添加剂使用规定索引"等内容。

三、防腐剂

防腐剂是能防止食品腐败、变质，抑制食品微生物繁殖，延长食品保存期的物质。但不包括盐、糖、醋、香辛料等。

1. 苯甲酸及钠盐

苯甲酸钠的急性毒性较弱，动物最大无作用剂量（MNL）为 500mg/kg 体重。但其在人体胃肠道的酸性环境下可转化为毒性较强的苯甲酸。小鼠摄入苯甲酸及其钠盐，会导致体重下降、腹泻、内出血、肝肾肥大、过敏、瘫痪甚至死亡。若持续 10 周给小鼠饲以 80mg/kg 的苯甲酸，可导致 32% 的小鼠死亡。苯甲酸钠其毒性作用是改变细胞膜的透性，抑制细胞膜对氨基酸的吸收，并透过细胞膜抑制脂肪酶等酶的活性，使 ATP 合成受阻。苯甲酸无慢性毒性。

苯甲酸钠的 ADI 为 0～5mg/(kg 体重·天)，其最大使用量为 0.2(碳酸饮料)～2.0g/kg(浓缩果汁或果浆)（以苯甲酸计）。苯甲酸在动物体内会很快降解，75%～80% 的苯甲酸可在 6h 内排出，10～14h 内完全排出体内。苯甲酸的大部分（99%）主要与甘氨酸结合形成马尿酸，其余的则与葡糖醛酸结合形成 1-苯甲酰葡糖醛酸。

2. 山梨酸及钾盐

山梨酸实际上是一种直链不饱和脂肪酸，急性和慢性毒性基本上是无毒的。在所有的合成食品添加剂中，山梨酸钾的毒性是被研究得最彻底的。山梨酸钾在 1965 年的罗马国际会议上被确定为安全的食品添加剂，1985 年，FAO/WHO 将山梨酸钾确定为 GRAS 类食品添加剂，ADI 定为 0～50mg/(kg·天)。用山梨酸钾长期饲喂动物曾发现有体重下降等问题，但尚未发现其具有再生毒性，也尚未发现诱变性和致癌性。山梨酸的最大使用量为 0.075(熟肉及蛋制品)～2.0g/kg(浓缩果汁或果浆)（以山梨酸计）。

3. 对羟基苯甲酸酯

对羟基苯甲酸酯又称尼泊金酯，对羟基苯甲酸乙酯可破坏细胞膜的结构，对细胞的电子传递链有抑制作用，其小鼠经口 LD_{50} 为 5g/kg，对羟基苯甲酸乙酯和丙酯的混合物（按 4：6）比例饲喂小鼠 18 个月，在初期观察到小鼠生长缓慢，其余未见异常。对羟基苯甲酸丙酯的毒性与对羟基苯甲酸乙酯相似，对小鼠的经口 LD_{50} 为 8g/kg 体重，对犬的 LD_{50} 为 6g/kg 体重。

四、抗氧化剂

1. 叔丁基羟基茴香醚（BHA）和 2, 6-二叔丁基对甲酚（BHT）

BHA 的急性毒性较小，对动物经口的 LD_{50}：小鼠为 2000mg/kg 体重，大鼠为 2200～5000mg/kg 体重。BHT 的急性毒性作用也比较小，对动物经口的 LD_{50}：小鼠为 1390mg/kg 体重，大鼠为 1970mg/kg 体重。BHA 可引起慢性过敏反应和代谢紊乱，还可造成实验动物胃肠道上皮细胞损伤。BHA 还具有防癌和致癌的双重作用，但还需要进一步研究了解。1996 年，FAO/WHO 规定 ADI 值为 0～0.5mg/kg 体重。BHT 被认为具有致癌性，还可能抑制人体呼吸酶的活性，未发现其他慢性毒性作用。1996 年，FAO/WHO 重新将 ADI 定为 0～0.3mg/kg 体重。

2. 没食子酸丙酯（PG）

PG 的急性毒性小，对动物经口的 LD_{50}：小鼠为 2500～3100mg/kg 体重，大鼠为 2500～4000mg/kg 体重。用含 5％与 1‰PG 的饲料饲喂大鼠两年，均未呈现毒性作用。1994 年，FAO/WHO 规定 ADI 值 0～1.4mg/kg 体重。我国目前作为抗氧化剂的最大使用量为 0.1～0.4g/kg。

五、合成甜味剂

1. 糖精和糖精钠

全世界曾广泛使用糖精数十年，尚未发现对人体的毒害表现。对动物的急性毒性作用也非常低，经口 LD_{50} 小鼠为 17.5g/kg 体重，大鼠为 17.0g/kg 体重，家兔为 5～8g/kg体重。动物实验也没有发现糖精有致癌作用。1997 年，GAO/WHO 公布，将糖精的 ADI 值定为 0～5mg/kg 体重，食用时一般不必担心安全问题。我国目前在食品中的最大使用量 0.15～5.0g/kg(以糖精计)。

2. 甜蜜素

甜蜜素的化学名称为环己基氨基磺酸钠，其急性毒性很低。1968 年，FDA 在大鼠中发现了甜蜜素的致畸、致癌和致突变性。在动物实验中发现，每日以 2.6g/kg 体重的剂量将甜蜜素和糖精的混合物（10：1）喂给 80 只大鼠，8 只大鼠的膀胱出现移行性细胞癌。而剂量加大到 25g/kg 体重，饲喂 78～105 周，则 70 只大鼠中有 12 只出现膀胱癌。尽管在食品中达不到这么大的剂量，但研究表明甜蜜素在生物体内可转化形成毒性更强的环己基胺。环己基胺是一类亚胺化合物，具有一定的致癌性，甜蜜素对大鼠的经口 LD_{50} 为 12g/kg 体重，而环己基胺的 LD_{50} 仅为 157mg/kg 体重。1969 年，世界各国相继禁止其用于食品中。但随后很多试验表明其无致癌性，目前已有40 多个国家承认它是安全的。1994 年，FAO/WHO 重新审议，规定 ADI 值0～11mg/（kg 体重·天）。

？ 思考练习题

1. 动植物组织中常见的有害物质有哪些？ 通过何种手段可以将其生理作用有效地清除？

2. 简述河鲀毒素的来源及其毒性。

3. 重要的生物毒素有哪些？ 其对人体健康影响如何？ 如何抑制生物毒素的产生或脱除食品中的典型生物毒素？

4. 论述目前食品中农药和兽药的残留及危害状况，应采取哪些措施减少和避免食品中农药和兽药的残留及危害？

5. 综述食品添加剂的利与弊，并展望其应用前景。

6. 食品中苯并 [a] 芘、二噁英主要来源有哪些？ 有何毒性？

7. 黄曲霉毒素的性质、污染状况、毒性如何？

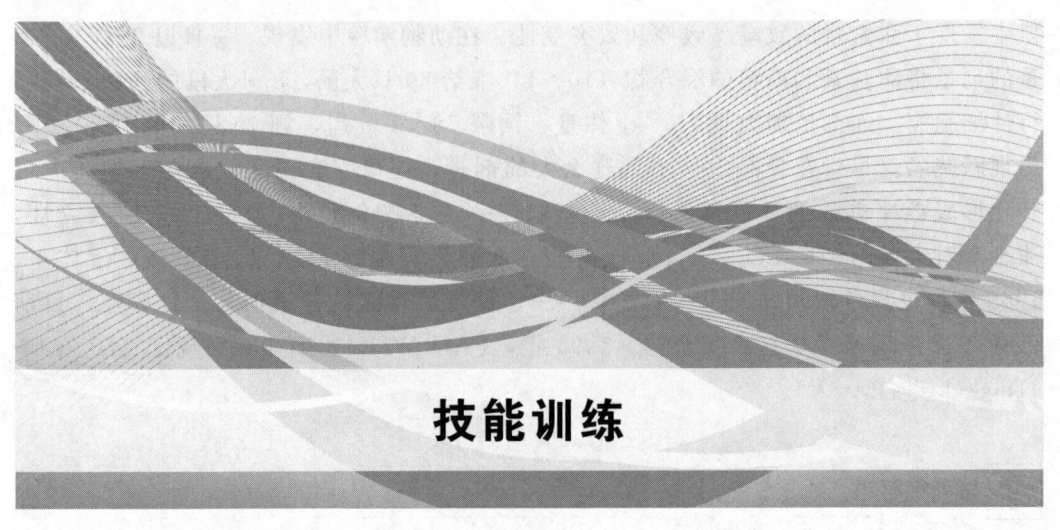

技能训练

技能训练一　动物的一般操作技术

【技能目标】

通过本次学习毒理学实验中有关动物实验的基本操作技术，掌握实验动物选择、动物抓取与分组等技术。

【原理】

做毒理学实验，首先要了解实验动物选择的要求、实验动物分组等。

【材料和试剂】

小鼠若干，手套 15 副，苦味酸酒精饱和液，0.5％中性红或品红溶液，棉签，解剖剪刀 10 把，感应量为 0.1g 天平一台。

【操作步骤】

1.健康动物的选择

无论选择哪种种属品系的动物进行实验，均要求选择健康的实验动物。健康动物检查时要求达到：外观体形丰满，被毛浓密有光泽、紧贴体表，眼睛明亮，行动迅速，反应灵活，食欲及营养状况良好。选择时重点检查以下几项：

(1) 眼睛　明亮，瞳孔双侧等圆，无分泌物。

(2) 耳　耳道无分泌物溢出，耳壳无脓疮。

(3) 鼻　无喷嚏，无浆性黏液分泌物。

(4) 皮肤　无创伤，无脓疮、疥癣、湿疹。

(5) 颈部　要求颈端端正，如有歪斜提示可能存在内耳疾患，不应选作实验动物。

(6) 消化道　无呕吐、胀泄，粪便成形，肛门附近被毛洁净。

(7) 神经系统　无震颤、麻痹。若动物（大鼠、小鼠）出现圆圈动作或提尾倒置呈圆圈摆动，应放弃该动物。

（8）**四波及尾** 四肢、趾及尾无红肿及溃疡。

2．实验动物的性别鉴定

小鼠主要依据肛门与生殖孔间的距离区分，间距大者为雄鼠，小者为雌性。成年雄鼠卧位可见睾丸，雌性在腹部可见乳头。

3．抓取方法

正确地抓取固定动物，是为了在不损害动物健康、不影响观察指标、并防止被动物咬伤的前提下，确保实验顺利进行。

小鼠的抓取方法：先用右手抓取鼠尾提起，置于鼠笼或实验台上向后位。在其爬行时，用左手拇指和食指抓住小鼠的两耳和颈部皮肤，将鼠体置于左手心中，把后肢拉直，以无名指按住鼠尾，小指按住后腿即可。

4．编号、标记方法

（1）**称重** 鼠体重称量天平的感应量在0.1g以下。

（2）**标记方法** 染色法：采用染料（苦味酸酒精饱和液）涂擦动物皮毛标记的方法进行编号。用毛笔或棉签蘸取染料涂于动物的不同部位，以苦味酸黄色斑点染料标记来表示不同号码。一般习惯涂在左前腿为1，左腰部为2，左后腿为3，头部为4，背部为5，尾基部为6，右前腿为7，右腰部为8，右后腿为9。如果动物编号超过10，需要10～100号码时，可采用在上述动物的不同部位，再涂染另一种涂料斑点，即表示相应十位数，即左前腿为10，左腰部为20，以此类推。

5．实验动物的随机分组方法（随机数字表法）

为了得到客观的剂量-反应关系，应将一群动物按统计学原则随机分配到各个试验组中。将实验单位随机分成三组，设有动物 X 只，随机等分成 Y 组。将动物编号后，从随机数字表抄 X 个数字，将各数一律以 Y 除之，并以余数1、2、3等代表各组。

动物号码   1   2   3   4   5

随机数字

除 Y 后的余数

要使各组动物数相等，须把原归某组的动物改配到其他组去。以随机数字表继续抄录数字，以有多出的一组现有只数除之，余数为几，就可以把第几个移入其他组。

【注意事项】

在实验操作过程中，注意安全，以免被小鼠咬伤，防止小鼠丢失。同时要遵守实验操作规程。

【结果评定】

掌握实验动物的一般操作等。

技能训练二　动物生物材料采集、准备

【技能目标】

通过本次实验学习，掌握动物生物样品血液采集方法及实验动物的处死方法。

【原理】

动物生物样品的采集对实验结果十分重要，各脏器的比重和血液指标反映了动物染毒后的生理变化。

【材料和试剂】

实验动物：成年、健康小鼠。

试剂：酒精。

器材：酒精棉球、解剖剪刀、血红蛋白吸管、干棉球、注射器、镊子。

【操作步骤】

1. 采血方法

（1）鼠尾采血方法 适用于血量少的实验。方法是将动物固定后，把鼠尾浸入45～50℃温水中使尾静脉充血，擦干皮肤后，再用酒精棉球擦拭消毒。剪去尾尖（0.2～0.3cm），拭去第一滴血，用血红蛋白吸管（根据需要事先在吸管内加入与不加抗凝剂）吸取一定量尾血，然后用干棉球压迫止血。也可以不剪尾，以 1cm 注射器连上 7 号或 8 号针头直接刺破尾静脉进行定量采血。

（2）眼眶静脉丛采血法 操作者以左手拇指、食指紧紧握住小鼠颈部压迫两侧使眶后静脉丛充血（注意用力要恰当，以防止动物窒息死亡），右手持玻璃毛细管从一侧眼内眦部以 45°角刺入，捻转前进。如无阻力继续刺入，有阻力就抽出玻璃毛细管调准方向后再刺入，直到出血为止。右手持容器收集血液后，拔出毛细管，用干棉球压迫止血。

（3）腹动脉或股动（静）脉采血法 大、小鼠麻醉后，仰卧位固定动物，剪开腹腔，剥离暴露腹主动脉或暴露股动（静）脉，用注射器刺入采血。

（4）断送采血法 操作者左手握住动物，右手持剪刀，快速剪断头颈部，倒立动物将血液滴入容器。注意防止剪断的毛发掉入接血容器中。

2. 处死方法

（1）脊椎脱臼法 左手按住鼠头，右手抓住鼠尾猛力向后拉，使动物颈椎拉断脱节而立即死亡。此法多用于处死小鼠。

（2）断头法 操作者用右手握住大鼠或小鼠头部，左手握住背部，露出颈部，助手用大剪刀或断头器剪断颈部使之死亡。

（3）急性大失血法 可用鼠眼眶动脉和静脉急性大量失血法使大、小鼠立即死亡。

（4）击打法 右手抓住鼠尾，提起，用力摔打其头部，鼠痉挛后立即死亡。也可用小木锤或器具猛力击打动物头部，使其立即死亡，常用于处死家兔或大鼠。

3. 实验动物脏器的观察和采取。

【注意事项】

在实验操作过程中，注意安全，以免被小鼠咬伤，防止小鼠丢失；实验使用的有毒化学药品妥善处理；要遵守实验操作规程。

【结果评定】

掌握各种采血方法、实验动物各器官的正确位置和实验动物常用的处死方法。

技能训练三 经口急性毒性实验

【技能目标】

化学毒物经口急性毒性实验是研究化学物品毒性效应的基本实验。本实验的目的是学习急性毒性实验的设计原则，学会经口灌胃技术、随机分组方法，掌握主要的 LD_{50} 计算方法和急性毒性分级标准。

【原理】

选择健康的实验动物，根据体重按随机分组的方法，依据 LD_{50} 计算的设计原则将动物分成数个染毒组。一次或 24h 内多次给予受试物后，了解动物所产生的急性毒性反应及其严重程度，中毒死亡的特征以及可能的死亡原因，观察受试物毒性反应与剂量的关系，求出半数致死剂量（LD_{50}），并根据 LD_{50} 值将受试物进行急性毒性分级。

【内容】

① 健康小鼠或大鼠的选择，性别的辨认。

② 称重、编号和随机分组方法。

③ 受试化学物质溶液的配制。

④ 小鼠和大鼠经口灌胃操作技术。

⑤ 毒性体征的观察、LD_{50} 计算和毒性分级。

【材料和试剂】

1．实验动物

健康成年小鼠或大鼠若干只。

2．器材

灌胃针（大鼠、小鼠适用）、注射器（0.25mL，1mL，2mL，5mL）、吸管（0.1mL，0.2mL，0.5mL，1mL，2mL，10mL）、容量瓶（10mL，25mL，50mL）、烧杯（10mL，25mL，50mL）、滴管、电子天平（感应量1/10 000g）、动物体重秤、外科剪刀、镊子。

3．试剂

受试物（由指导教师自定），苦味酸酒精饱和液，0.5％品红溶液或其他染色剂。

【操作步骤】

1．健康动物的选择。

2．性别辨认。

3．动物称重、编号和分组

① 称重：称量大、小鼠体重的秤，其感应量需在 0.1g 以下，并经过校正。称量时注意轻抓轻放动物，避免激惹，等动物安静后记录体重读数，以 g 表示。

② 编号：以染色法编号。用苦味酸酒精饱和液为染料。以黄色为个位数号码，红色为十位数号码。一般以头部为 1 号，按顺时针依次右前肢为 2 号，右腰为 3 号，右后肢为 4 号，尾根部为 5 号，右后肢为 6 号，左腰为 7 号，左前肢为 8 号，后背为 9 号，10 号为在头部染红色标记，11 号在右前肢染红色和黄色标记各一，依次类推。

③ 随机分组。

4. 剂量设置

由指导教师根据受试物类别，选择 LD_{50} 计算方法设计剂量组。

5. 受试物的配制

(1) 量取受试物 固体化学物质采用称量法，液体化学物质可用称量法或吸量法。

① 称量法：将受试物放入已知重量的容器内称重。加溶剂溶解或稀释，倾入刻度容器（如容量瓶）内，混匀，再加溶剂至刻度，算出浓度（mg/mL）备用。

② 吸量法：依设计剂量计算出应吸取液态受试物的体积，加入容量瓶中，用溶剂加至刻度。计算公式为：

$$X = \frac{A \times V}{d \times 1000}$$

式中　X——应吸取受试物的体积，mL；

A——设计要求的受试物浓度，mg/mL；

V——容量瓶容积，mL；

d——受试化学物质密度，g/mL。

(2) 受试物的稀释

① 等浓度稀释法：将受试化学物质配成一种浓度，此时各剂量组的实验动物将给予不同体积的受试物。例如受试物配成 1000mg/10mL 的溶液，五个剂量组的剂量分别为 100mg/kg、200mg/kg、400mg/kg、800mg/kg、1600mg/kg，则各剂量组动物将依次给予 1.0mL/kg、2.0mL/kg 直至最高剂量组的 16mL/kg。

② 等容量稀释法：按照事先设计的剂量分别稀释配制为几种不同浓度的受试物溶液，各个剂量组的动物均给予相同单位体重、体积的受试化学物质。如上例的情况，将受试物分别配成 100mg/10mL、200mg/10mL、400mg/10mL、800mg/10mL、1600mg/10mL 5 个浓度的溶液，各剂量组动物给予受试物的体积均为 10mL/kg。

6. 灌胃操作

小鼠、大鼠及豚鼠灌胃法：采用专用小鼠和大鼠灌胃针，也可自制。将头的 16 号注射针（适用于小鼠）或 20～24 号腰穿针（适用于大鼠、豚鼠）（注意事先可用锡在针尖周围焊一圆头，使其不易损伤动物的消化道）安装在适当容积的注射器上，吸所需的受试物溶液，左手抓住动物双耳后至背部的皮肤（小鼠仅抓住耳后、颈部的皮肤，无名指、小拇指和大拇指将其尾根部压紧），将动物固定成垂直体位，腹部面向操作。注意使动物的上消化道固定成一直线。右手持注射器，将针头由动物口腔侧插入，避牙齿，沿咽后壁缓缓滑入食管。若遇阻力，可轻轻上下滑动探索，一旦感觉阻力消失，即深入至胃部。如遇动物挣扎，应停止进针或将针拔出，千万不能强行插入，以免穿破食管，甚至误入气管，导致动物立即死亡。

一般进针深度小鼠 2.5～4cm，大鼠或豚鼠 4～6cm。为了验明是否已正确地插入胃部，可轻轻回抽注射器，如无气泡抽出，表明已插入胃中；如有大量气泡，则提示误插气管，应抽出重插。随后将受试物溶液注入。灌胃容量小鼠通常为 0.2～1mL，大鼠 1～4mL，豚鼠 1～5mL。

7. 中毒体征和动物死亡情况观察

染毒后注意观察毒性体征和死亡情况。高剂量组动物的死亡常很快发生，染毒后应即刻密切观察。观察和记录中毒体征及出现的时间、死亡数量和时间以及死亡前的特征。根据观察情况分析中毒特点和毒作用靶器官。

LD_{50} 计算：根据受试物的种类由指导教师事先确定采用何种方法（改进寇氏法、霍恩法等）进行计算，并在实验前设计剂量分组和每组动物数。选择适宜的方法求出 LD_{50} 及 95％的可信限范围，如毒性反应存在性别差异，应分别求出不同性别动物的 LD_{50} 值。

【结果评定】

根据实验动物中毒体征、死亡时间和特征、LD_{50}，按受试物种类急性毒性分级标准进行评定，判断该受试物的毒性大小及毒性特征。

技能训练四　经呼吸道急性毒性实验

【技能目标】

经呼吸道急性毒性实验是卫生毒理学的重要基本实验技术之一。外源化学物经呼吸道吸入是工业毒理学和环境毒理学中最常见的接触途径之一，也是药品和农药的接触途径之一。常用于研究气态、蒸气态、气溶胶、烟尘、粉尘状的外源化学物对呼吸道损伤、吸收后对机体损害。可求出吸入接触的半数致死浓度（LC_{50}），并进行急性毒性分级。

本实验的目的是学习静式呼吸道染毒技术，掌握 LC_{50} 的实验步骤和方法。

【原理】

呼吸道吸入染毒可分为两种方式，即动式吸入和静式吸入。其类型又可分为两种：①将实验动物整体置于染毒柜中；②只将实验动物的口鼻部位与染毒柜中含受试物的空气接触，身体其他部位置于染毒柜外，也称为面罩吸入染毒。

【内容】

① 静式呼吸道吸入染毒操作。
② 毒性体征的观察和 LC_{50} 计算。

【材料和试剂】

1. 实验动物

健康成年小鼠或大鼠若干只。

2. 器材

静式吸入染毒柜、吸管（0.2mL、0.5mL、1.0mL、5.0mL）、动物秤。

3. 试剂

受试物（易挥发液体，指导教师自定）、苦味酸酒精饱和液、0.5％品红溶液或其他染色剂。

【操作步骤】

① 选择健康实验动物，称重，编号，随机分组。

② 剂量分组。由指导教师确定。

③ 呼吸道吸入染毒。将小鼠放入静式染毒柜内，加盖密闭，开启小电扇。依设计剂量浓度及染毒柜体积，计算需要加入的受试物量。将液态受试物经加药孔加到接物蒸发器上，计时。记录染毒柜内温度。观察、记录中毒体征和动物死亡情况。

④ LC_{50} 计算。

【结果评定】

依据实验动物中毒体征、死亡时间、LC_{50}，参考相应的急性毒性分级标准，判断该受试物的毒性大小及其毒性特征。

技能训练五　鼠伤寒沙门菌回复突变实验

【技能目标】

1. 了解化学毒物致突变性分析的原理及分析要求。

2. 掌握回复突变的测试方法。

【原理】

鼠伤寒沙门组氨酸营养缺陷型菌株不能合成组氨酸，故在缺乏组氨酸的培养基上，仅少数自发回复突变的细菌生长。假如有致突变物存在，则营养缺陷型的细菌回复突变成原养型，因而能生长形成菌落，据此判断受试物是否为致突变物。

某些致突变物需要代谢活化后才能引起回复突变，故需加入经诱导剂诱导的大鼠肝制备的 S9 混合液。

【材料和试剂】

1. 0.5mmol/L 组氨酸-0.5mmol/L 生物素溶液

成分：L-组氨酸（分子量 155）　　　　　78mg

　　　D-生物素（分子量 244）　　　　　122mg

　　　加蒸馏水至　　　　　　　　　　1000mL

配制：将上述成分加热，以溶解生物素，然后在 0.068MPa 下高压灭菌 20min。贮于 4℃冰箱。

2. 顶层琼脂培养基

成分：琼脂粉　　　　　　　　　　　　1.2g

| 氯化钠 | 1.0g |
| 加蒸馏水至 | 200mL |

配制：上述成分混合后，于 0.103MPa 下高压灭菌 30min。实验时，加入 0.5mmol/L 组氨酸-0.5mmol/L 生物素溶液 20mL。碘溶液：称取 3.6g 碘化钾溶于 20mL 水中，加入 1.3g 碘，溶解后加水稀释至 100mL。

3. Vogel-Bonner（V-B）培养基 E

成分：柠檬酸（$C_6H_8O_7 \cdot H_2O$）	100g
磷酸氢二钾（K_2HPO_4）	500g
磷酸氢铵钠（$NaNH_4HPO_4 \cdot 4H_2O$）	175g
硫酸镁（$MgSO_4 \cdot 7H_2O$）	10g
加蒸馏水至	1000mL

配制：先将前 3 种成分加热溶解后，再将溶解的硫酸镁缓缓倒入容量瓶中，加蒸馏水至 1000mL。于 0.103MPa 下高压灭菌 30min，贮于 4℃冰箱。

4. 20%葡萄糖溶液

| 成分：葡萄糖 | 200g |
| 加蒸馏水至 | 1000mL |

配制：加少量蒸馏水加温溶解葡萄糖，再加蒸馏水至 1000mL。于 0.068MPa 下高压灭菌 20min，贮于 4℃冰箱。

5. 底层琼脂培养基

成分：琼脂粉	7.5g
蒸馏水	480mL
V-B 培养基 E	10mL
20%葡萄糖溶液	10mL

配制：首先将前两种成分于 0.103MPa 下高压灭菌 30min 后，再加入后两种成分，充分混匀倒底层平板。按每皿 25mL 制备平板，冷凝固化后倒置于 37℃培养箱中 24h，备用。

6. 营养肉汤培养基

成分：牛肉膏	2.5g
胰胨	5.0g
磷酸氢二钾（K_2HPO_4）	1.0g
加蒸馏水至	500mL

配制：将上述成分混合后，于 0.103MPa 下高压灭菌 30min，贮于 4℃冰箱。

7. 盐溶液（1.65mol/L KCl + 0.4mol/L MgCl₂）

| 成分：氯化钾（KCl） | 61.5g |
| 氯化镁（$MgCl_2 \cdot 6H_2O$） | 40.7g |

加蒸馏水至	500mL

配制：在水中溶解上述成分后，于 0.103MPa 下高压灭菌 30min，贮于 4℃冰箱。

8. 0.2mol/L 磷酸盐缓冲液（pH 7.4）

成分：磷酸二氢钠（$NaH_2PO_4 \cdot 2H_2O$）	2.965g
磷酸氢二钠（$Na_2HPO_4 \cdot 12H_2O$）	29.015g
加蒸馏水至	500mL

配制：溶解上述成分后，于 0.103MPa 下高压灭菌 30min，贮于 4℃冰箱。

9. S9 混合液

成分：每毫升 S9 混合液	
肝 S9	100μL
盐溶液	20μL
灭菌蒸馏水	380μL
0.2mol/L 磷酸盐缓冲液	500μL
辅酶Ⅱ（NADP）	4μmol
葡萄糖-6-磷酸（G-6-P）	5μmol

配制：将辅酶Ⅱ和葡萄糖-6-磷酸置于灭菌锥形瓶内称重，然后按上述相反的次序加入各种成分，使肝 S9 加到已有缓冲液的溶液中。该混合液必须临用现配，并保存于冰水浴中。实验结束，剩余 S9 混合液应该丢弃。

10. 大鼠肝微粒体酶的诱导和 S9 的制备

诱导：最广泛应用的大鼠肝微粒体酶的诱导剂是多氯联苯（PCB 混合物），选择健康雄性大鼠体重 200g 左右，一次腹腔注射诱导剂，剂量（按体重计）为 500mg/kg。诱导剂溶于玉米油中，浓度为 200mg/mL。苯巴比妥钠和 β-萘黄酮结合也可作为诱导剂。

S9 制备：动物诱导后第 5 天脱椎处死。处死前 12h 停止饮食，但可自由饮水。首先，用 75%酒精消毒动物皮毛，剖开腹部。在无菌条件下，取出肝脏，去除肝脏的结缔组织，用冰浴的 0.15mol/L 氯化钾溶液淋洗肝脏，放入盛有 0.15mol/L 氯化钾溶液的烧杯里。按每克肝脏加入 0.15mol/L 氯化钾溶液 3mL。用电动匀浆器制成肝匀浆，再在低温高速离心机上，在 4℃条件下，以 9000g 离心 10min，取其上清液（S9）分装于塑料管中。每管装 2～3mL。贮存于液氮生物容器中或－80℃冰箱中备用。

上述全部操作均在冰水浴中和无菌条件下进行。制备肝 S9 所用一切手术器械、器皿等，均经灭菌消毒。S9 制备后，其活力需经诊断性诱变剂进行鉴定。

11. 溶剂的选择

如果受试物为水溶性，可用灭菌蒸馏水作为溶剂；如为脂溶性，应选择对实验菌株毒性低且无致突变性的有机溶剂，常用的有二甲基亚砜（DMSO）、丙酮、95%乙醇。一般操作中，为了减少误差和溶剂的影响，常按每皿使用剂量用同一溶剂配成不同的浓度，固定加入量为 100μL。

12. 剂量的设计

决定受试物最高剂量的标准是对细菌的毒性及其溶解度。自发回变菌落数的减少，背景菌变得清晰或被处理的培养物细菌存活数减少，都是毒性的标志。

对原料而言，一般最高剂量组可为 5mg/皿。对产品而言，有杀菌作用的受试物，最高剂量可为最低抑菌浓度；无杀菌作用的受试物，最高剂量可为原液。受试物至少应设四个剂量组。每个剂量均做三个平行平板。

【操作步骤】

① 增菌培养。取营养肉汤培养基 5mL，加入无菌试管中，将主平板或冷冻保存的菌株培养物接种于营养肉汤培养基内，37℃振荡（100 次/min）培养 10h。该菌株培养物应每毫升不少于 $(1\sim2)\times10^9$ 活菌数。

② 平板掺入法。实验时，将含 0.5mmol/L 组氨酸-0.5mmol/L 生物素溶液的顶层琼脂培养基 2.0mL 分装于试管中，45℃水浴中保温，然后每管依次加入实验菌株增菌液 0.1mL、受试物溶液 0.1mL 和 S9 混合液 0.5mL（需代谢活化时），充分混匀，迅速倾入底层琼脂平板上，转动平板，使之分布均匀。水平放置待冷凝固化后，倒置于 37℃培养箱里孵育 48h。记录每皿回变菌落数。

实验中，除设受试物各剂量组外，还应同时设空白对照、溶剂对照、阳性诱变剂对照和无菌对照。

【数据处理和结果判断】

记录受试物各剂量组、空白对照（自发回变）、溶剂对照以及阳性诱变剂对照的每皿回变菌落数，并求平均值和标准差。

如果受试物的回变菌落数是溶剂对照回变菌落数的两倍或两倍以上，并呈剂量-反应关系者，则该受试物判定为致突变阳性。

受试物经上述四个实验菌株测定后，只要有一个实验菌株，无论在加 S9 或未加 S9 条件下为阳性，均可报告该受试物对鼠伤寒沙门菌为致突变阳性。如果受试物经四个实验菌株检测后，无论加 S9 和未加 S9 均为阴性，则可报告该受试物为致突变阴性。

【报告】

报告应包括以下内容。

① 受试物名称、理化性状、配制方法、使用溶剂。

② 实验菌株：所用实验菌株。

③ 代谢活化系统：所用诱导剂。

④ 实验方法：简述操作步骤，除受试物剂量分组外，还应说明空白对照、溶剂对照和阳性对照，阳性结果判定标准。

⑤ 结果：以列表方式报告受试物的 Ames 实验结果（表1）。

⑥ 结论。

表 1　Ames 实验菌株的回变结果（平均值±标准差）

组别	剂量 /（mg/皿）	TA97 −（S9） +（S9）	TA98 −（S9） +（S9）	TA100 −（S9） +（S9）	TA102 −（S9） +（S9）
受试物					
自发回变					
溶剂对照					
阳性对照					

参 考 文 献

[1] 刘宁，沈明浩．食品毒理学．北京：中国轻工业出版社，2005.
[2] 王心如．毒理学基础．第4版．北京：人民卫生出版社，2003.
[3] 王心如．毒理学实验方法与技术．北京：人民卫生出版社，2003.
[4] 李寿祺．毒理学原理与方法．第2版．成都：四川大学出版社，2003.
[5] 史贤明．食品安全与卫生学．北京：中国农业出版社，2003.
[6] 陈炳卿，孙长颢．食品污染与健康．北京：化学工业出版社，2002.
[7] 史永亮．食品毒理学．食品论坛．
[8] 周宗灿．毒理学基础．北京：北京医科大学出版社，2000.
[9] 杨晓泉．食品毒理学．北京：中国轻工业出版社，1999.
[10] 张深固．食品毒理学．西安：陕西科学技术出版社，1994.
[11] 顾祖维．现代毒理学概论．北京：化学工业出版社，2005.
[12] 付力杰．现代毒理学及其应用．上海：上海科学技术出版社，2001.
[13] 李勇，张天宝．发育毒理学研究方法和实验技术．北京：北京医科大学出版社，2000.
[14] 沈建忠．动物毒理学．北京：中国农业出版社，2002.
[15] 金泰．毒理学基础．上海：复旦大学出版社，2003.
[16] 胡圣尧，李修明．免疫学基础．北京：科学出版社，2003.
[17] 陈慰峰．医学免疫学．北京：人民卫生出版社，2004.
[18] 邵义祥．医学实验动物学教程．东南大学出版社，2003.
[19] 徐叔云．药理实验方法学．第2版．北京：人民卫生出版社，1994.
[20] 刘毓谷．卫生毒理学基础．第2版．北京：人民卫生出版社，1997.
[21] 赵启宇，阚海东，Lynne H，陈秉衡，Michael D．危险度评价最新进展．中国药理学与毒理学
     杂志．2004，18（2）：152-160.
[22] 刘宗平．动物中毒病学．北京：中国农业出版社，2006.
[23] 孔志明，许超，等．环境毒理学．南京：南京大学出版社，1995.
[24] 沈建忠．动物毒理学．北京：中国农业出版社，2002.
[25] 张桥，等．卫生毒理学基础．第3版．北京：人民卫生出版社，2000.
[26] 周宗灿，等．毒理学教程．第3版．北京：北京医科大学出版社，2006.
[27] 夏世钧，吴中亮．分子毒理学基础．武汉：湖北科学技术出版社，2001.
[28] 黄伯俊．农药毒理学．北京：人民军医出版社，2004.
[29] 周立国．药物毒理学．北京：中国医药科技出版社，2003.
[30] Curtis D K．毒理学．第6版．黄吉武，周宗灿，译．北京：人民卫生出版社，2005.
[31] 孟紫强．环境毒理学．北京：中国环境科学出版社，2000.
[32] 顾祖维．现代毒理学概论．北京：化学工业出版社，2005.
[33] 姜泊．分子生物学常用实验方法．北京：人民军医出版社，1996.
[34] 汪德跃．细胞生物学实验指导．北京：高等教育出版社，1981.
[35] 杨景山．医学细胞化学与细胞生物技术．北京：北京医科大学中国协和医科大学联合出版
     社，1990.
[36] 周立国．药物毒理学．武汉：湖北科学技术出版社，2001.
[37] 徐厚恩．卫生毒理学基础．北京：北京医科大学中国协和医科大学联合出版社，1991.
[38] 付立杰．现代毒理学及其应用．上海：上海科学技术出版社，2001.
[39] 夏世钧，吴中亮．分子毒理学基础．武汉：湖北科学技术出版社，2001.
[40] 王向东，赵良忠．食品毒理学．南京：东南大学出版社，2007.
[41] 黄高明．食品检验工（中级）．北京：机械工业出版社，2005.

[42] 刘长春．食品检验工（高级）．北京：机械工业出版社，2006.

[43] 许牡丹，毛跟年．食品安全性与分析检测．北京：化学工业出版社，2003.

[44] 葛可佑．中国营养师．北京：人民卫生出版社，2005.

[45] 李悠慧．我国食品毒理学发展 50 年．中国食品卫生杂志，1999，6.

[46] 顾祖维．我国毒理学的回顾与展望．上海预防医学，2004，6.

[47] 韩驰．中国食品毒理学的现状和发展．中国食品卫生杂志，2003，6.

[48] 吴坤，孙秀发．营养与食品卫生学．北京：人民卫生出版社，2006.

[49] 张水华．食品分析．北京：中国轻工业出版社，2004.

[50] 孟晓．食品分析．北京：中国轻工业出版社，2021.

[51] 李宁，马良．食品毒理学．北京：中国农业大学出版社，2020.

[52] 周才琼，张平平．食品标准与法规．北京：中国农业大学出版社，2019.

[53] 张双庆．食品毒理学．北京：中国轻工业出版社，2019.

[54] 孙志伟．毒理学基础．第 7 版．北京：人民卫生出版社，2017.

[55] 食品伙伴网．